"十三五"国家重点图书出版规划项目
江西省社会科学"十三五"规划项目（18LS06）

盱江医学席弘针灸学派研究

盱江医学（分科研究第一辑）

徐春娟　金柳青　著

江西科学技术出版社

图书在版编目(CIP)数据

盱江医学席弘针灸学派研究 / 徐春娟，金柳青主编. -- . 南昌：江西科学技术出版社，2025.1.
(盱江医学. 分科研究. 第一辑)
ISBN 978-7-5390-7614-0

中国版本图书馆 CIP 数据核字(2020)第 243768 号

盱江医学席弘针灸学派研究
XUJIANG YIXUE XIHONG ZHENJIU XUEPAI YANJIU

徐春娟　金柳青　主编

出版发行	江西科学技术出版社
社址	南昌市蓼洲街 2 号附 1 号
	邮编：330009　电话：(0791)86623491　86639342(传真)
印刷	南昌红星印刷有限公司
经销	全国新华书店
开本	787 mm×1092 mm　1/16
字数	331 千字
印张	19
版次	2025 年 1 月第 1 版
印次	2025 年 1 月第 1 次印刷
书号	ISBN 978-7-5390-7614-0
定价	88.00 元

国际互联网(Internet) 地址:http://www.jxkjcbs.com　选题序号:ZK2018387　赣版权登字 -03-2024-226
出品人:杜智波　张旭　策划编辑:宋涛　责任编辑:王凯勋
责任印制:张智慧　装帧设计:傅司晨
版权所有　侵权必究
(赣科版图书凡属印装错误,可向承印厂调换)

前　言

　　针灸学是我国传统医学的重要组成部分。针灸疗法源远流长。据考证，它起源于我国原始社会的氏族公社时期。皇甫谧《针灸甲乙经·序》曰："黄帝咨访岐伯、伯高、少俞之徒，内考五脏六腑，外综经络血气色候，参之天地，验之人物，本性命，穷神极变，而针道生焉。"孙思邈《备急千金要方》也谓："黄帝受命，创制九针。"针灸疗法的运用不会晚于中药疗法。普遍认为《黄帝内经》详于针而略于药。说明当时针刺疗法的成熟程度和活跃程度不亚于中药疗法。在漫长的针灸发展历程中，出现了皇甫谧、王惟一、席弘、杨继洲等杰出针灸学家，还出现了一些著名的地方针灸学术流派。江西席弘针灸学派正是其中之一。

　　席弘是宋代江西盱江医学流派著名针灸医家。盱江即江西东部的抚河。"郏水朱华光照临川之笔"。盱江流域山川秀丽，人杰地灵，自古是我国文化繁荣昌盛之地。唐宋八大家有王安石、曾巩两家出自该地域。江西古代十大名医有陈自明、危亦林、龚廷贤、龚居中、李梴、喻昌、黄宫绣、谢星焕八家出自盱江流域，而席弘作为盱江医学流派中一颗耀眼的学术明珠，亦是我国古代地方学术流派中杰出的领军人物。

　　席弘，一名宏，字宏达，后又名横，在南宋战乱期间随家族从北方迁往江西临川席坊定居，以针灸为业。席弘不仅是一位针术高明的临床医生，而且是一位针灸教育专家。从南宋到明代，席氏针灸技术家传十二代。传至第十代席信卿，除传子外，还传徒陈会。陈会再传二十四人，从此，席弘针灸学派应运而生，弟子遍布全国。席弘针灸学派传承久远，未有间断，代有传人，自成体系，在我国针灸史上独树一帜。正如近代针灸大家黄石屏弟子方慎庵《金针秘传》序云："元明之间,针灸之学益微,历代传习不废者,只有席氏一家。"

席弘本人并未留下著作,但其学派传人将其学术思想和临床经验整理成篇,主要有《席弘赋》《神应经》《补泻雪心歌》《天元太乙歌》《长桑君天星秘诀歌》等。这些著作对推动我国针灸学术发展起到积极作用。

《席弘赋》等著作凝聚了席弘及席氏家族宝贵的针灸临床经验。其所载歌赋内容丰富,取穴精准,针法考究,治法灵活多变,辨证求本。明代徐凤曾在《针灸大全》一书中称赞席弘潜心医学,治病技艺高超。在当时医界,享有较高声誉。

席弘以及席弘针灸学派在我国医学史、针灸学史、道教医学史、旴江医学史上具有重要的地位和影响。首先,其建立了一个持久的、稳定的、和谐的地方专业学术流派。从南宋高宗时期至明仁宗时期,近三百年间,席弘针道传承十二世,授徒范围扩大至江苏、安徽、四川、广东等地,针灸学术思想广为传播,成为我国历史上影响颇大的地方针灸学派。第二,《席弘赋》《神应经》等席弘针灸学派著作,对针灸学影响深远。其中《席弘赋》从明代的《针灸大全》一直到清代光绪年间的《针灸穴法》均有记载。明代旴江医家李梴《医学入门》所载的《杂病穴法》,又袭用以上各篇的内容。可见其对我国古代针灸学术的巨大影响。第三,席弘针灸学派在行针审穴上具有特色。《席弘赋》说："凡欲行针须审穴。"席弘临证用针,注重辨证施治,强调行针先审穴。在其临床诊治过程中,对每位患者所患疾病的属性和个体差异进行个性处理。《席弘赋》论述了50多种病证的治疗腧穴,共100余穴次。这些穴位被后世医家奉为圭臬,功施至今。第四,席弘针灸学派创造性地发展针刺补泻技法。席弘在长期的临床实践中积累了丰富的针刺经验,提出"补泻迎随"说,发明了复式补泻法,其针刺补泻手法注重捻转提插以及针感,对后世针刺补泻理论和手法的发展产生了深刻的学术影响。

本书并对席弘及其传人的生平、行医事迹及学术经验做了深入细致考证并对席弘针灸学派的形成、发展、流传做了系统、详尽的分析研究总结,可谓集旴江医学席弘针灸学派和席弘针灸学说之大成。并重点介绍了席弘针灸学派针灸治疗中的选穴特点和针刺手法特色,古为今用,用以指导、启迪现代医学临床。本书还涉猎群书,搜集整理了明清文献中有关席弘针灸学派理论和临床经验的论述,以阐明席弘学说对后世针灸学发展的影响和杰出贡献。书中综述了现代关于《席弘赋》《神应经》《医学入门》三书理论评析和临床应用的最新研究进展,使读者能更好地了解席弘针灸学说学术渊源与经验传承的全貌。本书采撷繁富,考证严密,提炼精当,对盱江医学席弘针灸学说进行了系统、全面总结,可供广大中医药工作者、针灸工作者临床、科研、教学中参考。

  本书在编写过程中,得到江西中医药大学何晓晖教授、江西省中医药研究院陈荣研究员的精心指导,在此表示由衷感谢!

编者

二〇二三年十二月

目录

第一章　席弘及席弘针灸学派
一、席弘的文献记载　/2
二、席弘的所处年代　/3
三、席弘的学术渊源　/5
四、席弘针灸学派传承情况　/6
五、席弘针灸学派相关著作　/11
六、席弘针灸学派学术思想　/14

第二章　席弘针灸学派选穴特点
一、手太阴肺经腧穴选用特点　/22
二、手阳明大肠经腧穴选用特点　/31
三、足阳明胃经腧穴选用特点　/41
四、足太阴脾经腧穴选用特点　/53
五、手少阴心经腧穴选用特点　/62
六、手太阳小肠经腧穴选用特点　/67
七、足太阳膀胱经腧穴选用特点　/74
八、足少阴肾经腧穴选用特点　/86
九、手厥阴心包经腧穴选用特点　/94
十、手少阳三焦经腧穴选用特点　/101
十一、足少阳胆经腧穴选用特点　/108

十二、足厥阴肝经腧穴选用特点　/118

　　十三、督脉腧穴选用特点　/126

　　十四、任脉腧穴选用特点　/134

第三章　席弘针灸学派针法特色

　　一、进针出针　/146

　　二、催气守气　/148

　　三、平补平泻　/150

　　四、迎随补泻　/151

　　五、针灸并用　/155

第四章　明清文献对席弘针灸学派内容的载录

　　一、《针灸大全》　/158

　　二、《针灸问对》　/160

　　三、《针灸聚英》　/161

　　四、《针灸大成》　/163

　　五、《针方六集》　/208

　　六、《类经附翼》　/209

　　七、《经穴汇解》　/210

　　八、《针灸逢源》　/217

　　九、《针灸易学》　/219

　　十、《针灸集成》　/220

　　十一、《重楼玉钥》　/238

第五章　席弘针灸学派著作的现代研究

　　一、《席弘赋》现代研究　/242

　　二、《神应经》现代研究　/260

　　三、《医学入门》现代研究　/268

主要参考文献

一、主要参考图书 /284

二、主要参考论文 /285

第一章
席弘及席弘针灸学派

中国针灸医学发展到宋朝,新说渐兴。随着宋王朝的南迁,南方针灸学术极一时之盛。流风所渐,历久不衰。其中很值得一提的是江西针灸学派鼻祖席弘,其是旴江医学流派的骨干人物,学术思想流传古今中外。席弘针灸学派及相关著作在针灸史上有重要地位,其学术思想影响至今。

一、席弘的文献记载

席弘家族原居于北方,世代做医官。后宋高宗赵构迁都杭州时,席氏也跟着家族移居南方安家,移居地点为旴江流域的江西临川县席坊(今江西抚州市席坊),其后家族即以针灸技术相传。自古旴江流域文化昌盛,读书上进蔚然成风,当时除入仕做官外,相当一部分人受"不为良相,便为良医"影响,竞相习医,弃儒从医,儒医相兼者不断增多。众多学者将施医济众、济世救人引为己任,引为自乐。这学术氛围浓厚的环境推动了医药学理论的快速发展,促进了医药技术水平的不断提高,也有利于席弘的针灸学术传承及流派形成。席弘与道教有密切关系,其安居于席坊后,即通过道教和针灸,与当地民众很快融成一片,开始了新的行医、传教与授徒生涯。席弘的针灸学派虽历久不衰,然关于其本人的相关文献记载较少,主要如下。

《神应经》记载:"梓桑君席真人,讳宏,字弘远,先世为明堂之官,宋高宗时,随龙南渡,随家临川之席坊云。"

《抚州市志》记载:"席弘,字宏达,号梓桑君,为避宋讳,又名席横。约生于公元1300年前后,江西临川席坊(今属抚州市)人。席弘是元代一位著名针灸医师,技术精湛,著有《席横家针灸书》《席弘赋》等。明代医家徐凤在《针灸大全》一书中载有《席弘赋》,并称赞说:'学者潜心宜熟读,席弘治病最名高。'"

《新编针灸大词典》记载:"席弘,或名宏,字宏达,号梓桑君。为避宋讳,又名席横。江西临川人。宋代医家。家世为明堂之官,宋高宗南渡时迁居江西临川席坊。席氏世代精针灸术,子孙客绳其业,历十二世而不衰。"

《中国针灸史》记载:"席弘,名宏,字宏远,号梓桑君,为避宋讳,又名席横。家居江西临川县席坊(今江西省抚州市),著有《席横家针灸书》《席弘赋》等针灸专著。据明代高武《针灸聚英》称:其'家世以针灸相传'。明代徐凤《针灸大全》中称:'席弘治病名最高。'据明代陈会《神应经》一书之前《传宗图》记载,由宋代到明代,席氏家传针灸十二代,经久不衰。席弘'先世为明堂之官',世代以针灸为业。"

二、席弘的所处年代

宋金元时期,文化事业兴盛,木版印刷术的普及,推动了各类书籍的出版,出版文献无论是内容还是品种都有极大的丰富,各种学术思想理论得到广泛传播,医学事业也得到了飞速发展。北宋时期朝廷特别重视医学,如在政府组织下先后编纂了大型医学方书《太平圣惠方》和大型医学综合图书《圣济总录》,均将针灸疗法列为专卷。还铸成了最早的针灸铜人,并编纂了《铜人腧穴针灸图经》一书。该书除镂版刊印外,其全文还全被刻于石碑上。可见宋代对针灸疗法的重视程度。在医事制度方面,宋代中央政府最初将医学隶属太常寺管理,后神宗时改由提举判局掌管,徽宗崇宁时又归国子监。在在医学教育方面,宋神宗时期将太医局从太常寺中独立出来,建立了中央医学专科学校,以翰林医官和社会名医为教师,"愿充学生者略试验收补,勿限员;常以春试,取合格者以三百人为额",分设方脉科(内科)、针科(针灸科)、疡科(外科)三个专业,并规定不同的学习课程。在医学分科方面,宋代前期医学依唐代只分为方脉科(内科)、针科(针灸科)、疡科(外科)、少小科(儿科)、耳目口齿科(五官科)五科,到宋仁宗嘉祐年间,已分设大方脉科、小方脉科、风科、疮肿科、产科、眼科、口齿兼咽喉科、金镞科及书禁科,史称"嘉祐九科",已接近近代医学分科。

《宋史》卷一百五十七载:"医学,初隶太常寺,神宗始置提举判局官及教授一人,学生三百人,设三科以教之。曰方脉科、针科、疡科。凡方脉以《素问》《难经》《脉经》为大经,以《巢氏病源》《龙树论》《千金翼方》为小经。针、疡科则去《脉经》而增两部针灸经。常以春试三学生愿与者听。崇宁间改隶国子监,置博士、正录各四员,分科教导,纠行规矩。立上舍四十人,内舍六十,外舍二百,斋各置长谕一人。其考试:第一场问三经大义五道;次场方脉试脉证、运气大义各二道,针、疡试小经大义三道、运气大义二道,三场假令治病法三道。中格高等,为尚药局医师以下职,余各以等外官,为本学博士、正录及外州医学教授。"

宋代民间的医学教育仍以私人授受为主,但对于学生的要求很严格,不少私人授徒之前,弟子往往要盟很重的誓言,所谓"非其人勿传"。而在普遍的医学教育方面,不论政府或民间都主张针灸一门为医者必修课程,如宋代陈正敏《遯斋闲览》载:"鄱阳周顺,医有十全之功,云:'古方如《圣惠》《千金》《外台秘要方》所论病源脉证及针灸法,皆不可废。'"宋代陈言着重指出学医必读《铜人》《黄帝明堂经》等针灸著作。其在《三因极一病证方论》中曰:"医者之经,《素问》《灵枢》是也;史书,即诸家本草也;诸子,《难经》《甲乙》《太素》《中藏》是也;百家,《鬼遗》《龙树》《金镞》《刺要》《铜人》《明堂》《幼幼新书》《产科保庆》等是也……医不读《灵》《素》,何以知阴阳运变,德化政令……医不读本草,何以知名德性味,养生延年……医不读《难》《素》,何以知神圣工巧,妙理奥义……医不读杂科,何以知穴脉骨空,奇病异证。"

通过调查北宋王尧臣等《崇文总目》、南宋陈骙《中兴馆阁书目》、南宋绍兴时秘书省《秘书省续编阙四库缺书目》、南宋郑樵《通志·艺文略》、南宋晁公武《郡斋读书志》、南宋赵希弁《郡斋读书后志》、宋元之际马端临《文献通考》、清乾隆时三通馆《钦定续文献通考·经籍考》、元代脱脱《宋史·艺文志》等书中记载宋代针灸类相关的书目如下。

《黄帝针经》九卷

《扁鹊针经》

《黄帝岐伯针论》

《岐伯论针灸要诀》

《黄帝明堂经》

皇甫谧《黄帝三部针灸经》十二卷

孙思邈《针灸》

《明堂针灸图》三卷

王惟一《铜人腧穴针灸图经》三卷(又称《铜人针灸图》《针灸图》)

王惟一《针灸资生经》七卷

王惟一《明堂经》三卷

《玄悟四神针法》一卷(一名《玄悟四神针经》)

《金韬玉鉴经》三卷

许希《针经要诀》

《商元针经》

《子午经》

王国瑞《扁鹊神应针灸玉龙经》一卷

《扁鹊针传》

甄权《针经抄》三卷

王处明《玄秘会要针经》五卷

吕博《金滕玉匮针经》三卷

《刺法》

《神应针经要诀》

《伯乐针经》

席延赏《黄帝针经音义》

《黄帝问岐伯灸经》

《明堂灸法》三卷

颜齐《灸经》

山眺(一作"兆")《针灸经》

公孙克《针灸经》

吴复珪《小儿明堂针灸经》

《明堂玄真经诀》

朱遂《明堂论》

崔知悌《灸劳法》

徐梦符《外科灸法论粹新书》

《灸经背面相》二卷

庄绰《膏肓腧穴灸法》

三、席弘的学术渊源

席弘是江西针灸学派的代表人物，学有渊源。《针灸聚英》记载："席弘，江西人，家世以针灸相传者。"又有《神应经》述："梓桑君席真人……先世为明堂之官。"可见其家传深远。席弘家族"世为明堂之官"，即祖辈几代人都做过太医院医官，世代传承针灸技术，席氏针灸技术很可能是继承宋以前的针灸学术思想，吸收家族数代临床实践经验而形成的。现有史料虽未见席弘学习背景的记载，但根据宋代的医事制度及宋代针灸书目，其最少要熟习《黄帝内经》《黄帝三部针灸经》(《针灸甲乙经》)《巢氏诸病源候论》《铜人腧穴针灸图经》《千金方》《龙树论》等医籍,可推知席弘有深厚的理论知识。因席弘"家世为明堂之官","世代以针灸相传",可能其祖辈几代人皆熟悉以上针灸医籍。席弘扎实的专业理论基础,有助于他在盱江流域创立席弘针灸学派。

四、席弘针灸学派传承情况

从南宋高宗时期至明仁宗时期,近三百年间,席弘针道传承十二世,未有间断,代有传人,在针灸学史上是仅此一家,形成卓有影响的席弘针灸学派。根据《神应经》的《梓桑君针道传宗图》(见图2),可以明确知道席弘定居江西临川席坊后,其针道在家族内的传承谱系依次为:

梓桑君席真人——二世灵阳席真人——三世玄虚席真人——四世洞玄席真人——五世松隐席真人——六世云谷席真人——七世素轩席真人——八世雪轩席真人——九世秋轩席真人(字叔华,有二子,长子顺轩,次子肖轩,皆传其道)——十世顺轩席真人(字仁卿)、肖轩席真人(字信卿)——十一世天章席真人(肖轩次子)——十二世伯珍席真人(顺轩第三孙)。

从《梓桑君针道传宗图》中还可获悉席弘第十代孙席信卿除传子外,还传徒陈宏纲(名会,字善同,江西丰城人);陈氏传二十四人,立盟饮丹者二十七人。同时《神应经·序》记载:"宏纲乃遇信卿席真人所授之术,故其补泻折量之法,其口诀指下之妙,与世医之所不同……其徒二十四人,独刘瑾得其指下之秘,故能继宏纲之术而无坠也。"可见,席氏针灸自此由家传变为师传。然在《梓桑君针道传宗图》中载有曾思明、姜彦思、胡思文、卢庭芳、吴复谦、刘瑜、傅永哲、夏国宝、陈德华、董仕珉、刘瑾、尹思正、林惟固、邹尚友、王济方、袁绍安、康叔达、王玉庆、董谊、眷谷、徐洪、雷善、郑宗和、徐恭、邹用霖25人,门徒扩大至江苏、安徽、四川、广东等地,传播范围广,成为我国历史上影响颇大的地方针灸流派。以上25位传人,四库馆臣说嫡传者只有2人,一为康叔达,名逵,乐安龙仪里人,曾任苏州湖官,考满后任南昌店仓长,故称小仓公;一为刘瑾,据朱权序文"乃命医士刘瑾",可知刘瑾当时为宁王府医臣。《梓桑君针道传宗图》中的针灸学派传人。除陈德华(广州人)、卢庭芳(辰州人)、董谊(扬州人)、董仕珉(四川人)、雷善(太平人)、眷谷6人外,均为江西人。可见当时江西针灸的兴盛繁荣,这是江西针灸流派形成的重要基础,也对其成为我国历史上著名的地方针灸流派有重要的推动作用。

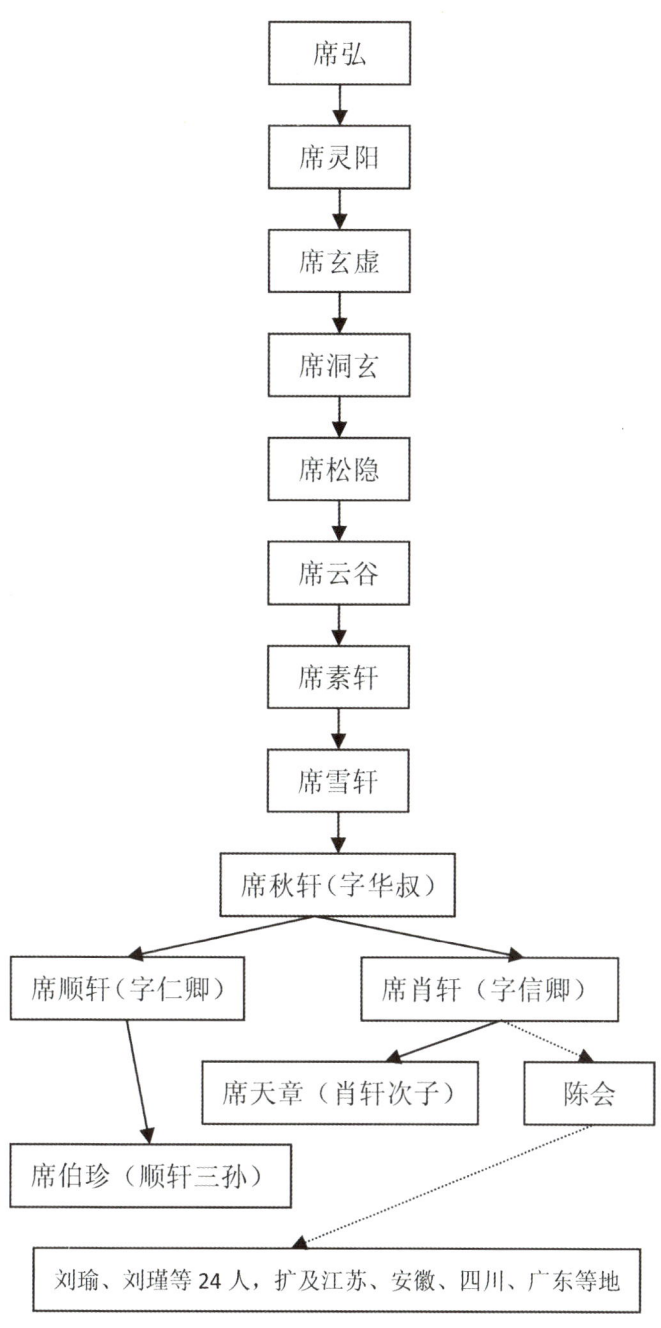

图 1　席弘针灸学派传承脉络图

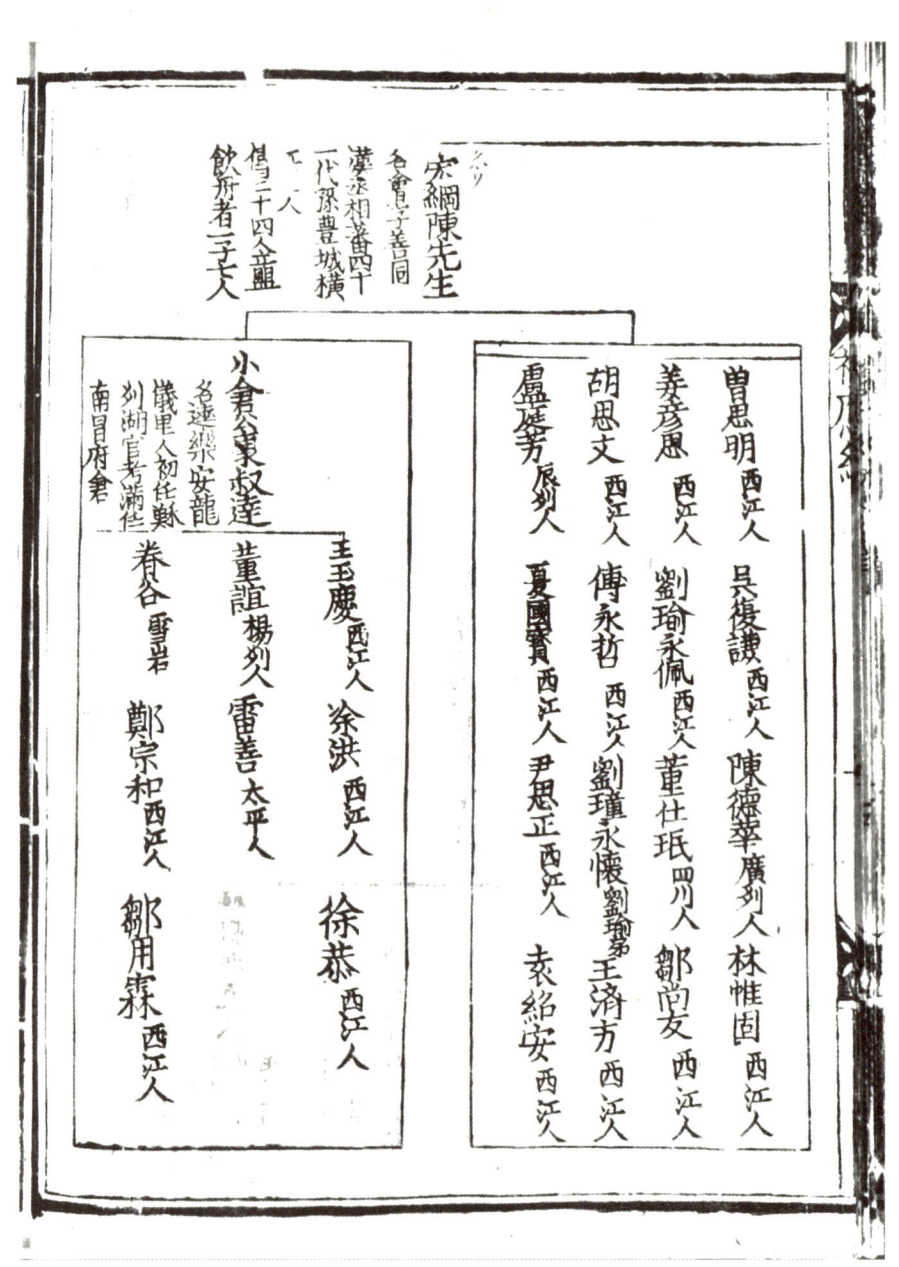

图2 《神应经》梓桑君针道传宗图

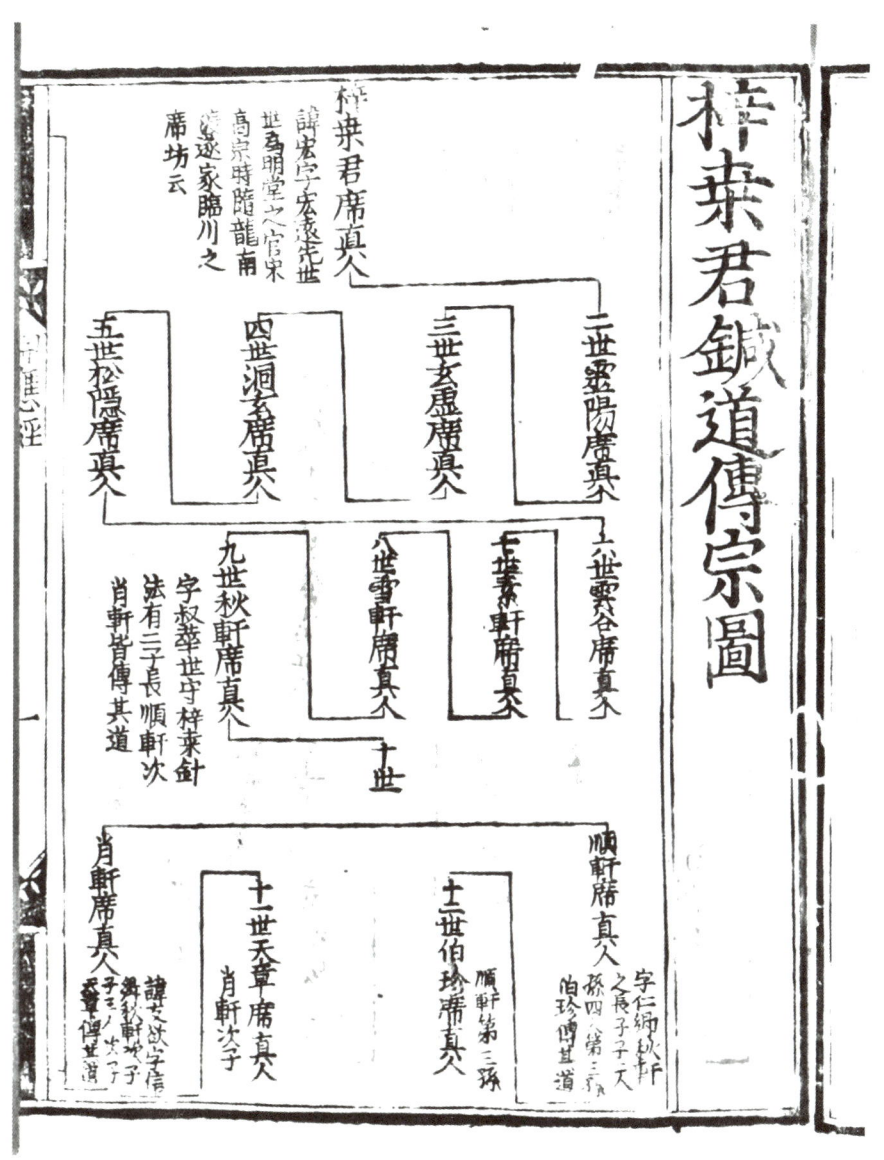
b

可见以席弘为代表的江西针灸学派对于中国整个针灸学术发展起到了重要的推动作用。明代晚期的南丰名医李梴,重视针刺补泻,结合经脉循行与针刺方向的顺逆,创立了一套多元营卫补泻法。该方法在营卫深浅取气手法的基础上,融入对针尖迎随经脉方向的调整而构成,并对当时的一些针刺手法问题提出了一些自己的见解。对席弘一派针灸著述进行歌赋改编的医家,除徐凤《针灸大全》所载的《席弘赋》外,还有高武《针灸聚英》的《天元太乙歌》、朱权《乾坤生意》的《长桑君天星秘诀歌》、李梴《医学入门》的《杂病穴法》等,这可以反映席弘针灸学派的学术经验在整个明代传播过程。

以席弘为宗的江西针灸派系,始于南宋初期,经历时间长,传播广,在我国针灸史上有着重要的地位,对针灸学进步起到重要的推动作用。席弘针灸学派的相关著作,体现了南宋江西针灸学家席弘的学术思想,其流传至今仍有强大的生命力。如2002年由管遵惠主编的《管氏针灸经验集》中所载管氏初级补泻手法,就是在席弘复式补泻法基础上不断发展而形成的。其补法是随患者呼气时进针,刺入皮肤后,分几度缓慢捻转进针,进针时,手法以重插轻提为主,捻针的时候,食指向前,大拇指向后,用力要轻而缓,留针时间短或者不留针,随患者吸气时出针,出针时要轻而快;出针后按揉针孔。泻法则与之相反。

在针刺导气方面,明初江西针灸名家徐凤深受席弘学术影响,并发展了席弘针法,提出了具体的针刺调气法:"及夫调气之法,下针至地之后,复人之分,欲气上行,将针右捻;欲气下行,将针左捻……气不至者,以手循摄,以爪切掐,以针摇动,进捻搓弹,直待气至。以龙虎升腾之法,按之在前,使气在后,按之在后,使气在前。运气走至疼痛之所,以纳气之法,扶针直插,复向下纳,使气不回。若关节阻涩,气不过者,以龙、虎、龟、凤通经接气。"此法主要是综合运用提插、捻转和指压等针刺手法,以催导气在经脉中上下循行或气至病所。在调导气的过程中,如果候气不至,用手循摄等手法催气,直至气至;运气至疼痛之所,用纳气手法,使气不回;行气时遇到关节阻滞,用龙、虎、龟、凤四种针刺手法(即青龙摆尾、白虎摇头、苍龟探穴、赤凤迎源四法)通经接气。此外他还提出"倒针朝病",当针尖朝向病所,则能导气行至该处。李梴亦是私淑席弘针灸学术思想,并在前人基础上推陈出新,对针灸学术颇多独特见解,其在所撰的《医学入门》中宣扬其针灸学说,影响较大。杨继洲的《针灸大成》对《医学入门》的原文有所收录,称其为"南丰李氏补泻"。此外,元代医家范淑清和明代聂杏园以及清代黄明生、郑梅涧之喉科皆与之有渊源，郑梅涧的喉科名著《重楼玉钥》中引用和传承了《席弘赋》和《神应经》的针治喉症的经验和针法。以上说明席弘针灸学派通过师承形式，代代相传，体现了他特色中医教育思想的成功。

五、席弘针灸学派相关著作

以席弘为宗的江西针灸派系，始于南宋初期，经历时间长，传播广，在我国针灸史上有着重要的地位，对针灸学进步起到重要的推动作用。席弘针灸学派的学术思想，可以从现存的《席弘赋》《天元太乙歌》《补泻雪心歌》，特别是《神应经》等席弘针灸学派相关著作中反映出来。

席弘本人没有留下医学著作，但是当时流传有一些席氏针灸抄本，如《席横家针灸书》等。席弘针灸学派的正式著作始于陈宏纲的《广爱书》。陈宏纲既精于医术，又勤于著述，重视学术传承。他先编成十二卷的《广爱书》。以歌、赋形式阐述席弘针灸思想和技术，自谓"颇无余蕴"。后又怕内容繁多，不利于学习，因而取其切要者，简化为《广爱书括》。最后又再作精简，仅选取119穴，有歌括有图，编集治病要穴成为一帙，后经其弟子刘瑾重校成为《神应经》的基础。针灸歌赋《席弘赋》始见于明代徐凤所撰《针灸大全》，是现存古医籍中最早的韵文文本，称"学者潜心宜熟读，席弘治病名最高"，为传播推广席弘针法起到重要作用。

明太祖朱元璋第十七子朱权，曾封宁献王，后改封于南昌，喜与文人墨客术士交往，后隐居南昌西山学道，喜刻书，凡群书有秘本，莫不刊布之。其爱医药，尤喜习针灸之术，到处拜访针灸名医，从学十余家，认为"砭焫之术，可以应仓卒之用。士之于世，欲治生者，不可不知。予故爱而学之"。后得知陈会（宏纲）"得遇信卿席真人所授之术"，故命陈会弟子刘瑾将《广爱书》整理为《神应经》，推动了席弘针灸学派的传播发展。《神应经》中所述，尽为席弘针灸学术思想之至要，内容包括八穴灸法、百穴法歌、折量法、补泻手法、穴法图、灸四花，后分为二十四个部类论述病证的针灸治疗，末载逐日人神所在，故书中内容非常适用于临床。《神应秘要》是《神应经》的缩编本，如《神应经》"百穴法图"中载有214穴，《神应秘要》简化为145穴；《神应经》病症配穴共548条，《神应秘要》简化为60证。

《神应秘要》佚失,仅书名见于朱权序中。原《广爱书》已不传,其主要内容为《针灸大成》所转载。席弘针灸学派诸书唯《神应经》得以流传至今,其间也是数经曲折。《神应经》初刊本也已不存,唯南京图书馆藏有一明刊残本。所载与成书于1601年(明万历辛丑年)的《针灸大成》引文相符,与《四库全书总目提要》所见亦相合,从其对《传宗图》的删改和多处缺刻和误字,可知其非初刊而属明代重刊本。幸初刊本早期远传至日本,1473年(明成化九年,日本文明五年),日本僧人良心携《神应经》传本访问朝鲜;次年,朝鲜韩继禧为重刊该书作序;1645年(日正保二年)日本田原仁左卫门依据朝鲜重刊本,进行刻版刊印发行,此为目前流传较广的本子。

《神应经》刊刻出版之后,在明代影响很大,各针灸书籍竞相引用。还有一些学者对席弘针灸学派针灸学术思想进行改编,如徐凤《针灸大全》所载的《席弘赋》即属此类。高武《针灸聚英》中的《天元太乙歌》,首句便说明渊源,"先师秘传神应经,太乙通玄法最灵",可见亦是发源自《神应经》。通过对比《席弘赋》与《天元太乙歌》的内容,推测《席弘赋》是按《天元太乙歌》改编而成。朱权《乾坤生意》中的《长桑君天星秘诀歌》的内容与《席弘赋》接近,而与《天元太乙歌》差距较远,通过此三篇歌赋的比较,可以看出他们之间的相承关系为:《天元太乙歌》——《席弘赋》——《长桑君天星秘诀歌》。此后,李梴《医学入门》所载的《杂病穴法》,又袭用以上各篇的句子。将上述各篇中内容相似的句子列举于下,详见表1。

表1 《席弘赋》《天元太乙歌》《长桑君天星秘诀歌》《杂病穴法》部分相似内容比较

《席弘赋》	《天元太乙歌》	《长桑君天星秘诀歌》	《杂病穴法》
冷风冷痹疾难愈,环跳腰间针与烧。	环跳能除腿股风,冷风膝痹疰疾同。	冷风湿痹针何处?先取环跳次阳陵。	冷风湿痹针环跳,阳陵三里烧针尾。
期门穴主伤寒患,六日过经尤未汗。	期门穴主伤寒患,七日过经尤未汗。	伤寒过经不出汗,期门通里先后看。	六日过经未汗,刺期门、三里,古法也。
阴陵泉治心胸满,针到承山饮食思。	阴陵泉主胸中满,若刺承山饮食宜。	胸膈痞满先阴交,针到承山饮食喜。	心胸痞满阴陵泉,针到承山饮食美。
转筋目眩针鱼腹,承山昆仑立便消。	腰腹胀满治何难,三里腨肚针承山。	脚若转筋并眼花,先针承山次内踝。	脚若转筋眼发花,然谷承山法自古。

续表

《席弘赋》	《天元太乙歌》	《长桑君天星秘诀歌》	《杂病穴法》
胃中有积刺璇玑,三里功多人不知。	胃中有积取璇玑,三里功深人不知。	若是胃中停宿食,后寻三里起璇玑。	内伤食积针三里,璇玑相应块亦消。
气刺两乳求太渊,未应之时泻列缺。	气刺两乳求太渊,未应之时列缺针。		太渊列缺穴相连,能祛气痛刺两乳。
列缺头痛及偏正,重泻太渊无不应。	列缺头疼及偏正,重泻太渊无不应。		偏正头疼左右针,列缺太渊不用补。
鸠尾能治五般痫,若下涌泉人不死。	鸠尾独治五般痫,若刺涌泉人不死。		劳宫能治五般痫,更刺涌泉疾若挑。

此外,通过《席弘赋》和《针灸大全》中另一篇歌赋《灵光赋》的比对可见,两赋笔法相似,且有不少重复之处(详见表2),可能也属于席弘针灸学派的经验,属同源歌赋。从配穴法角度分析,两者均有加减取穴法,且《灵光赋》强调远道取穴和呼吸补泻。

表2 《席弘赋》《灵光赋》相似内容比较

《席弘赋》	《灵光赋》
气刺两乳求太渊,未应之时泻列缺。 列缺头痛及偏正,重泻太渊无不应。	偏正头疼泻列缺。
谁知天突治喉风,虚喘须寻三里中。	天突宛中治喘痰。
睛明治眼未效时,合谷光明安可缺。	睛明治眼胬肉攀。
心疼手颤少海间,若要除根觅阴市。	心痛手颤针少海,少泽应除心下寒。 两足拘挛觅阴市。
委中专治腰间痛,脚膝肿时寻至阴。 委中腰痛脚挛急,取得其经血自调。	五般痛在委中安。
气海专能治五淋,更针三里随呼吸。	气海血海疗五淋。
期门穴主伤寒患,六日过经尤未汗。 但向乳根二肋间,又治妇人生产难。	伤寒过经期门应,气刺两乳求太渊。
转筋目眩针鱼腹,承山昆仑立便消。	后跟痛在仆参求,承山筋转并九痔。

《针灸聚英》和《针灸大成》所载的《补泻雪心歌》,开篇曰:"此诀出自梓桑君,我今授汝心已雪。"可见此篇歌诀属于席弘的针灸思想。《补泻雪心歌》专讲行针补泻,对席弘针灸学派行针补泻手法进行了简要概括。其指出行针补泻要区分左右、男女等,"行针补泻分寒热,泻寒补热须分别。捻针向外泻之方,捻针向内补之诀。泻左须当大指前,泻右大指当后拽。补左次指向前搓,补右大指往上拽。如何补泻有两般,盖是经从两边发。补泻又要识迎随,随则为补迎为泻。古人补泻左右分,今人乃为男女别……"歌诀中介绍了寒热、迎随、男女、左右、呼吸、开阖、徐疾以及大指向前向后、捻针向内向外等九项补泻相关内容,并阐明补与泻区分的要点,在论迎随补泻时,着重从经络理论进行分析。

六、席弘针灸学派学术思想

席弘针灸学派源远流长,在我国针灸学术发展史,具有不可忽视的地位。方慎庵《金针秘传》序云:"元明之间,针灸之学益微,历代传习不废者,只有席氏一家。"席弘针灸学派针技特色鲜明,选穴精确,手法精细,捻转补泻,独具一格,如"行针审穴""补泻迎随"等,穴位手法并重。明代徐凤曾在《针灸大全》一书中称赞席弘治病技艺高超,"学者潜心宜熟读,席弘治病名最高"。可见席氏针灸技术在当时医界享有较高声誉。

1. 行针审穴

席弘针灸学派法度严明,临证用针,注重辨证施治,强调行针先审穴,在其临床诊治过程中,对每位患者所患疾病的属性和个体差异进行个性处理。如《席弘赋》开篇曰:"凡欲行针须审穴。"此处的审穴不能简单理解为对用于治疗的腧穴的筛选,或对穴位部位、取法及其针刺深度、艾灸壮数、针灸宜忌等的审察。同时还指须注重揣穴,和通过望、问、切等对患者临床症状和体征进行全面了解,如望腧穴体表有无条索状结节、肤色改变等,问特定腧穴有无酸、麻、胀等感觉异常,触摸腧穴有无异常肿胀、压痛、皮肤温度变化等,如此方能获得最佳的临床效果。《神应经》云:"夫针灸之术,其旨微矣。穴法之讹,其来远矣。如背俞、膏肓数穴,皆起死回生要穴,而折量分寸皆致讹谬。臣获善同陈先生亲授,一穴一法毫厘有据。"《神应经》对常用效验要穴,绘有穴位图以明确定位,指明经脉的循行交接规律,列出要穴之穴法,明确针灸操作方法,为后世针灸治疗学奠定基础。如足阳明经的地仓穴"在夹口吻四分之外,近下有脉微微动是也",足少阳经的听会穴"在耳微前陷中上关下一寸,动脉,宛宛中。开口取之"。这些都是对腧穴位置的准确描述。席弘针灸学派审穴之精准继承了《黄帝内经》对于腧穴定位的描述,在现代临床当中仍广为应用。

2. 配穴精当

席弘深谙穴性,妙施穴法,临床治疗强调辨证论治,注重特定穴的临床运用,灵活运用,在各类疾病的治疗方面取得显著的临床疗效。《席弘赋》文句简练,却字字珠玑,内容广博。赋中共论述病证50余种,所用腧穴共计100余穴次,充分运用循经取穴法、上病下取法、下病上取法、特定穴相配法及局部取穴法等治疗临床各科疾病和疑难病症,取得了良好的疗效。刘瑾重校《神应经》,不仅传承《席弘赋》学术思想,且拓展与丰富了其内容。

(1) 善用经脉起止穴

《席弘赋》中所使用的经脉起、止穴有迎香、涌泉、长强、至阴、期门、睛明、大敦等,多被用于急、难、危、重的病证,用它们来激发和振奋经气,有力挽危难的效果。如"鸠尾能治五般痫,若下涌泉人不死""大杼若连长强寻,小肠气痛即行针""期门穴主伤寒患,六日过经犹未汗,但向乳根二肋间,又治妇人生产难"等。在鲜有医生使用经脉起、止穴的今天,席氏针灸思想对我们临床治疗急、难、危、重病症的选穴思路有重要启发。

(2) 重视俞募和五输穴

俞募,即俞穴、募穴,是五脏六腑之气聚集输注于胸背部的特定穴,是脏腑之气所输注、结聚的部位。五输穴,是各经脉分布于肘、膝关节以下的井、荥、输、经、合五类腧穴的统称,是经络之气所出入、变化的部位。席弘治疗脏腑疾病时多选取俞募穴和五输穴,如"倘若膀胱气未散,更宜三里穴中寻",指气结不散,小便不通,可针刺足阳明胃经的合穴足三里穴;"小便不禁关元好",指肾虚小便频数,甚至失禁者,可取小肠的募穴关元穴以温肾固涩;"妇人心痛心俞穴",指妇人心胸疼痛不适,应当选取心俞穴;"若是七疝小腹痛,照海阴交曲泉针,又不应时求气海,关元同泻效如神",指得了疝气、小腹疼痛,应针刺照海穴、阴交穴、曲泉穴以理气止痛,若效果不明显,则加上气海穴、关元穴。

（3）循经取穴与局部取穴相结合

对五官疾病的治疗，席弘常用局部取穴法与循经取穴法配合治疗，如"睛明治眼未效时，合谷光明安可缺"，眼病可取睛明穴，该穴位于目内眦上方凹陷中，有局部治疗作用。如果效果不明显，则加刺合谷以清气热，其为手阳明经原穴，该经脉止于迎香，交足阳明行目下。光明穴系足少阳胆经的络穴，能通肝胆两经，且胆经起于目锐眦。方中穴有太阳、阳明、少阳之合，部位有内眦上、目下、锐眦之配，配穴精当可见一斑。又如《神应经·耳目部》对耳鸣耳聋的治疗，除常局部选取听会、听宫、耳门耳前三穴外，还配以手三阳经远端循经取穴法，选取手少阳三焦经的中渚、液门，手太阳小肠经的前谷、后溪、腕骨、阳谷，手阳明大肠经的阳溪等穴。

（4）总结推广有效穴位

席弘善于总结临床治疗的实践经验，传授于后人。如《席弘赋》中有"心疼手颤少海间，若要除根觅阴市""胃中有积刺璇玑，三里功多人不知""小肠气撮痛连脐，速泻阴交莫在迟。良久涌泉针取气，此中玄妙少人知"等。又如大便闭塞用大敦穴，取肝之井穴泻除内热、行气痛痹；咽喉急闭用百会穴、太冲穴、照海穴、三阴交穴，这些经验效穴疗效独特，对现代临床诊疗亦有较高的指导价值。

3. 复式补泻

针刺补泻手法最早见于《黄帝内经》，并有《灵枢·九针十二原》《灵枢·官能》和《素问·离合真邪论》三篇专论，较为详细、完整地论述了针刺补泻针法。《灵枢·九针十二原》曰："凡用针者，虚则实之，满则泻之，宛陈则除之，邪胜则虚之。"席弘针灸学派的针刺补泻手法是将《黄帝内经》的捻转、呼吸、迎随等手法，结合阴阳、男女、左右等，发展而成的复式补泻手法。

（1）迎随补泻

《席弘赋》曰："凡欲行针须审穴，要明补泻迎随诀。""迎随"的概念最早出自于《灵枢·九针十二原》："迎而夺之，恶得无虚，追而济之，恶得无实，迎之随之，以意和之，针道毕矣。"迎随是补泻的总则，而补泻又是施治的关键。在古今医籍中有许多关于迎随原则，各经气血的深浅部位、流注盛衰时间，经脉走向顺逆，不同的针刺补泻方法等的记载，而后世针灸临床主要应用的是针向迎随，即逆着经脉来的方向斜针为泻法，顺着经脉去的方向斜针为补法。如《补泻雪心歌》曰："补泻又要识迎随，随则为补迎为泻……随则针头随经行,迎则针头迎经夺。"

《神应经》所述"补泻迎随诀"后被明代杨继洲辑入《针灸大成》,并名之为"《神应经》补泻",为一种复式补泻手法。具有以下特点:一是泻法随咳嗽进出针,补法在吸气时转针或出针。二是针患者左侧用右手大指食指持针,针患者右侧用左手大指食指持针,补泻皆同。三是泻法进针后大指向前,食指向后捻转;补法进针后食指向前,大指向后捻转。四是泻法捻针时轻提,补法捻针时深入1~2分。五是搓针次数,补泻均为3次,泻用食指,补用大指,谓之"三飞"。六是泻法搓后轻提(退)针,再左或右转,谓之"三飞一退";补法搓后再深入1~2分,针尖向左或向右,谓之"一进三飞"。七是泻法仅有针下沉紧即可,补法还要求针下有热感。八是补法要求入针捻转后用指轻弹针3次,出针后按穴,泻法则不必。九是补泻均按上法行针五六次,然后拔针。十是以上均为针刺任督脉以外经脉的补泻手法。头面躯干中线的补泻手法,则按男女阴阳不同施行左转或右转。如《神应经·疮毒部》记述治疗瘰疬取少海穴,给出"先推针皮上三十六息,推针入内,追核大小,勿出核,三十三下乃出针"的具体手法操作,可见席弘针灸学派对手法的重视。朱权曾高度评价席弘针灸学派道:"其补泻折量之法,其口诀指下之妙,与世医之所不同,出于人者,见于此也。"

(2)捻转补泻

席弘学派针法注重捻针。席弘在理论上将左右转针与子午、顺逆、龙虎、阴阳等概念结合起来。如《席弘赋》云:"补自卯南转针高,泻从卯北莫辞劳……左右捻针寻子午,抽气行气自迢迢。"李梴《医学入门》解释为:"从子至午,左行为补;从午至子,右行为泻。"按十二地支的方位,子在北,午在南,卯在东,酉在西。左转为顺转,相当于从子转到午;右转为逆转,相当于从午退向子。左转结合呼气进针,右转结合吸气进针,故《席弘赋》中又云:"逼针泻气令须吸,若补随呼气自调。"区分左转与右转,一般以医生右手持针为准。进而又因患者的经穴有左右侧之分,要求转针时对两侧要采用相反的方向;而正中的任督脉也有阴阳之分,转针顺逆亦有所不同。正如《补泻雪心歌》中所载:"泻左须将大指前,泻右大指当后拽。补左大指向前搓,补右大指往下撅。如何补泻有两般,盖是经从两边发。"席弘一派针法,在区分左右侧、阴阳经的基础上进一步又区分男女。如《补泻雪心歌》曰:"古人补泻左右分,今人乃为男女别。"歌赋中提及的"今人"系指席弘针灸学派。《席弘赋》中亦有类似句子:"胸(任)背(督)左右(侧)不相同,呼吸阴阳男女别。"

《神应经》中也提到了捻转补泻手法,按照补泻转针手法要与患者左右侧、阴阳经相对应的原则,分别用左右两手转针。针左边,医者用右手转针,大指向前(左转)为泻,反之食指向前(右转)为补;针右边,医者用左手转针,大指向前(右转)为泻,反之食指向前(左转)为补。可见不仅详细地描述了捻转补泻中补法与泻法在大指与食指的操作上的不同,还具体说明了左右手操作的区别。捻转补泻手法在现代临床中也常运用到,但是由于捻转的深度、角度、强弱、频率、时间等的差异性,其达到的效果也有所差异,有待在临床实践中进一步研究总结,规范其操作标准。

(3) 平补平泻

席弘针法的独特之处,不仅有从阴阳、男女、左右进行区分的复式补泻手法,还有平补平泻法。《神应经》载:"凡人有疾,皆邪气所凑,虽瘦弱之人,不可专行补法。经曰:邪之所凑,其气必虚。如患赤目等疾,明见其邪热所致,可专行泻法,其余诸疾,只宜平补平泻,须先泻后补,谓之先泻其邪,后补真气,此乃先师不传之秘诀也。"席弘针灸学派之平补平泻法,即先泻后补法,先令邪去,再补其正气,使邪泻而不伤正,补正而不敛邪,从而促进机体恢复阴阳平衡状态。《神应经》"手足腰腋部"论述治疗"两手拘挛,偏风瘾疹"等,曲池先泻后补;"头面门"论述治疗"头痛项强,重不能举,脊反折不能反顾"时,"承浆先泻后补";"汗部"论治"多汗"采用先泻合谷,次补复溜,都注明了"先泻后补"法。对于有些疾病治疗,还可用"不补不泻"法,如《神应经》"胸背胁部"指出"胸满血膨有积块、霍乱肠鸣、善噫"取期门时,注明"向外刺二寸,不补不泻"。此平补平泻手法与现代所用有所区别。现代平补平泻法是均匀提插捻转的一种简单复式手法,与大补大泻相对,手法较轻,刺激量较小。有学者把先泻后补之法在临床上应用于治疗老年人膝骨关节炎、偏头痛以及癌性疼痛等无明显虚实之证或虚实夹杂之证的疾病,取得了良好疗效。

4. 针灸并重

席弘针灸学派以针法为特色,但亦有丰富的灸疗内容。正如李梴《医学入门》曰:"药之不及,针之不到,必须灸之。"《神应经》中共记载了547个病证,其中用灸法治疗或针法联合灸法治疗的病证有107个,占比为20%,且病证涉及内、外、妇、儿、外等临床各科。如久咳针刺少商,艾灸天突;咽食不下艾灸膻中；心痛针刺内关、曲泽、大陵、太溪、间使、太渊、神门、通谷，艾灸心俞百壮，巨阙七壮；赤白带下针刺带脉、关元、气海、三阴交，艾灸白环俞、间使三十壮；横位手先露的胎位异常艾灸右足小趾尖；头癣艾灸手三里、曲池、绝骨、合谷、膝眼；脱肛针刺百会，艾灸尾窍七壮，神阙随年壮；小儿吐乳艾灸中庭；鼻衄针刺绝骨、囟会，艾灸上星。

席弘针灸学派在临床治疗中，遵循辨证施灸的思想，同病异治。《神应经》中治疗同一疾病，因发病部位、病程、症状不同而艾灸不同的腧穴。如根据脚转筋的部位、病程长短而艾灸不同的腧穴，脚转筋发时不可忍者艾灸脚踝上一壮，内筋急艾灸内，外筋急艾灸外；脚转筋多年不愈、诸药不效者艾灸承山二七壮。又如根据小儿癫痫发作时的叫声及病状，将痫证分为马痫、牛痫、羊痫、猪痫、犬痫、鸡痫六种，并根据不同癫痫类别选择不同的施灸部位。羊痫艾灸九椎下节间三壮，又法艾灸大椎上三壮；牛痫艾灸鸠尾三壮，又法艾灸鸠尾、大椎各三壮；马痫艾灸仆参二穴各三壮，又法艾灸风府、脐中各三壮；犬痫艾灸两手心、足太阳、肋户各一壮；鸡痫艾灸足诸阳各三壮；猪痫如尸厥吐沫艾灸巨阙三壮。

5. 治重脾胃

受"脾胃为后天之本，气血生化之源""脾胃内伤，百病由生"等理论影响，历代医家临床均特别注意脾胃功能。席弘在治疗疾病时亦特别重视后天脾胃。《席弘赋》中11次选用足阳明胃经的足三里穴来进行治疗，占了整个歌赋用穴率10%以上，涉及病种除脾胃病外，还有虚喘、五淋、耳鸣、腰痛等。"虚喘须寻三里中"中虚喘证以肾不纳气为因，症见呼吸短促、动则喘甚，取足三里补益脾胃，使气血生化有源，补后天以养先天，肾气足则虚喘愈。"手足上下针三里，食癖气块凭此取"。食癖，多因饮食不节，伤及脾胃，精气亏耗，邪气搏结成块，潜匿于两胁；气块多因情志郁结，气机阻滞，积聚成块，手、足三里，皆为阳明经穴，阳明为多气多血之经，故取两穴，健运脾胃，行气活血，治疗食癖。可见席弘针灸学派把"五脏不足调于胃"的思想贯彻到针灸治疗中，且在治疗理念中突出了用补后天脾胃，充实气血生化之源来补肾之先天不足或亏耗虚损证，系针灸治病求本理论的升华，也是对脏腑之间相互联系、相互制约、相互影响关系的一种应用。

（徐春娟）

第二章
席弘针灸学派选穴特点

席弘针灸学派的针灸学术思想是我国传统医学的宝贵财富，是江西地方医学的重要组成部分，为针灸学的传承和发展做出了重要贡献。席弘针灸学派在临床治疗中，注重辨证论治，讲究选穴配穴，形成了特色鲜明的选穴特点。

一、手太阴肺经腧穴选用特点

肺手太阴肺经，起于中焦，止于拇指内侧的末端。本经单侧共有11穴，分别为中府穴、云门穴、天府穴、侠白穴、尺泽穴、孔最穴、列缺穴、经渠穴、太渊穴、鱼际穴、少商穴。席弘针灸学派重视手太阴肺经腧穴的运用，在《神应经》《席弘赋》《天元太乙歌》《长桑君天星秘诀歌》等席弘针灸学派著作中共使用了6个手太阴肺经的腧穴，总使用频次为145次。单个腧穴具体使用频次由多到少依次为鱼际穴（33次）、太渊穴（32次）、少商穴（24次）、尺泽穴（23次）、列缺穴（21次）、经渠穴（12次）。如图3所示。

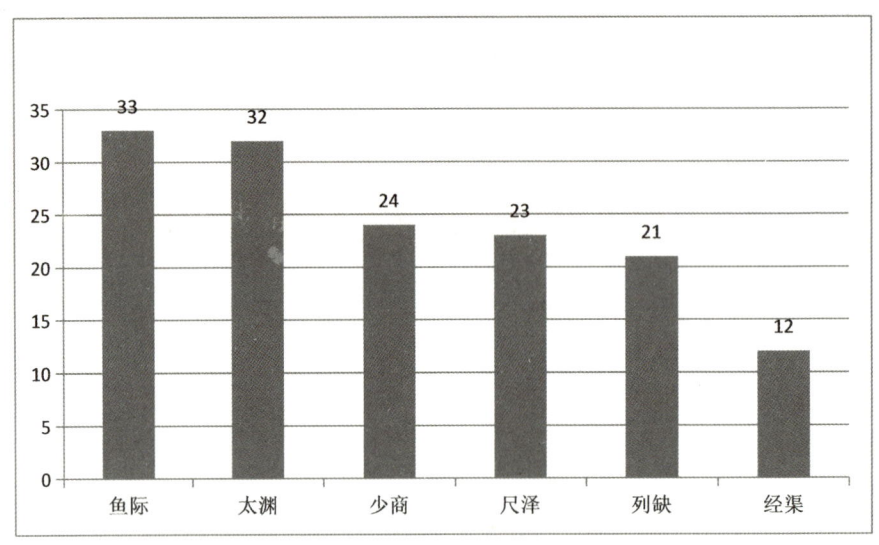

图3　手太阴肺经腧穴使用频次图

（一）席弘针灸学派手太阴肺经腧穴运用规律特点

1. 遵循主治规律

经络的主治具有一定的规律性，即每条经络不仅能治疗所属经脉相应脏腑的病症，还能治疗经络循行经过部位的病症。手太阴肺经内应肺脏，肺司呼吸，主卫外，故肺经可治疗咳嗽、气喘等肺系病症及风寒、中风、汗证等外感表证;肺经从肺系出来,先循行于胸外侧上部,后循行于上肢内侧,经过寸口,止于拇指桡侧端,故可治疗肘臂挛痛、上臂酸痛等经脉病症。席弘针灸学派遵循经脉主治规律,代表性著作《神应经》中共有24个与疾病相关的篇章,其中使用手太阴肺经腧穴治疗相关疾病次数最多的三个篇章分别是《痰喘咳嗽部》《心脾胃部》《手足腰腋部》,使用次数分别为15次、14次和13次,用于治疗的病症均与手太阴肺经主治规律相符,如《神应经·痰喘咳嗽部》载:"噫气:神门、太渊、少商、劳宫、太溪、陷谷、太白、大敦。"《神应经·心脾胃部》载:"胃脘痛:太渊、鱼际、三里、两乳下各一寸(各三十壮),膈俞、胃俞、肾俞(随年壮)。"《神应经·手足腰腋部》载:"肘挛:尺泽、肩井、小海、间使、大陵、后溪、鱼际。"而在《肠痔大便部》《阴疝小便部》《疮毒部》等与手太阴肺经主治相关性较弱的篇章中,手太阴肺经腧穴使用次数均不到3次。

2. 重视原络配穴

原穴与脏腑原气有着密切的联系,正如《灵枢·九针十二原》中记载:"五脏有疾也,当取之十二原……五脏有疾也,应出十二原,十二原各有所出,明知其原,睹其应,而知五脏之害矣。"因此凡五脏六腑病,皆可取其原穴。络穴是络脉从本经别出的部位,能沟通表里两经,有"一络通两经"的说法,因此络穴除了可以治疗所属经脉的病症外,还能治疗其相表里经脉的病症。席弘针灸学派不仅单独使用手太阴肺经原穴太渊穴、络穴列缺穴治疗疾病。如《神应经·痰喘咳嗽部》还提及:"呕哕:太渊。"《神应经·手足腰腋部》亦云:"手腕无力:列缺。"还重视原穴、络穴的配伍使用。如席弘针灸学派相关著作中记载使用原穴太渊穴、络穴列缺穴的针灸处方共有44条,其中11条将两穴一起使用。如《席弘赋》中使用太渊穴、列缺穴治疗乳痈,"气刺两乳求太渊,未应之时泻列缺";《神应经·手足腰腋部》中使用太渊穴、列缺穴治疗掌中热,"掌中热:列缺、经渠、太渊";《天元太乙歌》中针刺列缺穴、重泻太渊穴治疗偏头痛,"列缺头疼及偏正,重泻太渊无不应"。

3. 善用远端腧穴

腧穴是气血输注的部位,也是邪气侵袭的处所,亦是针灸防治疾病的刺激点。通过针刺、艾灸等外治疗法刺激腧穴,可疏通经脉、调和气血、平衡阴阳,从而达到扶正祛邪的目的。腧穴的治疗作用主要有三大特点:邻近作用、远道作用和特殊作用。席弘针灸学派重视手太阴肺经腧穴的远道作用,善用肘关节以下的手太阴肺经腧穴治疗该经络循行所达的远隔部位的病症。如《神应经》等著作中运用的6个手太阴肺经腧穴均为此类肘关节以下的远端腧穴,其中尺泽穴在肘区,肘横纹上,肱二头肌腱桡侧缘凹陷处,席弘针灸学派用其治疗短气、气逆、喉痹等肺系病症,《神应经·诸般积聚部》载:"短气:大陵、尺泽。"《神应经·痰喘咳嗽部》载:"唾浊:尺泽、间使、列缺、少商。"《神应经·咽喉部》载:"喉痹:颊车、合谷、少商、尺泽、经渠、阳溪、大陵、二间、前谷。"太渊穴在腕掌侧远端横纹桡侧,桡动脉搏动处,席弘针灸学派用其治疗噫气、不得卧、心痛等心胸病症。《神应经·痰喘咳嗽部》载:"噫气:神门、太渊、少商、劳宫、太溪、陷谷、太白、大敦。"《神应经·心脾胃部》载:"不得卧:太渊、公孙、隐白、肺俞、阴陵泉、三阴交。"《神应经·心脾胃部》载:"心痛:曲泽、间使、内关、大陵、神门、太渊、太溪、通谷、心俞(百壮)、巨阙(七壮)。"

4. 注重特定腧穴

特定腧穴即特定穴,指具有特殊作用并按特定称号归类的腧穴,根据腧穴不同的分布特点、含义和治疗作用,特定穴可分为五输穴、原穴、络穴、郄穴、背俞穴、募穴、八会穴、八脉交会穴、下合穴和交会穴。《神应经》等著作中运用的6个手太阴肺经腧穴均为特定穴,如少商穴为井穴;太渊穴为输穴、原穴、八会穴(脉会);经渠穴为经穴;尺泽穴为合穴;列缺穴为络穴、八脉交会穴(通任脉)。其中列缺为手太阴肺经络穴,手太阴肺经从此分出,别走手阳明经,同时列缺穴与任脉相通,因此可治疗头面疾病,有"头项寻列缺"的说法,席弘针灸学派用其治疗口噤、口眼歪斜,《神应经·鼻口部》载:"口噤:颊车、支沟、外关、列缺、内庭、厉兑。""口眼:颊车、水沟、列缺、太渊、合谷、二间、地仓、丝竹空。"太渊穴为手太阴肺经五输穴之输穴,"输主体重节痛",可治疗各类痛症,席弘针灸学派用治疗手臂痛不能举、心痛等。《神应经·手足腰腋部》载:"手臂痛不能举:曲池、尺泽、肩髎、三里、少海、太渊、阳池、阳溪、阳谷、前谷、合谷、液门、外关、腕骨。"《神应经·心脾胃部》载:"心痛:曲泽、间使、内关、大陵、神门、太渊、太溪、通谷、心俞(百壮)、巨阙(七壮)。"

(二)席弘针灸学派手太阴肺经重点腧穴解析

1. 鱼际穴

鱼际穴在手外侧,第1掌指关节后凹陷处,约当第1掌骨中点桡侧赤白肉际处,属手太阴肺经五输穴之荥穴,五行属火,穴性从苦味。其最早见于《灵枢·本输》,其曰:"溜于鱼际,鱼际者,手鱼也,为荥。"《难经》曰:"荥主身热。"故鱼际穴可疏通肺经经气,宣泄肺部实邪,治疗咳嗽、咯血、哮喘;咽喉肿痛、失音、发热等病症,如《神应经·痰喘咳嗽部》载:"咳嗽:列缺、经渠、尺泽、鱼际、少泽、前谷、三里、解溪、昆仑、肺俞(百壮)、膻中(七壮)。"《神应经·痰喘咳嗽部》载:"呕血:曲泽、神门、鱼际。"《神应经·鼻口部》载:"失音不语:间使、支沟、灵道、鱼际、合谷、阴谷、复溜、然谷。"《神应经·痰喘咳嗽部》载:"上喘:曲泽、大陵、神门、鱼际、三间、商阳、解溪、昆仑、膻中、肺俞。"

现代临床为更好地继承席弘针灸学派学术思想,对鱼际穴治疗哮喘进行了深入研究。如韩健比较针刺鱼际穴与普通药物对症治疗对支气管哮喘急性发作期患者即刻平喘的效果,将577例患者分为喷吸组(288例)和针刺组(289例),均予吸氧及抗感染治疗,喷吸组加用沙丁胺醇气雾剂,针刺组加针刺双侧鱼际穴。结果显示,针刺后患者症状体征即刻有改善,针刺的平喘时间快于沙丁胺醇5min的显效时间,且平喘效果随着留针时间的延长而增强。冯建国等将30例哮喘发作期患者选入哮喘组,20例体检正常者选入正常对照组,两组均针刺鱼际穴,处理前后测定血浆环磷腺苷(cAMP)、环磷核苷酸(cGMP)及皮质醇含量的变化。结果表明,哮喘组针刺后的cAMP及皮质醇含量明显增加,cGMP含量减少,而对照组处理前后的cAMP、cGMP及皮质醇含量无明显差异。因cAMP可松弛平滑肌而cGMP收缩平滑肌,故针刺鱼际穴可平衡自主神经系统和垂体-肾上腺皮质系统,缓解迷走神经紧张,兴奋交感神经,增强肾上腺皮质功能,通过增加cAMP含量,减少cGMP含量,解除气管平滑肌痉挛,降低气道阻力而缓解哮喘。

2. 少商穴

少商穴位于手指拇指末节桡侧,指甲根角侧上方0.1寸处,属手太阴肺经五输穴之井穴,五行属金,六气属湿。其最早见于《灵枢·本输》,其曰:"少商者,手大指端内侧也,为井木。"少商穴可解毒利咽、清降肺胃、解郁开窍,治疗咽喉肿痛、发热、咳嗽、失音、鼻衄;昏迷、癫狂;指肿、麻木等病症,如《神应经·咽喉部》载:"咽喉肿痛闭塞,水粒不下:合谷、少商,兼以三棱针刺手大指背,头节上,甲根下,排刺三针。"《神应经·鼻口部》载:"舌强:哑门、少商、鱼际、二间、中冲、阴谷、然谷。"《长桑君天星秘诀歌》载:"指痛挛急少商好,依法施之无不灵。"现代针灸临床及科研工作中,不仅继承席弘针灸学派学术思想,常用三棱针点刺治疗中风后遗症之上肢或指端麻木,或点刺、针刺少商穴治疗高热、惊厥、呼吸急促,还针刺少商穴治疗一氧化碳(CO)中毒所致的昏迷,艾灸少商穴扭转胎位。

(三)席弘针灸学派文献手太阴肺经腧穴运用原文①

1.《神应经》

诸风部

(1)偏风半身不遂:肩髃、曲池、列缺、合谷、手三里、环跳、风市、三里、委中、绝骨、丘墟、阳陵泉、昆仑、照海。

(2)偏肿:列缺、冲阳。

(3)风痹:天井、尺泽、少海、委中、阳辅。

(4)惊痫:尺泽(一壮)、少冲、前顶、束骨。

(5)口眼喎:列缺、太渊、二间、申脉、内庭、行间、通谷、地仓、水沟、颊车、合谷。

(6)喑哑:支沟、间使、合谷、鱼际、灵道、阴谷、复溜、然谷、通谷。

伤寒部

(7)身热头疼:攒竹、大陵、神门、合谷、鱼际、中渚、液门、少泽、委中、太白。

(8)洒淅恶寒,寒慄鼓颔:鱼际。

(9)寒热:风池、少海、鱼际、少冲、合谷、复溜、临泣、太白。

(10)伤寒汗不出:风池、鱼际、经渠(各泻)、二间。

痰喘咳嗽部

(11)咳嗽:列缺、经渠、尺泽、鱼际、少泽、前谷、三里、解溪、昆仑、肺俞(百壮)、膻中(七壮)。

(12)咳嗽饮水:太渊。

(13)引尻痛:鱼际。

(14)咳血:列缺、三里、肺俞、百劳、乳根、风门、肝俞。

(15)唾血振寒:太溪、三里、列缺、太渊。

---

① 本节中,手太阴肺经腧穴用下划线形式标出,后类似章节同此例,不另注。

(16) 呕血：曲泽、神门、鱼际。

(17) 唾浊：尺泽、间使、列缺、少商。

(18) 呕哕：太渊。

(19) 喘呕欠伸：经渠。

(20) 上喘：曲泽、大陵、神门、鱼际、三间、商阳、解溪、昆仑、膻中、肺俞。

(21) 数欠而喘：太渊。

(22) 肺胀膨膨，气抢胁下热满痛：阴都（灸）、太渊、肺俞。

(23) 噫气：神门、太渊、少商、劳宫、太溪、陷谷、太白、大敦。

诸般积聚部

(24) 气逆：尺泽、商丘、太白、三阴交。

(25) 噫气上逆：太渊、神门。

(26) 咳逆无所出者：先取三里，后取太白。三里、鱼际、太溪、窍阴、肝俞。

(27) 唾血内损：鱼际（泻）、尺泽（补）、间使、神门、太渊、劳宫、曲泉、太溪、然谷、太冲、肺俞（百壮）、肝俞（三壮）、脾俞（三壮）。

(28) 咳逆振寒：少商、天突（灸三壮）。

(29) 久病咳：少商、天突（灸三壮）。

(30) 短气：大陵、尺泽。

腹痛胀满部

(31) 食不下：内关、鱼际、三里。

(32) 腹满：少商、阴市、三里、曲泉、昆仑、商丘、通谷、太白、大都、隐白、陷谷、行间。

(33) 腹胀：尺泽、阴市、三里、曲泉、阴谷、阴陵、商丘、公孙、内庭、太溪、太白、厉兑、隐白、膈俞、肾俞、中脘、大肠俞。

心脾胃部

(34) 心痛：曲泽、间使、内关、大陵、神门、太渊、太溪、通谷、心俞（百壮）、巨阙（七壮）。

(35) 胃脘痛：太渊、鱼际、三里、两乳下（各一寸，各三十壮）、膈俞、胃俞、肾俞（随年壮）。

(36) 心烦：神门、阳溪、鱼际、腕骨、少商、解溪、公孙、太白、至阴。

(37) 心烦怔忡：鱼际。

(38) 烦怨不卧：太渊、公孙、隐白、肺俞、阴陵泉、三阴交。

(39)烦心喜噫：<u>少商</u>、太溪、陷谷。

(40)心痹悲恐：神门、大陵、<u>鱼际</u>。

(41)心惊恐：曲泽、天井、灵道、神门、大陵、<u>鱼际</u>、二间、液门、少冲、百会、厉兑、通谷、巨阙、章门。

(42)心喜笑：阳溪、阳谷、神门、大陵、<u>列缺</u>、<u>鱼际</u>、劳宫、复溜、肺俞。

(43)胃痛：<u>太渊</u>、<u>鱼际</u>、三里、肾俞、肺俞、胃俞、两乳下（灸，一寸，各二十壮）。

(44)不得卧：<u>太渊</u>、公孙、隐白、肺俞、阴陵泉、三阴交。

(45)噎食不下：劳宫、<u>少商</u>、太白、公孙、三里、中魁（在中指第二节尖）、膈俞、心俞、胃俞、三焦俞、中脘、大肠俞。

(46)不能食：<u>少商</u>、三里、然谷、膈俞、胃俞、大肠俞。

(47)食气饮食闻食臭：百会、<u>少商</u>、三里，灸膻中。

心邪癫狂部

(48)心邪癫狂：攒竹、<u>尺泽</u>、间使、阳溪。

(49)癫狂：曲池、小海、少海、间使、阳溪、阳谷、大陵、合谷、<u>鱼际</u>、腕骨、神门、液门、冲阳、行间、京骨、肺俞（百壮）。

(50)癫疾：上星、百会、风池、曲池、<u>尺泽</u>、阳溪、腕骨、解溪、申脉、昆仑、商丘、然谷、通谷、承山（针三分，速出，灸百壮）。

(51)狂言：<u>太渊</u>、阳溪、下廉、昆仑。

(52)喜笑：水沟、列缺、阳溪、大陵。

(53)鬼邪：间使。仍针后十三穴：第一鬼宫（即人中穴），第二鬼信（手大指爪甲下入三分），第三鬼垒（足爪甲下入肉二分），第四鬼心（即<u>太渊</u>穴入半寸）……第五鬼路（即申脉穴，火针七，二三下），第六鬼枕（大椎上入发际一寸），第七鬼床（耳前发际穴），第八鬼市（即承浆穴），第九鬼宫（即劳宫穴），第十鬼堂（即上星，火针七），第十一鬼藏（阴下缝，灸三壮），第十二鬼臣（即曲池，火针），第十三鬼封（舌下一寸缝）。根据次而行，针灸并备主之。

(54)呆痴：神门、<u>少商</u>、涌泉、心俞。

霍乱部

(55)霍乱吐泻：关冲、支沟、尺泽、三里、太白。先取太溪，后取太仓。

疟疾部

(56)疟疾：百会、<u>经渠</u>、前谷。

肿胀部

(57)水肿：列缺、腕骨、合谷、间使、阳陵、阴谷、三里、曲泉、解溪、陷谷、复溜、公孙、厉兑、冲阳、阴陵、胃俞、水分、神阙。

汗部

(58)无汗：上星、哑门、风府、风池、支沟、经渠、大陵、阳谷、腕骨、前谷、中渚、液门、鱼际、合谷、中冲、少商、商阳、大都、委中、陷谷、厉兑、侠溪。

(59)汗不出：曲泽、鱼际、少泽、上星、曲泉、复溜、昆仑、侠溪、窍阴。

(60)自汗：曲池、列缺、少商、昆仑、冲阳、然谷、大敦、涌泉。

痹厥部

(61)风痹：尺泽、阳辅。

(62)寒厥：太渊、液门。

(63)身寒痹：曲池、列缺、环跳、风市、委中、商丘、中封、临泣。

(64)尸厥：列缺、中冲、金门、大都、内庭、厉兑、隐白、大敦。

(65)四肢厥：尺泽、小海、支沟、前谷、三里、三阴交、曲泉、照海、太溪、内庭、行间。

阴疝小便部

(66)阴茎痛、阴汗湿：太溪、鱼际、中极、三阴交。

(67)遗溺：神门、鱼际、太冲、大敦、关元。

咽喉部

(68)喉痹：颊车、合谷、少商、尺泽、经渠、阳溪、大陵、二间、前谷。

(69)鼓颔：少商。

(70)咽喉肿痛闭塞，水粒不下：合谷、少商，兼以三棱针刺手大指背头节上、甲根下，排三针。

(71)双鹅：玉液、金津、少商。

(72)单鹅：少商、合谷、廉泉。

耳目部

(73)目赤肤翳：太渊、侠溪、攒竹、风池。

(74)目眩：临泣、风府、风池、阳谷、中渚、液门、鱼际、丝竹空。

鼻口部

(75)口干：尺泽、曲泽、大陵、二间、少商、商阳。

(76)咽干：太渊、鱼际。

(77) 唇干饮不下：三间、少商。

(78) 口㖞眼㖞：颊车、水沟、列缺、太渊、合谷、二间、地仓、丝竹空。

(79) 口噤：颊车、支沟、外关、列缺、内庭、厉兑。

(80) 失音不语：间使、支沟、灵道、鱼际、合谷、阴谷、复溜、然谷。

(81) 舌缓：太渊、合谷、冲阳、内庭、昆仑、三阴交、风府。

(82) 舌强：哑门、少商、鱼际、二间、中冲、阴谷、然谷。

(83) 舌黄：鱼际。

(84) 上牙疼：人中、太渊、吕细。灸臂上起肉中五壮。

胸背胁部

(85) 偏胁背痛痹：鱼际、委中。

(86) 背痛：经渠、丘墟、鱼际、昆仑、京骨。

(87) 胸痹：太渊。

(88) 缺盆肿：足临泣、太渊、商阳。

(89) 胸满：经渠、阳溪、后溪、三间、间使、阳陵、三里、曲泉、足临泣。

(90) 背拘急：经渠。

手足腰胺部

(91) 肘挛：尺泽、肩髃、小海、间使、大陵、后溪、鱼际。

(92) 手臂痛不能举：曲池、尺泽、肩髎、三里、少海、太渊、阳池、阳溪、阳谷、前谷、合谷、液门、外关、腕骨。

(93) 臂内廉痛：太渊。

(94) 腕劳：天井、曲池、太渊、腕骨、列缺、液门。

(95) 手热：曲池、曲泽、内关、列缺、经渠、太渊、中冲、少冲、劳宫。

(96) 掌中热：列缺、经渠、太渊。

(97) 手挛指痛：少商。

(98) 臂寒：尺泽、神门。

(99) 风痹肘挛不举：尺泽、曲池、合谷。

(100) 腋肘肿：尺泽、小海、间使、大陵。

(101) 挫闪腰疼、胁肋痛：尺泽、曲池、合谷、手三里、阴陵、阴交、行间、足三里。

(102) 手腕无力：列缺。

(103) 手臂麻木不仁：天井、曲池、外关、经渠、支沟、阳溪、腕骨、上廉、合谷。

妇人部

（104）乳痈：下廉、三里、侠溪、鱼际、委中、足临泣、少泽。

2.《席弘赋》

五般肘痛寻尺泽、太渊针后却收功。

3.《长桑君天星秘诀歌》

指痛挛急少商好、依法施之无不灵。

4.《天元太乙歌》

（1）气刺两乳求太渊，未应之时列缺针，列缺头疼及偏正，重泻太渊无不应。

（2）男子疝癖取少商，女人血气阴交当。

（3）五般肘疼针尺泽，冷渊一刺有神功。

二、手阳明大肠经腧穴选用特点

手阳明大肠经，起于食指，止于鼻侧，与足阳明胃经相接。本经单侧共有20穴，分别为商阳穴、二间穴、三间穴、合谷穴、阳溪穴、偏历穴、温溜穴、下廉穴、上廉穴、手三里穴、曲池穴、肘髎穴、手五里穴、臂臑穴、肩髃穴、巨骨穴、天鼎穴、扶突穴、口禾髎穴、迎香穴。席弘针灸学派重视手阳明大肠经腧穴的运用，在《神应经》《席弘赋》《天元太乙歌》《长桑君天星秘诀歌》等席弘针灸学派著作中共使用了11个手阳明大肠经的腧穴，总使用频次为221次。单个腧穴具体使用频次由多到少依次为合谷穴（76次）、曲池穴（38次）、阳溪穴（19次）、二间穴（17次）、三间穴（14次）、下廉穴（13次）、手三里穴（10次）、商阳穴（12次）、肩髃穴（9次）、上廉穴（7次）、迎香穴（7次），如图4所示。

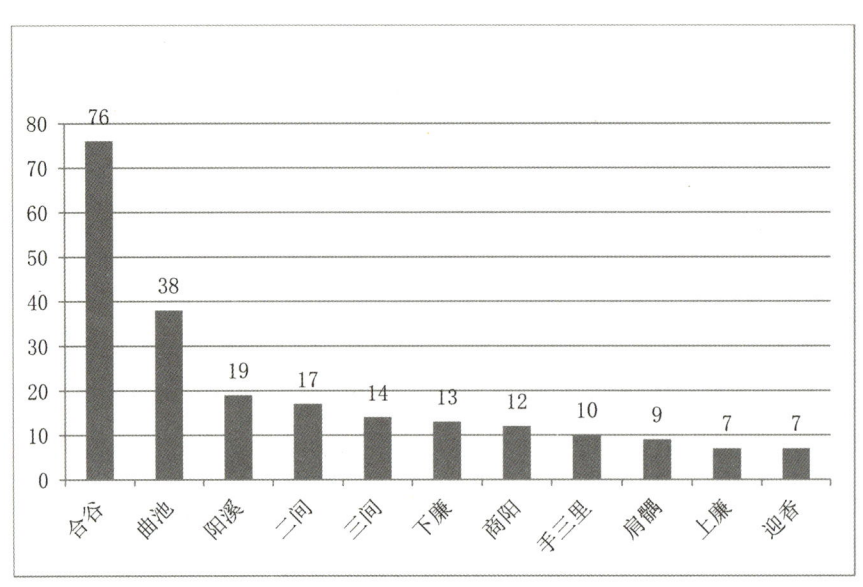

图 4　手阳明大肠经腧穴使用频次图

（一）席弘针灸学派手阳明大肠经腧穴运用规律特点

1. 重用合谷穴

合谷穴在手背第 1、2 掌骨之间，当第 2 掌骨桡侧的中点处，因是谷气大会之处而得名。本穴属手阳明大肠经原穴，可解表、止痛、止泻，治疗头痛、目赤肿痛、鼻衄、齿痛、牙关紧闭、口眼㖞斜、耳聋、痄腮、咽喉肿痛；热病、无汗、多汗；腹痛、便秘、经闭、滞产；上肢疼痛等多种病症。席弘针灸学派重用合谷穴，相关著作中合谷穴总使用频次多达 74 次，在手阳明大肠经腧穴总使用频次中占比为 33%，其运用合谷穴治疗临床各科疾病，如消化内科疾病胸腹膨胀气鸣，《神应经·腹痛胀满部》载："胸腹膨胀气鸣：合谷、三里、期门。"五官科疾病鼻塞、单蛾，《神应经·鼻口部》载："鼻塞：上星、临泣、百会、前谷、厉兑、合谷、迎香。"《神应经·咽喉部》载："单蛾：少商、合谷、廉泉。"妇科疾病难产，《神应经·妇人部》载："难产：合谷（补）、三阴交（泻）、太冲。"皮肤科疾病疔疮，《神应经·疮毒部》载："疔疮：生面上口角，灸合谷。"

2. 重视补泻手法

历代医家均重视针灸补泻手法，《内经》中就有《灵枢·九针十二原》、《灵枢·官能》和《素问·离合真邪论》三篇专门论述针灸、补泻手法。席弘针灸学派亦重视针刺补泻手法,《席弘赋》曰:"凡欲行针须审穴,要明补泻迎随诀。"多次以补泻手法运用手阳明大肠经腧穴治疗各类疾病,如补合谷穴、泻三阴交穴治疗咳嗽,《席弘赋》载:"冷嗽先宜补合谷,却须针泻三阴交。"用先令邪去,再补其正气,使阴阳得以平衡的先泻后补法针刺曲池穴,治疗隐疹、喉痹、手臂无力、皮肤枯燥等多种病症,《神应经·手足腰腋部》载:"两手拘挛、偏风、隐疹、喉痹、胸胁填满、筋缓、手臂无力、皮肤枯燥:曲池(先泻后补)、肩髃、手三里。"还用不同的补泻顺序治疗少汗、多汗,如先泻合谷穴以降阳明之火,后补复溜穴以滋阴清热治疗多汗,《神应经·汗部》载:"多汗:先泻合谷,次补复溜。"先补合谷穴以补益气血、充实营卫,后泻复溜穴以抑阴扶阳、固摄津液治疗少汗,《神应经·汗部》载:"少汗:先补合谷,次泻复溜。"

3. 善用对穴

"对穴"是指在经络学说的指导下配合使用(施以相同或不同的手法),可以发挥相辅相成或相反相成治疗作用的两个主治功能相关的腧穴,使用对穴的疗效比单独使用其中一个腧穴的疗效明显增强。对穴理论最早出自《黄帝内经》,《灵枢·官针》曰:"偶刺者……一刺前、一刺后,以治心痹,刺此者,傍针之也。"席弘针灸学派继承《灵枢·官针》对穴理论,在临床上多次使用手阳明大肠经腧穴组成的对穴,如合谷穴以理气为主,三阴交穴以理血为要,二穴相伍,血双调,使行气活血、调经催产之功益彰,席弘针灸学派用其治疗横生死胎,《神应经·妇人部》载:"横生死胎:太冲、合谷、三阴交。"《神应经·妇人部》载:"子上逼心,气闷欲绝:巨阙、合谷(补)、三阴交(泻)。"曲池穴走而不守,合谷穴升而能散,二穴相合,通经接气、清热散风,可上行头面诸窍,治疗耳、目、口、鼻、咽喉疾病,《神应经·咽喉部》载:"咽中闭:曲池、合谷。"《神应经·头面部》载:"头痛:百会、上星、风府、风池、攒竹、丝竹空、小海、阳溪、大陵、后溪、合谷、腕骨、中冲、中渚、昆仑、阳陵。"合谷穴以宣清导浊为主,光明穴以升清泻火为要,二穴配伍,一升一降,可升降和化、清热泻火、祛风明目,治疗目赤肿痛,《席弘赋》载:"睛明治眼未效时,合谷光明安可缺。"此外,席弘针灸学派还用合谷穴——委中穴、少商穴——商阳穴、合谷穴——内庭穴、手三里穴——足三里穴、合谷穴——太冲穴等对穴治疗身热头疼、半身不遂、舌缓等多种病症。

(二) 席弘针灸学派手阳明大肠经重点腧穴解析

1. 曲池穴

曲池穴在肘区,肘横纹外侧端,屈肘,当尺泽与肱骨外上髁连线的中点处,属手阳明大肠经合穴。席弘针灸学派用其治疗:上肢不遂、手臂肿痛,《神应经·诸风部》载:"左瘫右痪:曲池、阳溪、合谷、中渚、三里、阳辅、昆仑。"咽喉肿痛、齿痛、目赤肿痛、头痛等五官疾病,《神应经·鼻口部》载:"牙疼:曲池、少海、阳谷、阳溪、二间、液门、颊车、内庭、吕细(在内踝骨尖上,灸)。"癫狂神志病症,《神应经·心邪癫狂部》载:"癫疾:上星、百会、风池、曲池、尺泽、阳溪、腕骨、解溪、申脉、昆仑、商丘、然谷。"此外,曲池穴还可清热解毒、散风止痒,席弘针灸学派用其治疗丹毒、疔疮、癣疮、荨麻疹等皮肤病,《神应经·疮毒部》载:"热风隐疹:肩髃、曲池、曲泽、环跳、合谷、涌泉。"《神应经·疮毒部》载:"遍身生疥癞:曲池、合谷、三里、绝骨、膝眼(灸二七壮)。"《神应经·肿胀部》:"红瘫:百会、曲池、合谷、三里、委中。"现代临床对曲池穴的运用多有继承发展,如国医大师贺普仁针刺曲池穴、血海穴治疗8岁女童全身性神经性皮炎;亦有使用胎盘组织液穴位注射曲池穴、血海穴、足三里穴治疗荨麻疹的相关报道。

2. 迎香穴

迎香穴在面部,鼻翼外缘中点旁,当鼻唇沟中,属手、足阳明经交会穴。可疏解郁热、宣通鼻窍,席弘针灸学派用其治疗:鼻塞、鼽衄、鼻息肉等各类鼻部疾病,《神应经·鼻口部》载:"鼻有息肉:迎香。""鼽衄:风府、二间、迎香。""鼻塞:上星、临泣、百会、前谷、厉兑、合谷、迎香。"以及口歪、面痒,《神应经·头面部》载:"面痒肿:迎香、合谷。""风动如虫行:迎香。"现代针灸大家靳瑞在此影响下,用鼻三针(迎香穴、上迎香穴、印堂穴)治疗过敏性鼻炎。梁飞红等观察在迎香、印堂两穴行穴位注射对变应性鼻炎大鼠鼻黏膜组胺受体H_1R、H_4R表达的影响,发现可有效下调H_1R、H_4R蛋白和mRNA的表达,减少炎性介质组胺生物学效应的发挥,从而治疗变应性鼻炎。

（三）席弘针灸学派文献手阳明大肠经腧穴运用原文

1. 《神应经》

诸风部

（1）偏风半身不遂：肩髃、曲池、列缺、合谷、手三里、环跳、风市、三里、委中、绝骨、丘墟、阳陵泉、昆仑、照海。

（2）左瘫右痪：曲池、阳溪、合谷、中渚、三里、阳辅、昆仑。

（3）不识人：水沟、临泣、合谷。

（4）中风：临泣、百会、肩井、肩髃、曲池、天井、间使、内关、合谷、风市、三里、解溪、昆仑、照海。

（5）口眼㖞：列缺、太渊、二间、申脉、内庭、行间、通谷、地仓、水沟、颊车、合谷。

（6）喑哑：支沟、间使、合谷、鱼际、灵道、阴谷、复溜、然谷、通谷。

（7）口噤不开：颊车、承浆、合谷。

（8）足无膏泽：上廉。

伤寒部

（9）身热头疼：攒竹、大陵、神门、合谷、鱼际、中渚、液门、少泽、委中、太白。

（10）寒热：风池、少海、鱼际、少冲、合谷、复溜、临泣、太白。

（11）余热不尽：曲池、三里、合谷。

（12）发狂：百劳、间使、合谷、复溜。

（13）大热：曲池、三里、复溜。

（14）伤寒汗不出：风池、鱼际、经渠（各泻）、二间。

痰喘咳嗽部

（15）上喘：曲泽、大陵、神门、鱼际、三间、商阳、解溪、昆仑、膻中、肺俞。

（16）喘满：三间、商阳。

（17）喘息不能行：中脘、期门、上廉。

诸般积聚部

（18）胸腹膨胀气喘：合谷、三里、期门、乳根。

（19）少气：间使、神门、大陵、少冲、三里、下廉、行间、然谷、至阴、肝俞、气海。

（20）胸腹膨胀气鸣：合谷、三里、期门。

腹痛胀满部

（21）脾寒：三间、中渚、液门、合谷、商丘、三阴交、中封、照海、陷谷、太溪、至阴、腰阳关。

（22）小腹痛：阴市、承山、下廉、复溜、中封、大敦、小海、关元、肾俞（随年壮）。

（23）夹脐痛：上廉。

（24）腹胁满：阳陵、三里、上廉。

心脾胃部

（25）心烦：神门、阳溪、鱼际、腕骨、少商、解溪、公孙、太白、至阴。

（26）心喜笑：阳溪、阳谷、神门、大陵、列缺、鱼际、劳宫、复溜、肺俞。

（27）心惊恐：曲泽、天井、灵道、神门、大陵、鱼际、二间、液门、少冲、百会、厉兑、通谷、巨阙、章门。

（28）嗜卧：百会、天井、三间、二间、太溪、照海、厉兑、肝俞。

（29）胃热不食：下廉。

心邪癫狂部

（30）癫狂：曲池、小海、少海、间使、阳溪、阳谷、大陵、合谷、鱼际、腕骨、神门、液门、冲阳、行间、京骨、肺俞（百壮）。

（31）发狂：少海、间使、神门、合谷、后溪、复溜、丝竹空。

（32）卒狂：间使、后溪、合谷。

（33）心邪癫狂：攒竹、尺泽、间使、阳溪。

（34）癫疾：上星、百会、风池、曲池、尺泽、阳溪、腕骨、解溪、申脉、昆仑、商丘、然谷、通谷、承山（针三分速出，灸百壮）。

（35）狂言：太渊、阳溪、下廉、昆仑。

（36）喜笑：水沟、列缺、阳溪、大陵。

（37）见鬼：阳溪。

（38）暴惊：下廉。

（39）鬼邪：间使。仍针后十三穴：第一鬼宫（即人中穴），第二鬼信（手大指爪甲下入三分），第三鬼垒（足爪甲下入肉二分），第四鬼心（即太渊穴入半寸）……第五鬼路（即申脉穴，火针七，二三下），第六鬼枕（大椎上入发际一寸），第七鬼床（耳前发际穴），第八鬼市（即承浆穴），第九鬼宫（即劳宫穴），第十鬼堂(即上星,火针七),第十一鬼藏(阴下缝,灸三壮),第十二鬼臣(即曲池,火针),第十三鬼封(舌下一寸缝)。根据次而行,针灸并备主之。

疟疾部

(40)疟疾发寒热:合谷、液门、商阳。

(41)痰疟寒热:后溪、合谷。

(42)寒疟:三间。

(43)久疟:中渚、商阳、丘墟。

肿胀部

(44)浑身浮肿:曲池、合谷、三里、内庭、行间、三阴交。

(45)水肿:列缺、腕骨、合谷、间使、阳陵、阴谷、三里、曲泉、解溪、陷谷、复溜、公孙、厉兑、冲阳、阴陵、胃俞、水分、神阙。

(46)四肢浮肿:曲池、通里、合谷、中渚、液门、三里、三阴交。

(47)红瘅:百会、曲池、合谷、三里、委中。

汗部

(48)无汗:上星、哑门、风府、风池、支沟、经渠、大陵、阳谷、腕骨、前谷、中渚、液门、鱼际、合谷、中冲、少商、商阳、大都、委中、陷谷、厉兑、侠溪。

(49)少汗:先补合谷,次泻复溜。

(50)多汗:先泻合谷,次补复溜。

(51)自汗:曲池、列缺、少商、昆仑、冲阳、然谷、大敦、涌泉。

痹厥部

(52)身寒痹:曲池、列缺、环跳、风市、委中、商丘、中封、临泣。

肠痔大便部

(53)食泄:上廉、下廉。

(54)肠鸣而泄:神阙、水分、三间。

头面部

(55)头痛:百会、上星、风府、风池、攒竹、丝竹空、小海、阳溪、大陵、后溪、合谷、腕骨、中冲、中渚、昆仑、阳陵。

(56)头风:上星、前顶、百会、阳谷、合谷、关冲、昆仑、侠溪。

(57)头风牵引脑顶痛:上星、百会、合谷。

(58)偏正头风:百会、前顶、神庭、上星、丝竹空、风池、合谷、攒竹、头维。

(59)头风眩晕:合谷、丰隆、解溪、风池。垂手着两腿,灸虎口内。

（60）面痒肿：迎香、合谷。

（61）头项俱痛：百会、后顶、合谷。

（62）头风冷泪出：攒竹、合谷。

（63）毛发焦脱：下廉。

（64）颐颔肿：阳谷、腕骨、前谷、商阳、丘墟、侠溪、手三里。

（65）风动如虫行：迎香。

咽喉部

（66）喉痹：颊车、合谷、少商、尺泽、经渠、阳溪、大陵、二间、前谷。

（67）咽中闭：曲池、合谷。

（68）咽喉肿痛闭塞、水粒不下：合谷、少商，兼以三棱针手大指背、头节上、甲根下排三针。

（69）单鹅：少商、合谷、廉泉。

（70）咽中如鲠：间使、三间。

耳目部

（71）耵生疮有脓汁：耳门、翳风、合谷。

（72）目赤：目窗、大陵、合谷、液门、上星、攒竹、丝竹空。

（73）目翳膜：合谷、临泣、角孙、液门、后溪、中渚、睛明。

（74）目昏：头维、攒竹、睛明、目窗、百会、风府、风池、合谷、肝俞、肾俞、丝竹空。

（75）目生翳：肝俞、命门、瞳子（在目外五分，得气乃泻）、合谷、商阳。

（76）耳鸣：百会、听会、听宫、耳门、络却、阳溪、阳谷、前谷、后溪、腕骨、中渚、液门。

（77）目痛：阳溪、二间、大陵、三间、前谷、上星。

（78）目眦急痛：三间。

（79）青盲无所见：肝俞、商阳（左取右、右取左）。

鼻口部

（80）衄血：风府、曲池、合谷、三间、二间、后溪、前谷、委中、申脉、昆仑、厉兑、上星。

（81）鼻塞：上星、临泣、百会、前谷、厉兑、合谷、迎香。

（82）口喎眼喎：颊车、水沟、列缺、太渊、合谷、二间、地仓、丝竹空。

（83）失音不语：间使、支沟、灵道、鱼际、合谷、阴谷、复溜、然谷。

（84）舌缓：太渊、合谷、冲阳、内庭、昆仑、三阴交、风府。

（85）齿龋恶风：合谷、厉兑。

（86）齿龋：少海、小海、阳谷、合谷、液门、二间、内庭、厉兑。

（87）下牙疼：龙玄（左侧腕交叉脉）、承浆、合谷。腕上五寸两筋中间，灸五壮。

（88）消渴：水沟、承浆、金津、玉液、曲池、劳宫、太冲、行间、商丘、然谷、隐白（百日以上者切不可灸）。

（89）牙疼：曲池、少海、阳谷、阳溪、二间、液门、颊车、内庭、吕细（在内踝骨尖上灸）。

（90）鼽衄：风府、二间、迎香。

（91）口干：尺泽、曲泽、大陵、二间、少商、商阳。

（92）舌强：哑门、少商、鱼际、二间、中冲、阴谷、然谷。

（93）唇干有涎：下廉。

（94）唇干饮不下：三间、少商。

（95）齿痛：商阳。

（96）鼻有息肉：迎香。

（97）唇肿：迎香。

胸背胁部

（98）腰背俱疼难转：天髎、风池、合谷、昆仑。

（99）脊内牵疼不能屈伸：合谷、复溜、昆仑。

（100）肩痹痛：肩髃、天井、曲池、阳谷、关冲。

（101）肩背相引：二间、商阳、委中、昆仑。

（102）胸胁满引腹：下廉、丘墟、侠溪、肾俞。

（103）缺盆肿：足临泣、太渊、商阳。

（104）胸满：经渠、阳溪、后溪、三间、间使、阳陵、三里、曲泉、足临泣。

手足腰腋部

（105）手臂痛不能举：曲池、尺泽、肩髃、三里、少海、太渊、阳池、阳溪、阳谷、前谷、合谷、液门、外关、腕骨。

（106）手臂麻木不仁：天井、曲池、外关、经渠、支沟、阳溪、腕骨、上廉、合谷。

（107）手指拘挛筋紧：曲池、阳谷、合谷。

（108）手臂红肿：<u>曲池</u>、通里、中渚、合谷、<u>手三里</u>、液门。

（109）风痹肘挛不举：尺泽、<u>曲池</u>、合谷。

（110）挫闪腰疼、胁肋痛：尺泽、<u>曲池</u>、<u>合谷</u>、<u>手三里</u>、阴陵、阴交、行间、足三里。

（111）腕劳：天井、<u>曲池</u>、太渊、腕骨、列缺、液门。

（112）肘臂痛：<u>肩髃</u>、曲池、通里、<u>手三里</u>。

（113）肘臂手指不能屈：曲池、三里、外关、中渚。

（114）手臂冷痛：肩井、<u>曲池</u>、下廉。

（115）手热：<u>曲池</u>、曲泽、内关、列缺、经渠、太渊、中冲、少冲、劳宫。

（116）两手拘挛、偏风、隐疹、喉痹、胸胁填满、筋缓、手臂无力、皮肤枯燥：<u>曲池</u>（先泻后补）、<u>肩髃</u>、<u>手三里</u>。

（117）肩膊烦疼：<u>肩髃</u>、肩井、曲池。

（118）脚肿：承山、昆仑、然谷、委中、<u>下廉</u>、宽骨、风市。

（119）气脚：一风市（百壮或五十壮），二伏兔（针三分，禁灸），三犊鼻（五十壮），四膝眼，五三里（百壮），六上廉，七下廉（百壮），八绝骨。

（120）肘挛：尺泽、<u>肩髃</u>、小海、间使、大陵、后溪、鱼际。

（121）难产：<u>合谷</u>（补）、<u>三阴交</u>（泻）、太冲。

（122）横生死胎：太冲、合谷、<u>三阴交</u>。

（123）子上逼心、气闷欲绝：巨阙、<u>合谷</u>（补）、<u>三阴交</u>（泻）。如子手掬母心，生下男左女右手心有针痕，可验。不然，在人中或脑后有针痕。

（124）女子月事不来、面黄、干呕、妊娠不成：<u>曲池</u>、支沟、三里、<u>三阴交</u>。

（125）乳痈：<u>下廉</u>、三里、侠溪、鱼际、委中、足临泣、少泽。

疮毒部

（126）热风隐疹：<u>肩髃</u>、曲池、曲泽、环跳、合谷、涌泉。

（127）疥癣疮：<u>曲池</u>、支沟、阳溪、阳谷、大陵、合谷、后溪、委中、三里、阳辅、昆仑、行间、<u>三阴交</u>、百虫窠（即膝眼）。

（128）疔疮：生面上口角，灸合谷；生手上，灸<u>曲池</u>；生背上，灸肩井、三里、委中、行间、通里、小海、太冲、临泣。

（129）遍身生疥癞：<u>曲池</u>、<u>合谷</u>、三里、绝骨、膝眼（灸二七壮）。

（130）瘰疬：少海（先推针皮上三十六息，推针入内，追核大小，勿出核，三十三下乃出针）、天池、章门、临泣、支沟、阳辅（百壮）、<u>手三里</u>、肩井（随年壮）。

2.《席弘赋》：

（1）手连肩脊痛难忍，合谷针时要太冲。曲池两手不如意，合谷下针宜仔细。

（2）睛明治眼未效时，合谷光明安可缺。

（3）冷嗽先宜补合谷，却须针泻三阴交。

（4）牙疼腰痛并咽痹，二间阳溪疾怎逃。

（5）更有三间肾俞妙，善除肩背浮风劳。若针肩井须三里，不刺之时气未调。

（6）手足上下针三里，食癖气块凭此取。

（7）耳聋气痞听会针，迎香穴泻功如神。

3.《长桑君天星秘诀歌》

（1）脾病血气先合谷，后刺三阴交莫迟。

（2）寒疟面肿及肠鸣，先取合谷后内庭。

（3）牙疼头痛兼喉痹，先刺二间后三里。

（4）如中鬼邪先间使，手臂挛痹取肩髃。

4.《天元太乙歌》

（1）曲池主手不如意，合谷针时宜仔细。

（2）合谷下针顺流注，脾内随针使气朝；冷病还须针合谷，只宜脚下泻阴交。

（3）手挛脚背疼难忍，合谷仍须泻太冲。

（4）牙风头痛孰能调，二间妙穴莫能逃；更有三间神妙穴，若治肩背感风劳。

（5）手三里兮足三里，食癖气块兼能治。

（6）腰背连脐痛不休，手中三里穴堪求，神针未出急须泻，得气之时不用留。

三、足阳明胃经腧穴选用特点

足阳明胃经，起于鼻翼旁（迎香穴），止于足第二趾外侧端（厉兑穴）。本经单侧共有45穴,分别为承泣穴、四白穴、巨髎穴、地仓穴、大迎穴、颊车穴、下关穴、头维穴、人迎穴、水突穴、气舍穴、缺盆穴、气户穴、库房穴、屋翳穴、膺窗穴、乳中穴、乳根穴、不容穴、承满穴、梁门穴、关门穴、太乙穴、滑肉门穴、天枢穴、外陵穴、大巨穴、水道穴、归来穴、气冲穴、髀关穴、伏兔穴、阴市穴、梁丘穴、犊鼻穴、足三里穴、上巨虚穴、条口穴、下巨虚穴、丰隆穴、解溪穴、冲阳穴、陷谷穴、内庭穴、厉兑穴。席弘针灸学派重视足阳明胃经腧穴的运用,在《神应经》《席弘赋》《天元太乙歌》《长桑君天星秘诀歌》等席弘针灸学派著作中共使用了18个足阳明胃经的腧穴,总使用频次为214次。单个腧穴具体使用频次由多到少依次为足三里穴(95次)、解溪穴(20次)、内庭穴(17次)、厉兑穴(17次)、陷谷穴(13次)、冲阳穴(12次)、阴市穴(11次)、颊车穴(8次)、头维穴(6次)、乳根穴(4次)、地仓穴(2次)、犊鼻穴(2次)、丰隆穴(2次)、天枢穴(1次)、归来穴(1次)、气冲穴(1次)、伏兔穴(1次)、条口穴(1次),如图5所示。

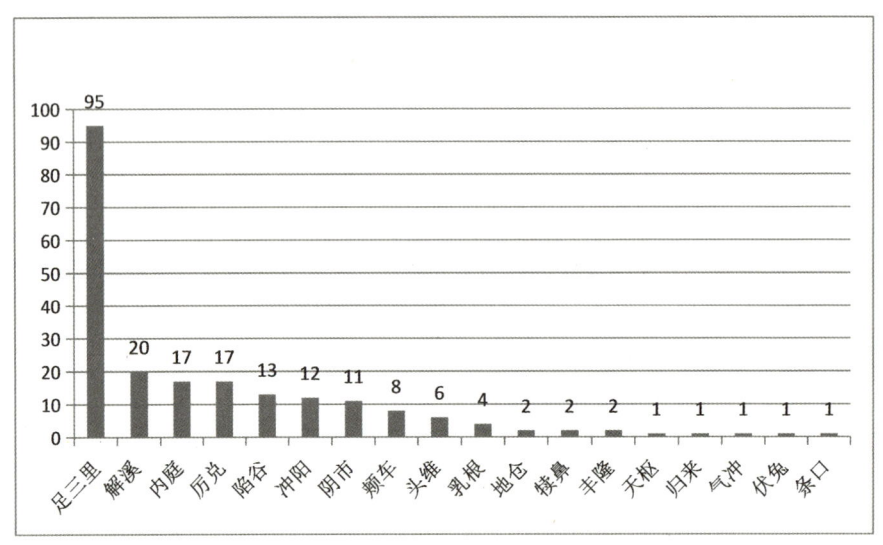

图5 足阳明胃经腧穴使用频次图

(一)席弘针灸学派足阳明胃经腧穴运用规律特点

1. 重用三里补虚证

足三里穴在足下肢,犊鼻穴下3寸,胫骨前嵴外1横指处。本穴属足阳明胃经合穴、胃经下合穴,可调理脾胃、补中益气、通经活络、疏风化湿、扶正祛邪,治疗胃痛、呕吐、腹胀、肠鸣、消化不良、泄泻、便秘、痢疾等胃肠病症;下肢痿痹等下肢病症；癫狂等神志病症；乳痈、肠痈等外科病症；虚劳羸瘦等虚劳病症。席弘针灸学派重视足三里穴，相关著作中足三里穴使用频次多达95次，占足阳明胃经诸穴总使用频次的44.39%，尤重视足三里穴补中益气、扶正祛邪的功效，不仅用其治疗脾胃虚弱不足之证，更用其治疗脏腑相关虚证。如用支沟穴、足三里穴、三阴交穴补益气血治疗妇科疾病产后血晕，《神应经·妇人部》载："产后血晕不识人：支沟、足三里、三阴交。"用足三里穴、膏肓穴、脾俞穴、胃俞穴等治疗诸虚百损、五劳七伤、失情劳证，《神应经·痰喘咳嗽部》载："诸虚百损、五劳七伤、失情劳证：肩井、大椎、膏肓、脾俞、胃俞、肺俞、下脘、三里。"用足三里穴、地五会穴治疗耳鸣，《天元太乙歌》载："耳内蝉鸣腰欲折，膝下分明三里穴，若能补泻五会中，切莫逢人容易说。"用翳风穴、足三里穴治疗耳聋，《天元太乙歌》载："耳聋气闭翳风穴，喘绵绵寻三里中。"取足三里穴补益脾胃，补后天（脾胃）以养先天（肾），治疗肾不纳气型虚喘，《席弘赋》载："虚喘须寻三里中。"用多气多血的阳明经穴手、足三里健运脾胃、行气活血，以治疗饮食不节，伤及脾胃，邪气搏结成块的食癖，《席弘赋》载："手足上下针三里，食癖气块凭此取。"

2. 善用头面五官远端穴

腧穴不仅具有近治作用，能治疗局部病证，还具有远治作用，能治疗经脉所过之处的病证。尤其是十二经脉中位于四肢肘膝关节以下的经穴，远治作用尤为突出。《灵枢·经脉》载："胃足阳明之脉，起于鼻之交頞中，旁纳太阳之脉，下循鼻外，入上齿中，还出挟口环唇，下交承浆，却循颐后下廉，出大迎，循颊车，上耳前，过客主人，循发际，至额颅。"席弘针灸学派根据"经脉所过，主治所及"的腧穴主治特点，多次运用足阳明胃经远端腧穴治疗头面五官疾病。如运用阳明胃经远端腧穴合谷穴、厉兑穴治疗龋齿，《神应经·鼻口部》载："齿龋恶风：合谷、厉兑。"运用厉兑穴治疗面肿，《神应经·头面部》载："面浮肿：厉兑。"运用阳明胃经远端腧穴内庭穴及头部近端腧穴上星穴治疗目睛肿痛，《神应经·耳目部》载："睛痛：内庭、上星。"运用阳明胃经远端腧穴冲阳穴、内庭穴、合谷穴等以及头部近端腧穴风府穴治疗舌缓，《神应经·鼻口部》载："舌缓：太渊、合谷、冲阳、内庭、昆仑、三阴交、风府。"运用阳明胃经远端腧穴解溪穴治疗头风面目赤，《神应经·头面部》载："头风面目赤：通里、解溪。"

3. 辨证选穴善变通

"辨证论治"是中医认识和治疗疾病的基本原则之一,是中医学对疾病的一种特殊的研究和处理方法,是中医学体系有别于其他医学体系的特点。席弘针灸学派重视辨证,常根据疾病的证型选用不同的腧穴。如《神应经·疟疾部》中选用百会穴、经渠穴、前谷穴治疗疟疾,"疟疾:百会、经渠、前谷"。若是寒多热少、口不渴的寒疟则选用三间穴和解表里、温阳达邪,"寒疟:三间"。而针对寒少热多、汗出不畅的温疟则选用手厥阴心包经间使穴和足阳明胃经足三里穴清热解表、和解祛邪,"热多寒少:间使、三里"。又如《神应经·阴疝小便部》选用阴陵泉穴、太溪穴、丘墟穴、照海穴治疗疝气,"疝瘕:阴陵、太溪、丘墟、照海"。若是寒邪郁结肝脉导致的卒疝,则选用足阳明胃经阴市穴以及足少阳胆经丘墟穴、足厥阴肝经大敦穴、足少阴肾经照海穴治疗,"卒疝:丘墟、大敦、阴市、照海"。

4. 经验效穴效果佳

在长期的医疗实践中,人们发现某些腧穴对某些病证具有特殊的疗效,遂将之称为"经验效穴",如祛痰经验效穴丰隆穴、通乳经验效穴少泽穴等。席弘针灸学派重视经验效穴,如运用偏头痛经验效穴头维穴治疗偏头痛运用面颊疾病经验效穴颊车穴治疗颊肿等。除经验单穴外,还运用经验对穴或多穴,如运用头目疾病经验效穴足少阳胆经目窗穴搭配足阳明胃经陷谷穴治疗头目浮肿,《神应经·头面部》载:"头目浮肿:目窗、陷谷。"运用口齿疾病经验效穴足阳明胃经颊车穴搭配任脉承浆穴、手太阳小肠经合谷穴治疗口噤不开,《神应经·诸风部》载:"口噤不开:颊车、承浆、合谷。"运用眼目疾病经验效穴足阳明胃经头维穴搭配足太阳膀胱经攒竹穴治疗眼睑动,《神应经·头面部》载:"眼睑动:头维、攒竹。"运用消化疾病经验效穴手厥阴心包经内关穴搭配手太阴肺经鱼际穴、足阳明胃经足三里穴治疗食不下,《神应经·腹痛胀满部》载:"食不下:内关、鱼际、三里。"

(二)席弘针灸学派足阳明胃经重点腧穴解析

1. 解溪穴

解溪穴在足背与小腿交界处的横纹中央凹陷处,当拇长伸肌腱与趾长伸肌腱之间,属足阳明胃经五输穴之经穴。席弘针灸学派用其通经止痛、安神定志功能治疗头目神志疾病头痛、癫狂，《神应经·头面部》载："头风眩晕：合谷、丰隆、解溪、风池，垂手着两腿，灸虎口内。"《神应经·心邪癫狂部》载："癫疾：前谷、后溪、水沟、解溪、金门、申脉。"用其利水消肿的功能治疗霍乱、水肿，《神应经·霍乱部》载："霍乱：阴陵、承山、解溪、太白。"《神应经·肿胀部》载："水肿：列缺、腕骨、合谷、间使、阳陵、阴谷、三里、曲泉、解溪、陷谷、复溜、公孙、厉兑、冲阳、阴陵、胃俞、水分、神阙。"用其舒筋活络止痛的功能治疗下肢痿痹，《神应经·手足腰腋部》载："脚膝痛：委中、三里、曲泉、阳陵、风市、昆仑、解溪。"《神应经·手足腰腋部》载："膝股肿：委中、三里、阳辅、解溪、承山。"现代临床对解溪穴的运用多有继承发展，如有相关报道用28号1.5寸毫针从患肢对侧解溪穴向足跟直刺1寸治疗肩周炎，结果表明有效16例，近期短效7例，无效1例。

2. 内庭穴

内庭穴在第2、3跖骨结合部前方凹陷处，属足阳明胃经五输穴之荥穴。可治疗头面五官疾病（齿痛、咽喉肿痛、口歪、鼻塞等）、消化系统疾病（胃痛吐酸、腹泻腹胀、痢疾、便秘等）及局部病症（足背肿痛等）。席弘针灸学派相关著作中使用内庭穴共17次，主要用其治疗头面五官疾病（使用次数为6次）、消化系统疾病（使用次数为7次），如《神应经·鼻口部》载："齿龋：少海、小海、阳谷、合谷、液门、二间、内庭、厉兑。"《神应经·腹痛胀满部》载："腹胀：尺泽、阴市、三里、曲泉、阴谷、阴陵、商丘、公孙、内庭、太溪、太白、厉兑、隐白、膈俞、肾俞、中脘、大肠俞。"《神应经·腹痛胀满部》载："心腹胀满：绝骨、内庭。"现代临床不仅使用内庭穴治疗牙痛、腹痛、腹胀，还认为针刺内庭穴可镇痛，将其用于中耳乳突根治术针刺麻醉。

（三）席弘针灸学派文献足阳明胃经腧穴运用原文

1.《神应经》

诸风部

（1）口眼㖞：列缺、太渊、二间、申脉、内庭、行间、通谷、地仓、水沟、颊车、合谷。

（2）口噤不开：颊车、承浆、合谷。

（3）偏风半身不遂：肩髃、曲池、列缺、合谷、手三里、环跳、风市、三里、委中、绝骨、丘墟、阳陵泉、昆仑、照海。

（4）左瘫右痪：曲池、阳溪、合谷、中渚、三里、阳辅、昆仑。

（5）中风：临泣、百会、肩井、肩髃、曲池、天井、间使、内关、合谷、风市、三里、解溪、昆仑、照海。

（6）偏肿：列缺、冲阳。

伤寒部

（7）身热：陷谷、吕细（足寒至膝乃出针）、三里、复溜、侠溪、公孙、太白、委中、涌泉。

（8）余热不尽：曲池、三里、合谷。

（9）腹胀：三里、内庭。

（10）大热：曲池、三里、复溜。

（11）不省人事：中渚、三里、大敦。

痰喘咳嗽部

（12）咳血：列缺、三里、肺俞、百劳、乳根、风门、肝俞。

（13）咳嗽：列缺、经渠、尺泽、鱼际、少泽、前谷、三里、解溪、昆仑、肺俞（百壮）、膻中（七壮）。

（14）唾血振寒：太溪、三里、列缺、太渊。

（15）诸虚百损、五劳七伤、失情劳证：肩井、大椎、膏肓、脾俞、胃俞、肺俞、下脘、三里。

（16）上喘：曲泽、大陵、神门、鱼际、三间、商阳、解溪、昆仑、膻中、肺俞。

（17）噫气：神门、太渊、少商、劳宫、太溪、陷谷、太白、大敦。

诸般积聚部

（18）胸腹膨胀气喘：合谷、三里、期门、乳根。

（19）心气痛连胁：百会、上脘、支沟、大陵、三里。

（20）咳逆：支沟、前谷、大陵、曲泉、三里、陷谷、然谷、行间、临泣、肺俞。

（21）咳逆无所出者：先取三里，后取太白。三里、鱼际、太溪、窍阴、肝俞。

（22）少气：间使、神门、大陵、少冲、三里、下廉、行间、然谷、至阴、肝俞、气海。

（23）诸积：三里、阴谷、解溪、通谷、上脘、肺俞、膈俞、脾俞、三焦俞。

（24）厥气冲腹：解溪、天突。

（25）欠气：通里、内庭。

腹痛胀满部

(26)小腹痛:阴市、承山、下廉、复溜、中封、大敦、小海、关元、肾俞(随年壮)。

(27)腹满:少商、阴市、三里、曲泉、昆仑、商丘、通谷、太白、大都、隐白、陷谷、行间。

(28)腹胀:尺泽、阴市、三里、曲泉、阴谷、阴陵、商丘、公孙、内庭、太溪、太白、厉兑、隐白、膈俞、肾俞、中脘、大肠俞。

(29)腹痛:内关、三里、阴谷、阴陵、复溜、太溪、昆仑、陷谷、行间、太白、中脘、气海、膈俞、脾俞、肾俞。

(30)食不下:内关、鱼际、三里。

(31)腹胁满:阳陵、三里、上廉。

(32)腹坚大:三里、阴陵、丘墟、解溪、冲阳、期门、水分、神阙、膀胱俞。

(33)胸腹膨胀气鸣:合谷、三里、期门。

(34)寒热坚大:冲阳。

(35)心腹胀满:绝骨、内庭。

(36)小腹胀满痛:中封、然谷、内庭、大敦。

心脾胃部

(37)胃脘痛:太渊、鱼际、三里、两乳下(各一寸,各三十壮)、膈俞、胃俞、肾俞(随年壮)。

(38)胃痛:太渊、鱼际、三里、肾俞、肺俞、胃俞、两乳下(灸,一寸,各二十壮)。

(39)翻胃:先取下脘,后取三里(泻)。胃俞、膈俞(百壮)、中脘、脾俞。

(40)噎食不下:劳宫、少商、太白、公孙、三里、中魁(在中指第二节尖)、膈俞、心俞、胃俞、三焦俞、中脘、大肠俞。

(41)不能食:少商、三里、然谷、膈俞、胃俞、大肠俞。

(42)食气饮食间食臭:百会、少商、三里,灸膻中。

(43)脾虚腹胀谷不消:三里。

(44)心烦:神门、阳溪、鱼际、腕骨、少商、解溪、公孙、太白、至阴。

(45)振寒不食:冲阳。

(46)烦心喜噫:少商、太溪、陷谷。

(47)脾寒:三间、中渚、液门、合谷、商丘、三阴交、中封、照海、陷谷、太溪、

47

至阴、腰阳关。

（48）不嗜食：中封、然谷、内庭、厉兑、隐白、阴陵泉、肺俞、脾俞、胃俞、小肠俞。

（49）心惊恐：曲泽、天井、灵道、神门、大陵、鱼际、二间、液门、少冲、百会、厉兑、通谷、巨阙、章门。

（50）嗜卧：百会、天井、三间、二间、太溪、照海、厉兑、肝俞。

心邪癫狂部

（51）不省人事：三里、大敦。

（52）癫疾：上星、百会、风池、曲池、尺泽、阳溪、腕骨、解溪、申脉、昆仑、商丘、然谷、通谷、承山（针三分速出，灸百壮）。

（53）瘈惊：百会、解溪。

（54）癫疾：前谷、后溪、水沟、解溪、金门、申脉。

（55）癫狂：曲池、小海、少海、间使、阳溪、大陵、合谷、鱼际、腕骨、神门、液门、冲阳、行间、京骨、肺俞（百壮）。

（56）久狂登高而歌、弃衣而走：神门、后溪、冲阳。

霍乱部

（57）霍乱吐泻：关冲、支沟、尺泽、三里、太白。先取太溪，后取太仓。

（58）霍乱：阴陵、承山、解溪、太白。

（59）霍乱转筋：支沟、关冲、阴陵、承山、阳辅、中封、解溪、丘墟、公孙、太白、大都。

疟疾部

（60）脾寒发疟：大椎、间使、乳根。

（61）热多寒少：间使、三里。

（62）疟疾振寒：上星、丘墟、陷谷。

（63）寒疟不食：公孙、内庭、厉兑。

肿胀部

（64）浑身浮肿：曲池、合谷、三里、内庭、行间、三阴交。

（65）水肿：列缺、腕骨、合谷、间使、阳陵、阴谷、三里、曲泉、解溪、陷谷、复溜、公孙、厉兑、冲阳、阴陵、胃俞、水分、神阙。

（66）四肢浮肿：曲池、通里、合谷、中渚、液门、三里、三阴交。

（67）红瘅：百会、曲池、合谷、三里、委中。

（68）黄疸：百劳、腕骨、三里、涌泉、中脘、膏肓、大陵、劳宫、太溪、中封、然谷、太冲、复溜、脾俞。

（69）风浮身肿：解溪。

汗部

（70）自汗：曲池、列缺、少商、昆仑、冲阳、然谷、大敦、涌泉。

（71）无汗：上星、哑门、风府、风池、支沟、经渠、大陵、阳谷、腕骨、前谷、中渚、液门、鱼际、合谷、中冲、少商、商阳、大都、委中、陷谷、厉兑、侠溪。

痹厥部

（72）四肢厥：尺泽、小海、支沟、前谷、三里、三阴交、曲泉、照海、太溪、内庭、行间。

（73）尸厥：列缺、中冲、金门、大都、内庭、厉兑、隐白、大敦。

（74）尸厥如死及不知人事：灸厉兑（三壮）。

（75）泻泄：曲泉、阴陵、然谷、束骨、隐白、三焦俞、中脘、天枢、脾俞、肾俞、大肠俞。

（76）肠鸣：三里、陷谷、公孙、太白、章门、三阴交、水分、神阙、胃俞、三焦俞。

（77）大便下重：承山、解溪、太白、带脉。

（78）肠㿉痛：太白、陷谷、大肠俞。

阴疝小便部

（79）偏坠木肾：归来、大敦、三阴交。

（80）寒疝腹痛：阴市、太溪、肝俞。

（81）卒疝：丘墟、大敦、阴市、照海。

（82）疝癖：太溪、三里、阴陵、曲泉、脾俞、三阴交。

（83）疝癖膀胱小肠：燔针刺五枢、气海、三里、三阴交、气门（百壮）。

头面部

（84）头强痛：颊车、风池、肩井、少海、后溪、前谷。

（85）颊肿：颊车。

（86）头偏痛：头维。

（87）偏正头风：百会、前顶、神庭、上星、丝竹空、风池、合谷、攒竹、头维。

（88）眼睑动：头维、攒竹。

（89）醉后头风：印堂、攒竹、三里。

（90）头风眩晕：合谷、<u>丰隆</u>、<u>解溪</u>、风池。垂手着两腿，灸虎口内。

（91）头风面目赤：通里、<u>解溪</u>。

（92）面肿：水沟、上星、攒竹、支沟、间使、中渚、液门、<u>解溪</u>、行间、<u>厉兑</u>、譩譆、天牖、风池。

（93）头目浮肿：目窗、<u>陷谷</u>。

（94）面浮肿：<u>厉兑</u>。

咽喉部

（95）喉痹：<u>颊车</u>、合谷、少商、尺泽、经渠、阳溪、大陵、二间、前谷。

耳目部

（96）迎风有泪：<u>头维</u>、睛明、临泣、风池。

（97）目昏：<u>头维</u>、攒竹、睛明、目窗、百会、风府、风池、合谷、肝俞、肾俞、丝竹空。

（98）风目眶烂风泪出：<u>头维</u>。

（99）睛痛：<u>内庭</u>、上星。

鼻口部

（100）口㖞眼㖞：<u>颊车</u>、水沟、列缺、太渊、合谷、二间、<u>地仓</u>、丝竹空。

（101）口噤：<u>颊车</u>、支沟、外关、列缺、<u>内庭</u>、<u>厉兑</u>。

（102）牙疼：曲池、少海、阳谷、阳溪、二间、液门、<u>颊车</u>、<u>内庭</u>、吕细（在内踝骨尖上，灸）。

（103）舌缓：太渊、合谷、<u>冲阳</u>、<u>内庭</u>、昆仑、三阴交、风府。

（104）齿龋：少海、小海、阳谷、合谷、液门、二间、<u>内庭</u>、<u>厉兑</u>。

（105）衄血：风府、曲池、合谷、三间、二间、后溪、前谷、委中、申脉、昆仑、<u>厉兑</u>、上星。

（106）鼻塞：上星、临泣、百会、前谷、<u>厉兑</u>、合谷、迎香。

（107）齿龋恶风：合谷、<u>厉兑</u>。

胸背胁部

（108）胸满：经渠、阳溪、后溪、三间、间使、阳陵、<u>三里</u>、曲泉、足临泣。

（109）胸胁痛：天井、支沟、间使、大陵、<u>三里</u>、太白、丘墟、阳辅。

（110）胸满血膨有积块、霍乱、肠鸣、善噫：<u>三里</u>、期门（向外刺二寸，不补不泻）。

手足腰胠部

（111）气脚：一风市（百壮或五十壮），二伏兔（针三分，禁灸），三犊鼻（五十壮），四膝眼，五三里（百壮），六上廉，七下廉（百壮），八绝骨。

（112）腰痛：肩井、环跳、阴市、三里、委中、承山、阳辅、昆仑。

（113）腰腿如水：阴市。

（114）腰脚痛：环跳、风市、阴市、委中、承山、昆仑、申脉。

（115）两膝红肿痛：膝关、委中、三里、阴市。

（116）膝以下病：灸犊鼻、膝关、三里、阳陵。

（117）挫闪腰疼、胁肋痛：尺泽、曲池、合谷、手三里、阴陵、阴交、行间、足三里。

（118）股膝内痛：委中、足三里、三阴交。

（119）脚膝痛：委中、三里、曲泉、阳陵、风市、昆仑、解溪。

（120）膝股肿：委中、三里、阳辅、解溪、承山。

（121）脚气：肩井、膝眼、风市、足三里、承山、太冲、丘墟、行间。

（122）足寒热：三里、委中、阳陵、复溜、然谷、行间、中封、大都、隐白。

（123）脚弱：委中、足三里、承山。

（124）足不能行：三里、曲泉、委中、阳辅、三阴交、复溜、冲阳、然谷、申脉、行间。

（125）足缓：阳陵、冲阳、太冲、丘墟。

（126）足寒：复溜、申脉、厉兑。

妇人部

（127）乳痈：下廉、三里、侠溪、鱼际、委中、足临泣、少泽。

（128）产后血晕不识人：支沟、足三里、三阴交。

（129）坠胎后手足如冰、厥逆：肩井（针五分），若又见闷乱，急针三里。

（130）血块：曲泉、复溜、足三里、气海、丹田、三阴交。

（131）女子月事不来、面黄、干呕、妊娠不成：曲池、支沟、三里、三阴交。

疮毒部

（132）疥癣疮：曲池、支沟、阳溪、阳谷、大陵、合谷、后溪、委中、三里、阳辅、昆仑、行间、三阴交、百虫窠（即膝眼）。

（133）疔疮：……生背上，灸肩井、三里、委中、行间、通里、小海、太冲、临泣。

（134）遍身生疥癞：曲池、合谷、三里、绝骨、膝眼（灸二七壮）。

2.《席弘赋》：

（1）期门穴主伤寒患，六日过经尤未汗，但向乳根二肋间，又治妇人生产难。

（2）耳内蝉鸣腰欲折，膝下明存三里穴，若能补泻五会间，且莫向人容易说。

（3）更有三间肾俞妙，善除肩背浮风劳。若针肩井须三里，不刺之时气未调。

（4）肩上痛连脐不休，手中三里便须求。

（5）腰连胯痛急必大，便于三里攻其隘。

（6）妇人心痛心俞穴，男子痃癖三里高。

（7）髋骨腿疼三里泻，复溜气滞便离腰。

（8）从来风府最难针，却用工夫度浅深，倘若膀胱气未散，更宜三里穴中寻。

（9）脚痛膝肿针三里，悬钟二陵三阴交。

（10）谁知天突治喉风，虚喘须寻三里中。

（11）手足上下针三里，食癖气块凭此取。

（12）胃中有积刺璇玑，三里功多人不知。

（13）气海专能治五淋，更针三里随呼吸。

（14）心疼手颤少海间，若要除根觅阴市。

3.《长桑君天星秘诀歌》

（1）若是胃中停宿食，后寻三里起璇玑。

（2）脚气酸疼肩井先，次寻三里阳陵泉。

（3）耳鸣腰痛先五会，次针耳门三里内。

（4）牙疼头痛兼喉痹，先刺二间后三里。

（5）足缓难行先绝骨，次寻条口及冲阳。

（6）寒疟面肿及肠鸣，先取合谷后内庭。

（7）心疼呕吐上脘直，丰隆两穴更无疑，蛔虫并出伤寒病，金针宜刺显明医。

（8）手三里兮足三里，食痞气块兼能治。

(9) 胃中有积取璇玑,三里功深人不知。阴陵泉主胸中满,若刺承山饮食宜。

(10) 项强肿痛屈伸难,更兼体重腰背瘫,宜向束骨三里取,教君顷刻便开颜。

(11) 小胀便澼最难医,气海中极间使宜,三里更须明补泻,下针断不失毫厘。

(12) 气海偏能治五淋,若补三里效如神,冷热两般皆治得,便浊痼疾可除根。

(13) 耳内蝉鸣腰欲折,膝下分明三里穴,若能补泻五会中,切莫逢人容易说。

(14) 背脊俱疼针肩井,不泻三里令人闷,两臂并胛俱疼痛,金针一刺如圣神。

(15) 腰腹胀满治何难,三里腨肚针承山,更向太冲行补泻,指头麻木一时安。

(16) 浮沉腹胀水分泻,气喘息粗泻三里,更于膝中阴谷针,小便淋漓皆消尽。

(17) 耳聋气闭翳风穴,喘绵绵寻三里中。

(18) 大椎若连长强取,小肠气疼立可愈,气冲妙手要推寻,管取神针人见许。

(19) 心疼手颤少海是,欲要除根针阴市。

四、足太阴脾经腧穴选用特点

足太阴脾经,起于足大指内侧,上膈,注心中。本经单侧共有21穴,分别为隐白穴、大都穴、太白穴、公孙穴、商丘穴、三阴交穴、漏谷穴、地机穴、阴陵泉穴、血海穴、箕门穴、冲门穴、府舍穴、腹结穴、大横穴、腹哀穴、食窦穴、天溪穴、胸乡穴、周荣穴、大包穴。席弘针灸学派重视足太阴脾经腧穴的运用,在《神应经》《席弘赋》《天元太乙歌》《长桑君天星秘诀歌》等席弘针灸学派著作中共使用了7个足太阴脾经的腧穴,总使用频次为154次。单个腧穴具体使用频次由多到少依次为三阴交穴(53次)、阴陵泉穴(27次)、太白穴(25次)、商丘穴(16次)、公孙穴(14次)、隐白穴(13次)、大都穴(6次),如图6所示。

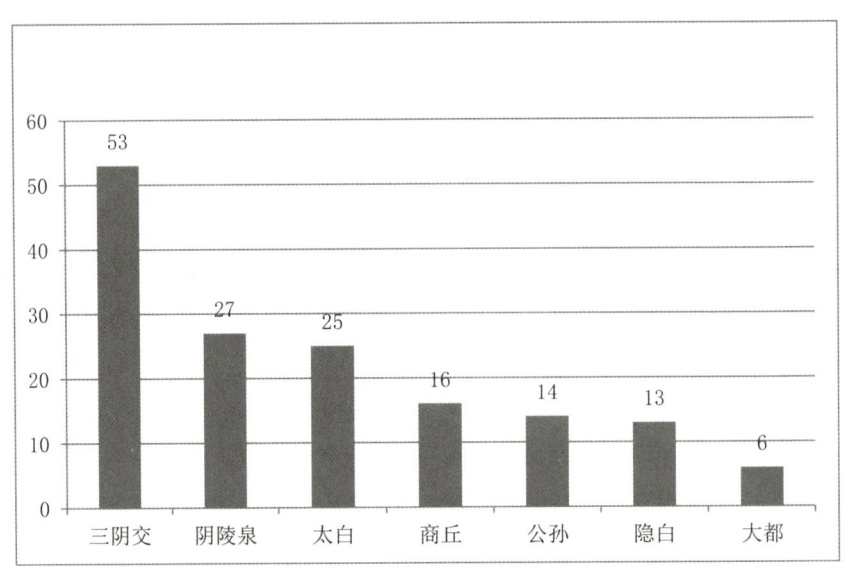

图6 足太阴脾经腧穴使用频次图

(一)席弘针灸学派足太阴脾经腧穴运用规律特点

1. 重用三经交会穴

三阴交穴在小腿内侧,内踝尖上3寸,胫骨内侧缘后际。本穴为足太阴、足少阴、足厥阴经交会穴,与肝、脾、肾三脏密切相关。席弘针灸学派重用三阴交穴,相关著作中三阴交穴总使用频次多达53次,在足太阴脾经腧穴总使用频次中的占比为34.42%。太阴脾经"入腹属脾,络胃",故席弘针灸学派用其治疗脾胃系疾病,治疗时可单独使用,如《神应经·心脾胃部》载:"脾病溏泻:三阴交。"亦可与他经穴位相配,以增强疗效,如配伍手阳明大肠经、足少阴肾经腧穴以行气温脾治疗脾胃虚寒病症,《神应经·心脾胃部》载:"脾寒:三间、中渚、液门、合谷、商丘、三阴交、中封、照海、陷谷、太溪、至阴、腰阳关。"足太阴脾经在小腿内侧与足厥阴肝经相交接,故席弘针灸学派用三阴交等穴疏肝健脾补肾治疗肝脾肾三脏受损所致的臌胀,《神应经·腹痛胀满部》载:"臌胀:复溜、中封、公孙、太白、水分、三阴交。"此外,足太阴脾经经筋"聚于阴器",足厥阴肝经过阴器,肾主生殖与生长发育,故席弘针灸学派还用三阴交穴治疗下阴、妇科、男科疾患,《神应经·阴疝小便部》载:"阴茎痛,阴汗湿:太溪、鱼际、中极、三阴交。"《神应经·阴疝小便部》载:"梦遗失精:曲泉(百壮)、中封、太冲、至阴、膈俞、脾俞、三阴交。"《神应经·妇人部》载:"妇人漏下不止:太冲、三阴交。"

2. 远端腧穴功效佳

"经脉所过,主治所及",腧穴不仅能治疗局部病症,而且能治本经循行所到达的远隔部位的病症,尤其是肘、膝关节以下的远端腧穴。《灵枢》记载太阴脾经"连舌本,散舌下","其支者,复从胃别,上膈,注心中",故席弘针灸学派善用脾经远端腧穴治疗脾经循行所到达的远隔部位的病症,如心胸、脾胃、舌等部位的相关疾病。相关著作中使用的三阴交穴、太白穴、公孙穴等7个足太阴脾经的腧穴,均为膝关节以下的远端腧穴,如太白穴在足内侧缘,当足大趾本节第1跖趾关节后下方赤白肉际凹陷处,席弘针灸学派用其治疗胸胁痛,《神应经·胸背胁部》载:"胸胁痛:天井、支沟、间使、大陵、三里、太白、丘墟、阳辅。"大都穴在足内侧缘,当足大趾本节(第1跖趾关节)前下方赤白肉际凹陷处,席弘针灸学派用其治疗呕吐,《神应经·痰喘咳嗽部》载:"呕吐:曲泽、通里、劳宫、阳陵、太溪、照海、太冲、大都、隐白、通谷、胃俞、肝俞。"三阴交在足内踝尖直上3寸,席弘针灸学派用其治疗舌缓,《神应经·鼻口部》载:"舌缓:太渊、合谷、冲阳、内庭、昆仑、三阴交、风府。"

3. 善治脾经运化病

太阴脾经入腹,属脾,络胃,与运化功能密切相关,因此脾经腧穴可用于治疗腹胀、便溏、下利、胃脘痛、嗳气、身重无力等运化类病症。席弘针灸学派重视运化类疾病,《神应经》中有痰喘咳嗽部、诸般积聚部、腹痛胀满部、心脾胃部与脾胃运化类疾病密切相关的章节,且善用脾经腧穴治疗此类疾病,如单用阴陵泉穴治疗腹寒而引起的不欲饮食,《神应经·腹痛胀满部》载:"腹寒不食:阴陵泉。"单用三阴交穴降逆止呕治疗胆虚呕逆,《神应经·心脾胃部》载:"胆虚呕逆热上气:三阴交(三十壮)。"联合运用脾经商丘穴、太白穴、大都穴、隐白穴以及他经足三里等穴治疗腹部胀满,《神应经·腹痛胀满部》载:"腹满:少商、阴市、三里、曲泉、昆仑、商丘、通谷、太白、大都、隐白、陷谷、行间。"或运用脾经公孙穴、太白穴、三阴交穴以及他经复溜等穴治疗臌胀,《神应经·腹痛胀满部》:"臌胀:复溜、中封、公孙、太白、水分、三阴交。"

（二）席弘针灸学派足太阴脾经重点腧穴解析

1. 隐白穴

隐白穴在足大趾末节内侧,距趾甲角0.1寸,属足太阴脾经五输穴之井穴,可健脾消食、统血止血,治疗崩漏、月经过多;便血、尿血;腹胀;癫狂、多梦、惊风。如席弘针灸学派《神应经·腹痛胀满部》载:"腹胀:尺泽、阴市、三里、曲泉、阴谷、阴陵、商丘、公孙、内庭、太溪、太白、厉兑、隐白、膈俞、肾俞、中脘、大肠俞。"《神应经·妇人部》载:"过时不止:隐白。"现代临床继承席氏针灸学术思想,通过针灸隐白穴治疗妇人崩漏,如肖静等发现艾炷直接灸隐白穴对脾肾两虚夹瘀证崩漏患者可快速止血,改善崩漏患者精神状态和月经血块等临床症状;林莉等发现在常规治疗基础上,根据子午流注法,在巳时艾灸隐白穴能更好、更快地缓解崩漏患者的出血症状。

2. 公孙穴

公孙穴位于人体的足内侧缘,当第1跖骨基底部的前下方,是足太阴脾经络穴,亦是八脉交会穴,通冲脉。主治呕吐、胃痛腹痛、泄泻痢疾,心痛、胸闷。如席弘针灸学派《神应经·疟疾部》载:"寒疟不食:公孙、内庭、厉兑。"《神应经·心脾胃部》载:"心烦:神门、阳溪、鱼际、腕骨、少商、解溪、公孙、太白、至阴。"《神应经·心脾胃部》载:"不得卧:太渊、公孙、隐白、肺俞、阴陵泉、三阴交。"现代李晓陵等应用功能性磁共振成像(fMRI)技术探讨针刺冲阳穴、公孙穴组穴与单独针刺两穴的脑激活效应,结果显示针刺冲阳穴、公孙穴组穴与其单穴比较,脑激活区更为广泛,且并非是两单穴脑激活区的简单叠加,且认为针刺冲阳穴、公孙穴组穴治疗疾病可能与多个脑功能区的参与及协调作用相关。

（三）席弘针灸学派文献足太阴脾经腧穴运用原文

1.《神应经》

伤寒部

(1)腹寒热气:少冲、<u>阴陵</u>、<u>商丘</u>、太冲、<u>三阴交</u>、行间、<u>隐白</u>。

(2)身热头疼:攒竹、大陵、神门、合谷、鱼际、中渚、液门、少泽、委中、<u>太白</u>。

(3)身热:陷谷、吕细(足寒至膝乃出针)、三里、复溜、侠溪、公孙、太白、委中、涌泉。

(4)寒热:风池、少海、鱼际、少冲、合谷、复溜、临泣、太白。

(5)小便不通:阴谷、阴陵。

(6)呕哕:百会、曲泽、间使、劳宫、商丘。

痰喘咳嗽部

(7)呕、食不化:太白。

(8)噫气:神门、太渊、少商、劳宫、太溪、陷谷、太白、大敦。

(9)干呕:间使(三十壮)、胆俞、通谷、隐白,灸乳下一寸半。

(10)呕吐:曲泽、通里、劳宫、阳陵、太溪、照海、太冲、大都、隐白、通谷、胃俞、肝俞。

诸般积聚部

(11)气逆:尺泽、商丘、太白、三阴交。

(12)咳逆无所出者:先取三里,后取太白。三里、鱼际、太溪、窍阴、肝俞。

(13)喘逆:神门、阴陵、昆仑、足临泣。

腹痛胀满部

(14)臟胀:复溜、中封、公孙、太白、水分、三阴交。

(15)痃癖腹寒:三阴交。

(16)腹痛:内关、三里、阴谷、阴陵、复溜、太溪、昆仑、陷谷、行间、太白、中脘、气海、膈俞、脾俞、肾俞。

(17)引腰痛:人中、太白。

(18)腹满:少商、阴市、三里、曲泉、昆仑、商丘、通谷、太白、大都、隐白、陷谷、行间。

(19)腹胀:尺泽、阴市、三里、曲泉、阴谷、阴陵、商丘、公孙、内庭、太溪、太白、厉兑、隐白、膈俞、肾俞、中脘、大肠俞。

(20)腹坚大:三里、阴陵、丘墟、解溪、冲阳、期门、水分、神阙、膀胱俞。

(21)腹寒不食:阴陵泉。

心脾胃部

(22)烦怨不卧:太渊、公孙、隐白、肺俞、阴陵泉、三阴交。

(23)不得卧:太渊、公孙、隐白、肺俞、阴陵泉、三阴交。

(24)脾寒:三间、中渚、液门、合谷、商丘、三阴交、中封、照海、陷谷、太溪、至阴、腰阳关。

（25）脾病溏泻：<u>三阴交</u>。

（26）胆虚呕逆热上气：<u>三阴交</u>（三十壮）。

（27）心烦：神门、阳溪、鱼际、腕骨、少商、解溪、<u>公孙</u>、<u>太白</u>。

（28）噎食不下：劳宫、少商、<u>太白</u>、<u>公孙</u>、三里、中魁（在中指第二节尖）、膈俞、心俞、胃俞、三焦俞、中脘、大肠俞。

（29）不嗜食：中封、然谷、内庭、厉兑、<u>隐白</u>、<u>阴陵泉</u>、肺俞、脾俞、胃俞、小肠俞。

（30）脾虚不便：<u>商丘</u>。

心邪癫狂部

（31）癫痫：攒竹、天井、小海、神门、金门、<u>商丘</u>、行间、通谷、心俞（百壮）、后溪、鬼眼（四穴，在手大指、足大趾内侧爪甲角，其艾炷半在爪上，半在肉上，三壮极妙）。

（32）癫疾：上星、百会、风池、曲池、尺泽、阳溪、腕骨、解溪、申脉、昆仑、<u>商丘</u>、然谷、通谷、承山（针三分速出，灸百壮）。

（33）厌梦：<u>商丘</u>。

霍乱部

（34）霍乱：<u>阴陵</u>、承山、解溪、<u>太白</u>。

（35）霍乱吐泻：关冲、支沟、尺泽、三里、<u>太白</u>。先取太溪，后取太仓。

（36）霍乱转筋：支沟、关冲、<u>阴陵</u>、承山、阳辅、中封、解溪、丘墟、<u>公孙</u>、<u>太白</u>、<u>大都</u>。

疟疾部

（37）寒疟不食：<u>公孙</u>、内庭、厉兑。

肿胀部

（38）浑身浮肿：曲池、合谷、三里、内庭、行间、<u>三阴交</u>。

（39）四肢浮肿：曲池、通里、合谷、中渚、液门、三里、<u>三阴交</u>。

（40）鼓胀：复溜、<u>公孙</u>、中封、<u>太白</u>、水分。

（41）水肿：列缺、腕骨、合谷、间使、阳陵、阴谷、三里、曲泉、解溪、陷谷、复溜、<u>公孙</u>、厉兑、冲阳、<u>阴陵</u>、胃俞、水分、神阙。

（42）水胀胁满：<u>阴陵泉</u>。

汗部

（43）无汗：上星、哑门、风府、风池、支沟、经渠、大陵、阳谷、腕骨、前谷、中渚、液门、鱼际、合谷、中冲、少商、商阳、大都、委中、陷谷、厉兑、侠溪。

痹厥部

（44）四肢厥：尺泽、小海、支沟、前谷、三里、三阴交、曲泉、照海、太溪、内庭、行间。

（45）身寒痹：曲池、列缺、环跳、风市、委中、商丘、中封、临泣。

（46）尸厥：列缺、中冲、金门、大都、内庭、厉兑、隐白、大敦。

肠痔大便部

（47）肠鸣：三里、陷谷、公孙、太白、章门、三阴交、水分、神阙、胃俞、三焦俞。

（48）溏泄：太冲、神阙、三阴交。

（49）便血：承山、复溜、太冲、太白。

（50）大便不通：承山、太溪、照海、太冲、小肠俞、太白、章门、膀胱俞。

（51）大便下重：承山、解溪、太白、带脉。

（52）闭塞：照海、太白、章门。

（53）肠痈痛：太白、陷谷、大肠俞。

（54）泻泄：曲泉、阴陵、然谷、束骨、隐白、三焦俞、中脘、天枢、脾俞、肾俞、大肠俞。

（55）痔疾、骨疽蚀：承山、商丘。

阴疝小便部

（56）疝癖：太溪、三里、阴陵、曲泉、脾俞、三阴交。

（57）偏坠木肾：归来、大敦、三阴交。

（58）疝癖膀胱小肠：燔针刺五枢、气海、三里、三阴交、气门（百壮）。

（59）阴肿：曲泉、太溪、大敦、肾俞、三阴交。

（60）阴茎痛：阴陵、曲泉、阴谷、行间、太冲、三阴交、大敦、太溪、肾俞、中极。

（61）阴茎痛、阴汗湿：太溪、鱼际、中极、三阴交。

（62）遗精白浊：肾俞、关元、三阴交。

（63）梦遗失精：曲泉（百壮）、中封、太冲、至阴、膈俞、脾俞、三阴交。

（64）阴痿丸骞：阴谷、阴交、然谷、中封、太冲。

(65)疝瘕：阴陵、太溪、丘墟、照海。

(66)寒热气淋：阴陵。

(67)淋癃：曲泉、然谷、阴陵、行间、大敦、小肠俞、涌泉、气门（百壮）。

(68)小便不禁：承浆、阴陵、委中、太冲、膀胱俞、大敦。

(69)癫疝：曲泉、中封、太冲、商丘。

头面部

(70)头肿：上星、前顶、大陵（出血）、公孙。

鼻口部

(71)舌缓：太渊、合谷、冲阳、内庭、昆仑、三阴交、风府。

(72)消渴：水沟、承浆、金津、玉液、曲池、劳宫、太冲、行间、商丘、然谷、隐白（百日以上者，切不可灸）。

胸背胁部

(73)胸胁痛：天井、支沟、间使、大陵、三里、太白、丘墟、阳辅。

手足腰胺部

(74)挫闪腰疼、胁肋痛：尺泽、曲池、合谷、手三里、阴陵、阴交、行间、足三里。

(75)股膝内痛：委中、足三里、三阴交。

(76)足不能行：三里、曲泉、委中、阳辅、三阴交、复溜、冲阳、然谷、申脉、行间。

(77)足踝以上病：灸三阴交、绝骨、昆仑。

(78)足麻痹：环跳、阴陵、阳陵、阳辅、太溪、至阴。

(79)穿跟草鞋风：昆仑、丘墟、商丘、照海。

(80)足寒热：三里、委中、阳陵、复溜、然谷、行间、中封、大都、隐白。

妇人部

(81)月脉不调：气海、中极、带脉（一壮）、三阴交、肾俞。

(82)月事不利：足临泣、三阴交、中极。

(83)妇人漏下不止：太冲、三阴交。

(84)血崩：气海、大敦、阴谷、太冲、然谷、三阴交、中极。

(85)赤白带下：带脉、关元、气海、三阴交、白环俞（壮）、间使（三十壮）。

(86)难产：合谷（补）、三阴交（泻）、太冲。

(87)横生死胎：太冲、合谷、三阴交。

(88)子上逼心,气闷欲绝:巨阙、合谷(补)、三阴交(泻)。如子手掬母心,生下男左女右手心有针痕,可验。不然,在人中或脑后有针痕。

(89)产后血晕不识人:支沟、足三里、三阴交。

(90)血块:曲泉、复溜、足三里、气海、丹田、三阴交。

(91)妇人经事正行,与男子交,日渐羸瘦,寒热往来,经血相竞:百劳、肾俞、风门、中极、气海、三阴交。若以前证作虚劳治者,非也。

(92)女子月事不来、面黄、干呕、妊娠不成:曲池、支沟、三里、三阴交。

(93)经脉过多:通里、行间、三阴交。

(94)无时漏下:三阴交。

(95)绝子:商丘、中极。

(96)过时不止:隐白。

疮毒部

(97)癣疮:曲池、支沟、阳溪、阳谷、大陵、合谷、后溪、委中、三里、阳辅、昆仑、行间、三阴交、百虫窠(即膝眼)。

2.《席弘赋》

(1)咽喉最急先百会,太冲照海及阴交。

(2)若是七疝小腹痛,照海阴交曲泉针。

(3)小肠气撮痛连脐,速泻阴交莫在迟。

(4)脚痛膝肿针三里,悬钟二陵三阴交。

(5)冷嗽先宜补合谷,却须针泻三阴交。

(6)阴陵泉治心胸满,针到承山饮食思。

(7)脚痛膝肿针三里,悬钟二陵三阴交。

(8)肚疼须是公孙妙,内关相应必然瘳。

(9)气滞腰疼不能立,横骨大都宜救急。

3.《长桑君天星秘诀歌》

(1)胸膈痞满先阴交,针到承山饮食喜。

(2)脾病血气先合谷,后刺三阴交莫迟。

(3)如是小肠连脐痛,先刺阴陵后涌泉。

4.《天元太乙歌》

(1)冷病还须针合谷,只宜脚下泻阴交。

(2) 男子疝癖取少商，女人血气阴交当。
(3) 阴陵泉主胸中满，若刺承山饮食宜。
(4) 肠中疼痛阴陵沃，耳内蝉鸣听会招。
(5) 气攻腰痛不能立，横骨大都宜救急。

五、手少阴心经腧穴选用特点

手太阴肺经，起于心中，止于小指末端桡侧。本经单侧共有 9 穴，分别为极泉穴、青灵穴、少海穴、灵道穴、通里穴、阴郄穴、神门穴、少府穴、少冲穴。席弘针灸学派重视手少阴心经腧穴的运用，在《神应经》《席弘赋》《天元太乙歌》《长桑君天星秘诀歌》等席弘针灸学派著作中共使用了 6 个手少阴心经的腧穴，总使用频次为 58 次。单个腧穴具体使用频次由多到少依次为神门穴（22 次）、少海穴（16 次）、通里穴（9 次）、少冲穴（6 次）、灵道穴（3 次）、少府穴（2 次），如图 7 所示。

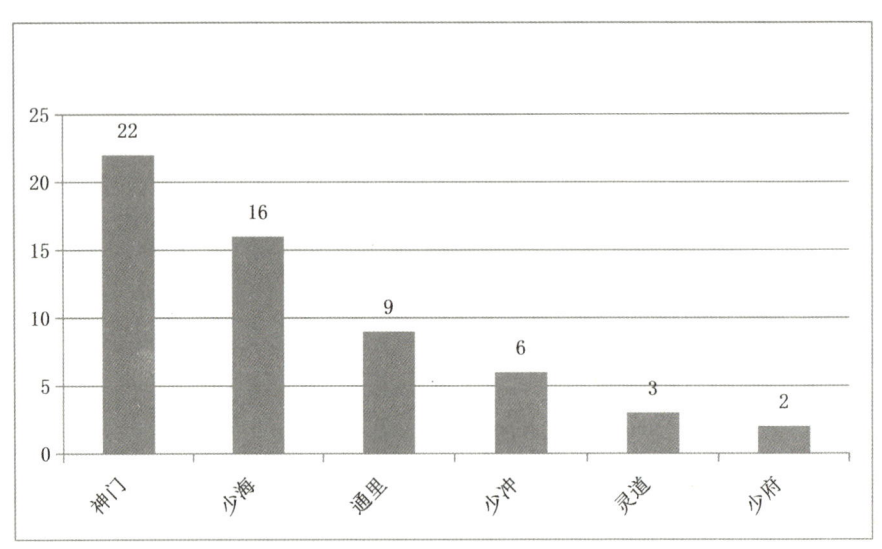

图 7　手少阴心经腧穴使用频次图

（一）席弘针灸学派手少阴心经腧穴运用规律特点

1. 心经主治心神舌

《灵枢·经脉》载："心手少阴之脉，起于心中，出属心系，下膈，络小肠。"心为"君主之官也，神明出焉"，主血脉，主神明，开窍于舌，舌与咀嚼、发音等密切相关,因此手少阴心经腧穴可以治疗心痛、心悸、怔忡等心系疾病,癫、狂、痫等神志疾病及暴喑、舌强等言语类疾病。席弘针灸学派重视心经腧穴,用其主治心系疾病、神志疾病等。如单用神门穴治疗心烦,《神应经·疟疾部》载:"心烦:神门。"用心经神门穴、少海穴及他经后溪等腧穴,以安神定志,治疗神志疾病发狂、癫狂,《神应经·心邪癫狂部》载:"发狂:少海、间使、神门、合谷、后溪、复溜、丝竹空。"《神应经·心邪癫狂部》载:"癫狂:曲池、小海、少海、间使、阳溪、阳谷、大陵、合谷、鱼际、腕骨、神门、液门、冲阳、行间、京骨、肺俞(百壮)。"用心经灵道穴利舌开音,治疗失音不语,《神应经·鼻口部》载:"失音不语:间使、支沟、灵道、鱼际、合谷、阴谷、复溜、然谷。"

2. 末端五输功效神

于少阴心经五输穴为井穴少冲穴、荥穴少府穴、输穴神门穴、经穴灵道穴、合穴少海穴,席弘针灸学派相关著作中少阴心经五输穴总使用次数为49次,在手少阴心经腧穴总使用频次中占比为84.48%。《难经·六十八难》将五输穴的主治特点概括为"井主心下满,荥主身热,输主体重节痛,经主喘咳寒热,合主逆气而泄",席弘针灸学派在运用五输穴治疗疾病的过程中亦体现了此点,如运用输穴神门穴治疗心痛,《神应经·心脾胃部》载:"心痛:曲泽、间使、内关、大陵、神门、太渊、太溪、通谷、心俞(百壮)、巨阙(七壮)。"

3. 重用曲池少海穴

少海穴在肘前区,当肘横纹内侧端与肱骨内上髁连线的中点处,属手少阴心经五输穴之合穴,可通行气血、安神定志,常用于治疗心痛、肘臂挛痛、瘰疬。曲池在肘横纹外端与肱骨外上髁连线之中点处,属手阳明大肠经五输穴之合穴,可疏风清热、调理肠胃、通经活络,治疗上肢不遂;头痛、眩晕、癫狂;腹痛、呕吐、泄泻、痢疾;咽喉肿痛、牙痛、目赤肿痛;丹毒、疮疥、瘾疹、湿疹、瘰疬。二穴内外阴阳相对,席弘针灸学派常联合运用二穴,治疗癫狂、牙疼、上肢不遂,如《神应经·鼻口部》载:"牙疼:曲池、少海、阳谷、阳溪、二间、液门、颊车、内庭、吕细(在内踝骨尖上,灸)。"《神应经·手足腰腋部》载:"手臂痛不能举:曲池、尺泽、肩髃、三里、少海、太渊、阳池、阳溪、阳谷、前谷、合谷、液门、外关、腕骨。"《神应经·心邪癫狂部》:"癫狂:曲池、小海、少海、间使、阳溪、阳谷、大陵、合谷、鱼际、腕骨、神门、液门、冲阳、行间、京骨、肺俞(百壮)。"受其启发,现代临床仍重视二穴的联合运用,且常用对刺法、透刺法,如运用曲池穴透刺少海穴治疗皮肤瘙痒症、上肢血栓闭塞性脉管炎、高血压等。

(二)席弘针灸学派手少阴心经重点腧穴解析

1. 神门穴

神门穴在腕部,腕掌侧远端横纹尺侧端,尺侧腕屈肌腱的桡侧凹陷处,属手少阴心经输穴、原穴,首见于《黄帝内经》。神门穴治疗范围广泛,涉及神经、循环、消化、精神心理等类的40余种病症,配伍其他腧穴发挥协同作用,可治疗100余种病症。席弘针灸学派用其治疗心烦、惊悸、怔忡;健忘、失眠、癫狂痫;胸胁痛等病症,如《神应经·心脾胃部》载:"心惊恐:曲泽、天井、灵道、神门、大陵、鱼际、二间、液门、少冲、百会、厉兑、通谷、巨阙、章门。"《神应经·心邪癫狂部》载:"癫痫:攒竹、天井、小海、神门、金门、商丘、行间、通谷、心俞(百壮)、后溪、鬼眼(四穴,在手大指、足大趾内侧爪甲角,其艾炷半在爪上、半在肉上,三壮极妙)。"《神应经·手足腰腋部》:"臂寒:尺泽、神门。"此外,席弘针灸学派重视神门穴止咳平喘的功效,用其治疗呕血、吐血、喘逆上气,在《神应经》中共有7条与此相关的记载,如《神应经·痰喘咳嗽部》载:"呕血:曲泽、神门、鱼际。"《神应经·诸般积聚部》载:"噫气上逆:太渊、神门。"现代临床和实验研究中多运用神门穴治疗心脏疾病、失眠眩晕,如赵丽娜研究发现电针神门穴能显著改善急性心肌缺血致心脑损伤的模型大鼠血清和海马的 cAMP、cGMP 以及心肌 cAMP 的表达,但对心肌 cGMP 的影响较小;李佳等研究发现针刺神门穴能有效改善睡眠剥夺后大鼠行为认知能力和脑电波。

2. 通里穴

通里穴在前臂前区,当尺侧腕屈肌腱的桡侧缘,腕横纹上1寸,属手少阴心经络穴,可宁心安神、疏经通络、调理气血、利舌和营,治疗心悸、怔忡;暴喑、遗溺;腕臂痛。席弘针灸学派运用通里穴治疗呕吐、肘臂痛、疔疮等,如《神应经·手足腰腋部》载:"肘臂痛:肩髃、曲池、通里、手三里。"《神应经·疮毒部》载:"疔疮:生背上,灸肩井、三里、委中、行间、通里、小海、太冲、临泣。"近年来,越来越多的学者重视通里穴利舌和营的功效,用其治疗言语功能失调,如王儒蒙、焦杨针刺通里穴治疗运动性失语,发现针刺通里穴加上常规穴位治疗组在自发谈话、复述、命名、理解能力方面评分优于单纯针刺常规穴位治疗组,且差异有统计学意义,表明针刺通里穴治疗运动性失语疗效较好,值得在临床上应用推广。杨万章运用 fMRI 研究电针健康人通里穴(HT5)对语言功能区的影响,发现电针右侧通里穴能明显激活左侧语言相关脑区。

(三)席弘针灸学派文献手少阴心经腧穴运用原文

1.《神应经》

诸风部

(1)风痹:天井、尺泽、少海、委中、阳辅。

(2)惊痫:尺泽(一壮)、少冲、前顶、束骨。

(3)暗哑:支沟、间使、合谷、鱼际、灵道、阴谷、复溜、然谷、通谷。

伤寒部

(4)身热头疼:攒竹、大陵、神门、合谷、鱼际、中渚、液门、少泽、委中、太白。

(5)寒热:风池、少海、鱼际、少冲、合谷、复溜、临泣、太白。

(6)腹寒热气:少冲、阴陵、商丘、太冲、三阴交、行间、隐白。

痰喘咳嗽部

(7)唾血内损:鱼际(泻)、尺泽(补)、间使、神门、太渊、劳宫、曲泉、太溪、然谷、太冲、肺俞(百壮)、肝俞(三壮)、脾俞(三壮)。

(8)呕血:曲泽、神门、鱼际。

(9)上喘:曲泽、大陵、神门、鱼际、三间、商阳、解溪、昆仑、膻中、肺俞。

(10)噫气:神门、太渊、少商、劳宫、太溪、陷谷、太白、大敦。

(11)呕吐:曲泽、通里、劳宫、阳陵、太溪、照海、太冲、大都、隐白、通谷、胃俞、肝俞。

诸般积聚部

(12)喘逆:神门、阴陵、昆仑、足临泣。

(13)噫气上逆:太渊、神门。

(14)少气:间使、神门、大陵、少冲、三里、下廉、行间、然谷、至阴、肝俞、气海。

(15)欠气:通里、内庭。

心脾胃部

(16)心痛:曲泽、间使、内关、大陵、神门、太渊、太溪、通谷、心俞(百壮)、巨阙(七壮)。

(17)心烦:神门、阳溪、鱼际、腕骨、少商、解溪、公孙、太白、至阴。

(18)心痹悲恐:神门、大陵、鱼际。

(19)心惊恐:曲泽、天井、灵道、神门、大陵、鱼际、二间、液门、少冲、百会、厉兑、通谷、巨阙、章门。

(20)心喜笑:阳溪、阳谷、神门、大陵、列缺、鱼际、劳宫、复溜、肺俞。

心邪癫狂部

(21)癫狂:曲池、小海、少海、间使、阳溪、阳谷、大陵、合谷、鱼际、腕骨、神门、液门、冲阳、行间、京骨、肺俞(百壮)。

(22)癫痫:攒竹、天井、小海、神门、金门、商丘、行间、通谷、心俞(百壮)、后溪、鬼眼(四穴,在手大指、足大趾内侧爪甲角,其艾炷半在爪上,半在肉上,三壮极妙)。

(23)发狂:少海、间使、神门、合谷、后溪、复溜、丝竹空。

(24)呆痴:神门、少商、涌泉、心俞。

(25)久狂登高而歌、弃衣而走:神门、后溪、冲阳。

疟疾部

(26)心烦:神门。

肿胀部

(27)四肢浮肿:曲池、通里、合谷、中渚、液门、三里、三阴交。

阴疝小便部

(28)遗溺:神门、鱼际、太冲、大敦、关元。

(29)阴挺出:太冲、少府、照海、曲泉。

头面部

(30)头强痛:颊车、风池、肩井、少海、后溪、前谷。

(31)脑痛:上星、风池、脑空、天柱、少海。

(32)脑风而痛:少海。

(33)头风面目赤:通里、解溪。

鼻口部

(34)齿寒:少海。

(35)齿龋:少海、小海、阳谷、合谷、液门、二间、内庭、厉兑。

(36)牙疼:曲池、少海、阳谷、阳溪、二间、液门、颊车、内庭、吕细(在内踝骨尖上,灸)。

(37)失音不语:间使、支沟、灵道、鱼际、合谷、阴谷、复溜、然谷。

手足腰腋部

(38)臂寒:尺泽、神门。

(39)手臂痛不能举:曲池、尺泽、肩髎、三里、少海、太渊、阳池、阳溪、阳谷、前谷、合谷、液门、外关、腕骨。

(40)腋痛:少海、间使、少府、阳辅、丘墟、足临泣、申脉。

(41)肘臂痛:肩髃、曲池、通里、手三里。

(42)手臂红肿:曲池、通里、中渚、合谷、手三里、液门。

(43)手热:曲池、曲泽、内关、列缺、经渠、太渊、中冲、少冲、劳宫。

妇人部

(44)经脉过多:通里、行间、三阴交。

小儿部

(45)大小五痫:水沟、百会、神门、金门、昆仑、巨阙。

疮毒部

(46)瘰疬:少海(先推针皮上三十六息,推针入内,追核大小,勿出核,三十三下乃出针)、天池、章门、临泣、支沟、阳辅(百壮)、手三里、肩井(随年壮)。

(47)疡肿振寒:少海。

(48)疔疮:生面上口角,灸合谷;生手上,灸曲池;生背上,灸肩井、三里、委中、行间、通里、小海、太冲、临泣。

2.《席弘赋》

心疼手颤少海间,若要除根觅阴市。

3.《长桑君天星秘诀歌》

伤寒过经不出汗,期门通里先后看。

4.《天元太乙歌》

心疼手颤少海是,欲要除根针阴市。

六、手太阳小肠经腧穴选用特点

手太阳小肠经,起于小指之端,止于目锐眦。本经单侧共有19穴,分别为少泽穴、前谷穴、后溪穴、腕骨穴、阳谷穴、养老穴、支正穴、小海穴、肩贞穴、臑俞穴、天宗穴、秉风穴、曲垣穴、肩外俞穴、肩中俞穴、天窗穴、天容穴、颧髎穴、听宫穴。其中8穴分布于上肢背面尺侧,11穴在肩、颈、面部。席弘针灸学派重视手太阳小肠经腧穴的运用,在《神应经》《席弘赋》《天元太乙歌》《长桑君天星秘诀歌》等席弘针灸学派著作中使用了7个手太阳小肠经的腧穴,总使用频次为93次,且均记载于《神应经》。单个腧穴具体使用频次由多到少依次为腕骨穴(22次)、阳谷穴(21次)、后溪穴(17次)、前谷穴(16次)、小海穴(10次)、少泽穴(5次)、听宫穴(2次),如图8所示。

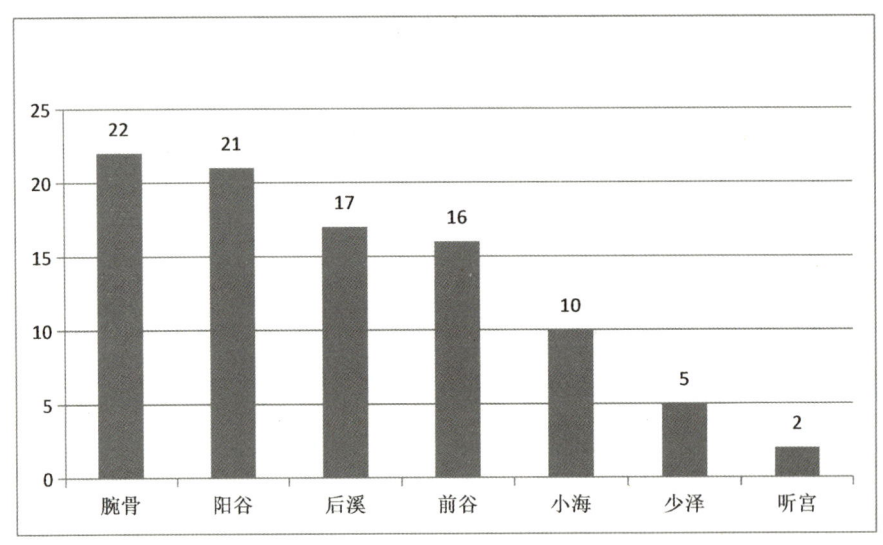

图8 手太阳小肠经腧穴使用频次图

(一)席弘针灸学派手太阳小肠经腧穴运用规律特点

1. 循经取穴与局部取穴相结合

循经取穴与局部取穴是针灸选穴的两大基本原则,临床上主要指头面、躯干、脏腑方面的病症选用相关经脉四肢部的远端腧穴和疾病所在部位的临近腧穴治疗。席弘针灸学派不仅重视循经取穴、局部取穴,如循经选取曲池穴、少海穴、阳谷穴等远端腧穴治疗牙痛,《神应经·鼻口部》载:"牙疼:曲池、少海、阳谷、阳溪、二间、液门、颊车、内庭、吕细(在内踝骨尖上,灸)。"局部选取腕骨穴治疗肘不能屈,《神应经·诸风部》:"肘不能屈:腕骨。"还联合运用循经取穴与局部取穴治疗各类疾病。如选取手太阳小肠经远端腧穴小海穴、后溪穴、腕骨穴等,联合头部近端腧穴百会穴、上星穴、风池穴、风府穴等治疗头痛,《神应经·头面部》载:"头痛:百会、上星、风府、风池、攒竹、丝竹空、小海、阳溪、大陵、后溪、合谷、腕骨、中冲、中渚、昆仑、阳陵。"又如选取手太阳小肠经远端腧穴听宫穴、阳谷穴、前谷穴、后溪穴、腕骨穴等,联合耳周附近听会穴、耳门穴、络却穴治疗耳鸣,《神应经·耳目部》载:"耳鸣:百会、听会、听宫、耳门、络却、阳溪、阳谷、前谷、后溪、腕骨、中渚、液门。"

2. 重用小肠经治疗头面五官病

手太阳小肠经支脉"从缺盆循颈上颊,至目锐眦,却入耳中;别颊上,抵鼻,至目内眦,斜络于颧",根据"经脉说过,主治所及"理论,手太阳小肠经可治疗头面五官类疾病。席弘针灸学派重用小肠经腧穴治疗头面五官类疾病,在《神应经》中共有65条使用少太阳小肠经腧穴治疗的病症,其中22条关于头面五官类疾病。如运用手太阳小肠经五输穴之经穴阳谷穴以明目安神、祛风通络,治疗五官病目风赤烂,《神应经·耳目部》载:"目风赤烂:阳谷。"运用阳谷穴、小海穴治疗齿龋,《神应经·鼻口部》载:"齿龋:少海、小海、阳谷、合谷、液门、二间、内庭、厉兑。"运用阳谷穴、后溪穴治疗目泪出,《神应经·耳目部》载:"目泪出:临泣、百会、液门、后溪、前谷、肝俞。"

(二)席弘针灸学派手太阳小肠经重点腧穴解析

1. 腕骨穴

腕骨穴在腕区,当第5掌骨基底与钩骨之间的凹陷处,赤白肉际处,最早见于晋代皇甫谧《针灸甲乙经》,现代临床多用此穴治疗头项强痛、耳鸣、目翳、黄疸、热病、消渴、疟疾、指挛腕痛等。席弘针灸学派重用此穴,使用次数居手太阳小肠经腧穴总使用次数首位。席弘针灸学派不仅用此穴治疗局部病症,如手臂麻木不仁,《神应经·手足腰腋部》载:"手臂麻木不仁:天井、曲池、外关、经渠、支沟、阳溪、腕骨、上廉、合谷。"还用此穴治疗心与神志疾病。腕骨为手太阳小肠经原穴,是脏腑原气经行留止之处,小肠经和心经互为表里,小肠经络心而行,因此心火偏亢,痰热蒙窍,所致的神志惛惚、心神失常之疾,可泻腕骨清亢盛之心火,散上行之痰热,如单用腕骨穴以清心泻火治疗心胸烦闷,《神应经·心脾胃部》载:"烦闷:腕骨。"单用腕骨穴以醒神开窍治疗小儿惊风,《神应经·小儿部》:"惊风:腕骨。"又如腕骨穴联合解溪穴、百会穴等治疗癫疾,《神应经·心邪癫狂部》:"癫疾:上星、百会、风池、曲池、尺泽、阳溪、腕骨、解溪、申脉、昆仑、商丘、然谷、通谷、承山(针三分速出,灸百壮)。"陈宁等受此启发,主取腕骨穴,行泻法,治疗小儿惊风,患儿片刻惊止而苏,继点刺曲池穴、大椎穴、上巨虚穴,均行泻法,起针后患儿神清、四肢活动正常。

2. 后溪穴

后溪穴在手掌尺侧,微握拳,第 5 掌指关节后的远侧掌横纹头赤白肉际处。因后溪穴为手太阳小肠经五输穴之输穴,基于手太阳小肠经的循行,"其支者,从缺盆循颈,上颊,至目锐眦,却入耳中","抵鼻",席弘针灸学派用其治疗目赤、耳聋、咽喉肿痛等耳鼻喉科疾病,如《神应经·耳目部》载:"目翳膜:合谷、临泣、角孙、液门、后溪、中渚、睛明。"《神应经·鼻口部》载:"衄血:风府、曲池、合谷、三间、二间、后溪、前谷、委中、申脉、昆仑、厉兑、上星。"又因后溪穴为八脉交会穴之一,通于督脉,故席弘针灸学派用其治疗癫狂、痫证等神志病证,《神应经·心邪癫狂部》载:"发狂:少海、间使、神门、合谷、后溪、复溜、丝竹空。"《神应经·心邪癫狂部》载:"卒狂:间使、后溪、合谷。"《神应经·心邪癫狂部》载:"久狂登高而歌,弃衣而走:神门、后溪、冲阳。"亦有用其治疗肢体经脉病的记载,如《神应经·胸背胁部》载:"肩背酸疼:风门、肩井、中渚、支沟、后溪、腕骨、委中。"现代临床继承发展席弘针灸学派学术思想,多用其治疗颈椎病、腰痛病,如吴耀持等对比观察电针后溪穴与药物治疗急性腰扭伤的疗效差异,发现电针组电针后溪穴近期疗效有效率为97.3%,药物组口服莫比可近期疗效有效率为89.2%,二者疗效比较差异显著;电针组远期疗效有效率为99.3%,药物组有效率为93.2%,二者疗效比较差异显著,由此可见,电针后溪穴治疗急性腰扭伤,近期疗效和远期疗效均优于药物组。

(三)席弘针灸学派文献手太阳小肠经腧穴运用原文

1.《神应经》

诸风部

(1)肘不能屈:腕骨。

(2)风眩:临泣、阳谷、腕骨、申脉。

伤寒部

(3)身热头疼:攒竹、大陵、神门、合谷、鱼际、中渚、液门、少泽、委中、太白。

痰喘咳嗽部

(4)咳嗽:列缺、经渠、尺泽、鱼际、少泽、前谷、三里、解溪、昆仑、肺俞(百壮)、膻中(七壮)。

诸般积聚部

(5)咳逆:支沟、前谷、大陵、曲泉、三里、陷谷、然谷、行间、临泣、肺俞。

腹痛胀满部

(6)小腹痛:阴市、承山、下廉、复溜、中封、大敦、小海、关元、肾俞(随年壮)。

心脾胃部

(7)心烦:神门、阳溪、鱼际、腕骨、少商、解溪、公孙、太白、至阴。

(8)烦闷:腕骨。

(9)心喜笑:阳溪、阳谷、神门、大陵、列缺、鱼际、劳宫、复溜、肺俞。

心邪癫狂部

(10)癫狂:曲池、小海、少海、间使、阳溪、阳谷、大陵、合谷、鱼际、腕骨、神门、液门、冲阳、行间、京骨、肺俞(百壮)。

(11)癫疾:上星、百会、风池、曲池、尺泽、阳溪、腕骨、解溪、申脉、昆仑、商丘、然谷、通谷、承山(针三分速出,灸百壮)。

(12)瘛疭指掣:哑门、阳谷、腕骨、带脉。

(13)狂言数回顾:阳谷、液门。

(14)狂走:风府、阳谷。

(15)癫痫:攒竹、天井、小海、神门、金门、商丘、行间、通谷、心俞(百壮)、后溪、鬼眼(四穴,在手大指、足大趾内侧爪甲角,其艾炷半在爪上,半在肉上,三壮极妙)。

(16)发狂:少海、间使、神门、合谷、后溪、复溜、丝竹空。

(17)卒狂:间使、后溪、合谷。

(18)久狂登高而歌、弃衣而走:神门、后溪、冲阳。

(19)癫疾:前谷、后溪、水沟、解溪、金门、申脉。

疟疾部

(20)头痛:腕骨。

(21)痰疟寒热:后溪、合谷。

(22)疟疾:百会、经渠、前谷。

肿胀部

（23）水肿：列缺、腕骨、合谷、间使、阳陵、阴谷、三里、曲泉、解溪、陷谷、复溜、公孙、厉兑、冲阳、阴陵、胃俞、水分、神阙。

（24）黄疸：百劳、腕骨、三里、涌泉、中脘、膏肓、大陵、劳宫、太溪、中封、然谷、太冲、复溜、脾俞。

汗部

（25）无汗：上星、哑门、风府、风池、支沟、经渠、大陵、阳谷、腕骨、前谷、中渚、液门、鱼际、合谷、中冲、少商、商阳、大都、委中、陷谷、厉兑、侠溪。

（26）汗不出：曲泽、鱼际、少泽、上星、曲泉、复溜、昆仑、侠溪、窍阴。

痹厥部

（27）四肢厥：尺泽、小海、支沟、前谷、三里、三阴交、曲泉、照海、太溪、内庭、行间。

阴疝小便部

（28）小便五色：委中、前谷。

头面部

（29）头痛：百会、上星、风府、风池、攒竹、丝竹空、小海、阳溪、大陵、后溪、合谷、腕骨、中冲、中渚、昆仑、阳陵。

（30）颐颔肿：阳谷、腕骨、前谷、商阳、丘墟、侠溪、手三里。

（31）头风：上星、前顶、百会、阳谷、合谷、关冲、昆仑、侠溪。

（32）头强痛：颊车、风池、肩井、少海、后溪、前谷。

咽喉部

（33）喉痹：颊车、合谷、少商、尺泽、经渠、阳溪、大陵、二间、前谷。

鼻口部

（34）衄血：风府、曲池、合谷、三间、二间、后溪、前谷、委中、申脉、昆仑、厉兑、上星。

（35）鼻塞：上星、临泣、百会、前谷、厉兑、合谷、迎香。

（36）齿龋：少海、小海、阳谷、合谷、液门、二间、内庭、厉兑。

（37）龈痛：角孙、小海。

（38）牙疼：曲池、少海、阳谷、阳溪、二间、液门、颊车、内庭、吕细（在内踝骨尖上，灸）。

耳目部

(39)耳鸣:百会、听会、听宫、耳门、络却、阳溪、阳谷、前谷、后溪、腕骨、中渚、液门。

(40)冷泪:睛明、临泣、风池、腕骨。

(41)目风赤烂:阳谷。

(42)目眩:临泣、风府、风池、阳谷、中渚、液门、鱼际、丝竹空。

(43)赤翳:攒竹、后溪、液门。

(44)目翳膜:合谷、临泣、角孙、液门、后溪、中渚、睛明。

(45)目泪出:临泣、百会、液门、后溪、前谷、肝俞。

(46)目痛:阳溪、二间、大陵、三间、前谷、上星。

(47)重听无所闻:耳门、风池、侠溪、翳风、听会、听宫。

胸背胁部

(48)肩背酸疼:风门、肩井、中渚、支沟、后溪、腕骨、委中。

(49)胁痛:阳谷、腕骨、支沟、膈俞、申脉。

(50)肩痹痛:肩髃、天井、曲池、阳谷、关冲。

(51)胸满:经渠、阳溪、后溪、三间、间使、阳陵、三里、曲泉、足临泣。

手足腰腋部

(52)手臂痛不能举:曲池、尺泽、肩髎、三里、少海、太渊、阳池、阳溪、阳谷、前谷、合谷、液门、外关、腕骨。

(53)腕劳:天井、曲池、太渊、腕骨、列缺、液门。

(54)手臂麻木不仁:天井、曲池、外关、经渠、支沟、阳溪、腕骨、上廉、合谷。

(55)臂腕侧痛:阳谷。

(56)手指拘挛筋紧:曲池、阳谷、合谷。

(57)肘挛:尺泽、肩髃、小海、间使、大陵、后溪、鱼际。

(58)腋肘肿:尺泽、小海、间使、大陵。

妇人部

(59)乳痈:下廉、三里、侠溪、鱼际、委中、足临泣、少泽。

(60)无乳:膻中(灸)、少泽(补此二穴神效)。

小儿部

(61)惊风:腕骨。

(62)瘈疭五指掣:阳谷、腕骨、昆仑。

疮毒部

(63)疥癣疮：曲池、支沟、阳溪、阳谷、大陵、合谷、后溪、委中、三里、阳辅、昆仑、行间、三阴交、百虫窠（即膝眼）。

(64)疔疮：生面上口角,灸合谷；生手上,灸曲池；生背上,灸肩井、三里、委中、行间、通里、小海、太冲、临泣。

七、足太阳膀胱经腧穴选用特点

膀胱足太阳之脉,起于目内眦,止于小趾外侧端。本经单侧共有67穴,分别为睛明穴、攒竹穴、眉冲穴、曲差穴、五处穴、承光穴、通天穴、络却穴、玉枕穴、天柱穴、大杼穴、风门穴、肺俞穴、厥阴俞穴、心俞穴、督俞穴、膈俞穴、肝俞穴、胆俞穴、脾俞穴、胃俞穴、三焦俞穴、肾俞穴、气海俞穴、大肠俞穴、关元俞穴、小肠俞穴、膀胱俞穴、中膂俞穴、白环俞穴、上髎穴、次髎穴、中髎穴、下髎穴、会阳穴、承扶穴、殷门穴、浮郄穴、委阳穴、委中穴、附分穴、魄户穴、膏肓穴、神堂穴、譩譆穴、膈关穴、魂门穴、阳纲穴、意舍穴、胃仓穴、肓门穴、志室穴、胞肓穴、秩边穴、合阳穴、承筋穴、承山穴、飞扬穴、跗阳穴、昆仑穴、仆参穴、申脉穴、金门穴、京骨穴、束骨穴、足通谷穴、至阴穴。席弘针灸学派重视足太阳膀胱经腧穴的运用,在《神应经》《席弘赋》《天元太乙歌》《长桑君天星秘诀歌》等席弘针灸学派著作中共使用了34个足太阳膀胱经的腧穴,总使用频次为295次。其中使用频次大于等于5次的腧穴有委中穴(39次)、昆仑穴(34次)、承山穴(26次)、肾俞穴(22次)、肺俞穴(19次)、肝俞穴(17次)、膈俞穴(16次)、攒竹穴(14次)、申脉穴(13次)、脾俞穴(13次)、足通谷穴(13次)、胃俞穴(11次)、至阴穴(8次)、心俞穴(7次)、膀胱俞穴(7次)、金门穴(7次)、大肠俞穴(7次)、睛明穴(6次)、小肠俞穴(5次),如图9所示。

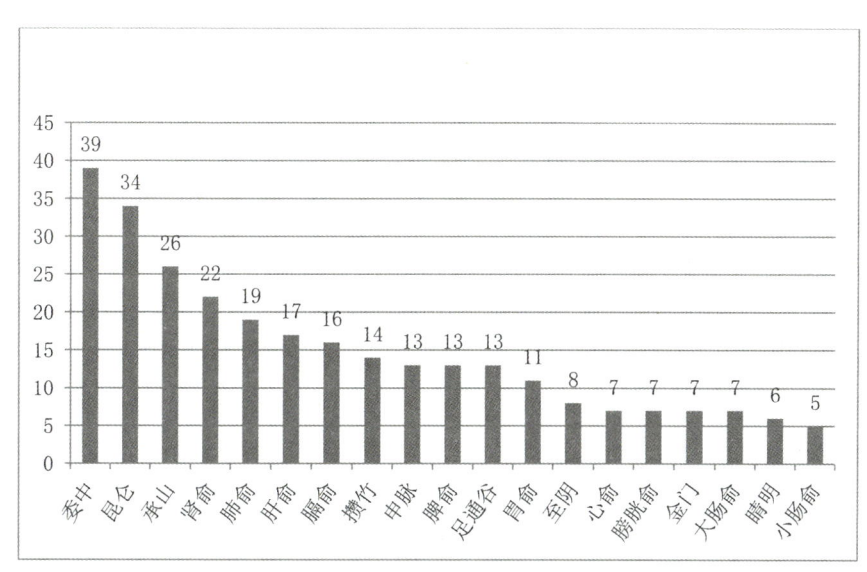

图9 足太阳膀胱经腧穴使用频次图

(一)席弘针灸学派足太阳膀胱经腧穴运用规律特点

1.脏腑疾病取俞穴

俞穴专指背俞穴,是脏腑之气输注于背腰部的腧穴,其位于背腰部足太阳膀胱经的第一侧线上,大体依脏腑位置而上下排列,共12个,分别为肺俞穴、肾俞穴、肝俞穴、心俞穴、脾俞穴、大肠俞穴、膀胱俞穴、胆俞穴、小肠俞穴、胃俞穴、三焦俞穴、厥阴俞穴。《素问·长刺节论》:"迫藏刺背,背俞也。"《难经·六十七难》:"阴病行阳……俞在阳。"《素问·阴阳应象大论》:"阴病治阳。"由此可见,背俞穴可以治疗五脏病症。席弘针灸学派重视背俞穴,尤擅长运用背俞穴治疗脏腑病,如针刺胃俞穴、脾俞穴治疗翻胃,《神应经·心脾胃部》载:"翻胃:先取下脘后取三里(泻)、胃俞、膈俞(百壮)、中脘、脾俞。"针刺心俞穴治疗心痛,《神应经·心脾胃部》载:"心痛:曲泽、间使、内关、大陵、神门、太渊、太溪、通谷、心俞(百壮)、巨阙(七壮)。"针刺肺俞穴治疗咳嗽,《神应经·痰喘咳嗽部》载:"咳嗽:列缺、经渠、尺泽、鱼际、少泽、前谷、三里、解溪、昆仑、肺俞(百壮)、膻中(七壮)。"此外,席弘针灸学派认为背俞穴不但可以治疗相应的脏腑病症,还可以治疗与相应脏腑相关的五官九窍、皮肉筋骨等处的病症,如其运用肝俞穴治疗与肝有关的目疾、筋疾,《神应经·耳目部》载:"目昏:头维、攒竹、睛明、目窗、百会、风府、风池、合谷、肝俞、肾俞、丝竹空。"

2. 上病下取效更佳

"上病下取"指上部病变从下部治之,是一种与病位上下相反的治法。"经脉所过,主治所及",腧穴可以治疗经脉循行所及的远隔部位的病症。席弘针灸学派根据此理论,重用足太阳膀胱经膝关节以下的下端腧穴治疗腰膝以上的疾病,如选用膝关节以下的承山穴治疗便血,《神应经·肠痔大便部》载:"便血:承山、复溜、太冲、太白。"选用膝关节以下的委中穴、承山穴、飞扬穴治疗五痔,《神应经·肠痔大便部》载:"五痔:委中、承山、飞扬、阳辅、复溜、太冲、侠溪、气海、会阴、长强。"且遵循循经选穴与局部选穴相结合的原则,重视上下腧穴的配合,如上取头面部的攒竹穴,下取膝关节以下的昆仑穴治疗头痛,《神应经·头面部》载:"头痛:百会、上星、风府、风池、攒竹、丝竹空、小海、阳溪、大陵、后溪、合谷、腕骨、中冲、中渚、昆仑、阳陵。"

(二)席弘针灸学派足太阳膀胱经重点腧穴解析

1. 委中穴

委中穴别名腘中穴、郄中穴、血郄穴,其位于人体膝后区,腘横纹中点,当股二头肌腱与半腱肌肌腱的中间,为足太阳膀胱经合穴、膀胱腑气下合于足太阳经之下合穴。该穴可舒筋活络、泄热清暑、凉血解毒,治疗腰背痛、下肢痿痹等腰及下肢病证,腹痛、急性吐泻、小便不利等。席弘针灸学派重视运用委中穴,其使用次数为39次,居于足太阳膀胱经单个腧穴使用次数之首位,席弘针灸学派常针刺委中穴治疗腰痛、小便不禁,《神应经·手足腰腋部》载:"腰痛:肩井、环跳、阴市、三里、委中、承山、阳辅、昆仑。"《神应经·阴疝小便部》载:"小便不禁:承浆、阴陵、委中、太冲、膀胱俞、大敦。"《神应经·手足腰腋部》载:"腰痛难动:风市、委中、行间。"其中用于治疗腰背痛的相关记载有9条,受之影响,明代著名医家徐凤总结席弘等众多前贤经验,于《针灸大全》一书中首提四总穴歌:"肚腹三里留,腰背委中求,头项寻列缺,面口合谷收。"现代临床对此进行广泛研究,如张振美等利用95%乙醇提取过的姜黄浸膏外敷于委中穴,效果显著;白硕等利用表面肌电图信号分析技术,为委中穴行电针治疗可用于治腰背疼痛提供了佐证。

2. 昆仑穴

昆仑穴在足部外踝后方,当外踝尖与跟腱之间凹陷处,为足太阳膀胱经五输穴之经穴。该穴可安神清热、舒筋活络,治疗头痛、项强;腰痛、足跟痛;滞产;癫痫等。席弘针灸学派主要用其治疗痹症(腰背痛、足痛)、中风等病症,如《神应经·胸背胁部》载:"腰背俱疼难转:天牖、风池、合谷、昆仑。"《神应经·诸风部》:"偏风半身不遂:肩髃、曲池、列缺、合谷、手三里、环跳、风市、三里、委中、绝骨、丘墟、阳陵泉、昆仑、照海。"《席弘赋》载:"转筋目眩针鱼腹,承山昆仑立便消。"山东中医药大学黄宗雄等应用中医文献学和数据挖掘的研究方法整理清代及清以前昆仑穴相关文献,发现昆仑单穴主治病证有55种,筛选出18种优势病证;配伍主治病证67种,筛选出19种优势病证,如痹症、腰痛、胸痹、中风,这与席弘针灸学派相符。此外,还研究昆仑穴高频配伍处方,与昆仑配伍的经穴182个,奇穴11个,委中穴、足三里穴、合谷穴、太溪穴、承山穴、阳陵泉穴、悬钟穴、太冲穴、曲池穴、涌泉穴为前10位的经穴。

(三)席弘针灸学派文献足太阳膀胱经腧穴运用原文

1.《神应经》

诸风部

(1)风痓:百会(三壮)、肝俞(三壮)、脾俞(三壮)、肾俞(年为壮)、膀胱俞。

(2)身体反折:肝俞。

(3)风劳:曲泉、膀胱俞(七壮)。

(4)风痹:天井、尺泽、少海、委中、阳辅。

(5)偏风半身不遂:肩髃、曲池、列缺、合谷、手三里、环跳、风市、三里、委中、绝骨、丘墟、阳陵泉、昆仑、照海。

(6)左瘫右痪:曲池、阳溪、合谷、中渚、三里、阳辅、昆仑。

(7)中风:临泣、百会、肩井、肩髃、曲池、天井、间使、内关、合谷、风市、三里、解溪、昆仑、照海。

(8)风眩:临泣、阳谷、腕骨、申脉。

(9)口眼㖞:列缺、太渊、二间、申脉、内庭、行间、通谷、地仓、水沟、颊车、合谷。

(10)惊痫:尺泽(一壮)、少冲、前顶、束骨。

(11)喑哑:支沟、间使、合谷、鱼际、灵道、阴谷、复溜、然谷、通谷。

伤寒部

(12)身热头疼:攒竹、大陵、神门、合谷、鱼际、中渚、液门、少泽、委中、太白。

(13)身热:陷谷、吕细(足寒至膝乃出针)、三里、复溜、侠溪、公孙、太白、委中、涌泉。

痰喘咳嗽部

(14)干呕:间使(三十壮)、胆俞、通谷、隐白,灸乳下一寸半。

(15)唾血内损:鱼际(泻)、尺泽(补)、间使、神门、太渊、劳宫、曲泉、太溪、然谷、太冲、肺俞(百壮)、肝俞(三壮)、脾俞(三壮)。

(16)诸虚百损、五劳七伤、失情劳证:肩井、大椎、膏肓、脾俞、胃俞、肺俞、下脘、三里。

(17)呕吐:曲泽、通里、劳宫、阳陵、太溪、照海、太冲、大都、隐白、通谷、胃俞、肝俞。

(18)肺胀膨膨、气抢胁下热满痛:阴都(灸)、太渊、肺俞。

(19)咳血:列缺、三里、肺俞、百劳、乳根、风门、肝俞。

(20)传尸骨蒸肺痿:膏肓、肺俞、四花穴。

(21)咳嗽:列缺、经渠、尺泽、鱼际、少泽、前谷、三里、解溪、昆仑、肺俞(百壮)、膻中(七壮)。

(22)上喘:曲泽、大陵、神门、鱼际、三间、商阳、解溪、昆仑、膻中、肺俞。

(23)咳喘隔食:膈俞。

(24)引两胁痛:肝俞。

(25)结积留饮:膈俞、通谷(灸)。

诸般积聚部

(26)喘逆:神门、阴陵、昆仑、足临泣。

(27)少气:间使、神门、大陵、少冲、三里、下廉、行间、然谷、至阴、肝俞、气海。

(28)诸积:三里、阴谷、解溪、通谷、上脘、肺俞、膈俞、脾俞、三焦俞。

(29)咳逆:支沟、前谷、大陵、曲泉、三里、陷谷、然谷、行间、临泣、肺俞。

(30)咳逆无所出者:先取三里,后取太白。三里、鱼际、太溪、窍阴、肝俞。

腹痛胀满部

(31)腹胀:尺泽、阴市、三里、曲泉、阴谷、阴陵、商丘、公孙、内庭、太溪、太白、厉兑、隐白、膈俞、肾俞、中脘、大肠俞。

(32)腹坚大:三里、阴陵、丘墟、解溪、冲阳、期门、水分、神阙、膀胱俞。

(33)腹满:少商、阴市、三里、曲泉、昆仑、商丘、通谷、太白、大都、隐白、陷谷、行间。

(34)小腹痛:阴市、承山、下廉、复溜、中封、大敦、小海、关元、肾俞(随年壮)。

(35)腹痛:内关、三里、阴谷、阴陵、复溜、太溪、昆仑、陷谷、行间、太白、中脘、气海、膈俞、脾俞、肾俞。

(36)胀而胃痛:膈俞。

心脾胃部

(37)心惊恐:曲泽、天井、灵道、神门、大陵、鱼际、二间、液门、少冲、百会、厉兑、通谷、巨阙、章门。

(38)心痛:曲泽、间使、内关、大陵、神门、太渊、太溪、通谷、心俞(百壮)、巨阙(七壮)。

(39)心风:心俞(灸)、中脘。

(40)心恍惚:天井、巨阙、心俞。

(41)心喜笑:阳溪、阳谷、神门、大陵、列缺、鱼际、劳宫、复溜、肺俞。

(42)心烦:神门、阳溪、鱼际、腕骨、少商、解溪、公孙、太白、至阴。

(43)脾寒:三间、中渚、液门、合谷、商丘、三阴交、中封、照海、陷谷、太溪、至阴、腰阳关。

(44)不嗜食:中封、然谷、内庭、厉兑、隐白、阴陵泉、肺俞、脾俞、胃俞、小肠俞。

(45)不能食:少商、三里、然谷、膈俞、胃俞、大肠俞。

(46)翻胃:先取下脘后取三里(泻)、胃俞、膈俞(百壮)、中脘、脾俞。

(47)食多身疲:脾俞、胃俞。

(48)胃痛:太渊、鱼际、三里、肾俞、肺俞、胃俞、两乳下(灸,一寸,各二十壮)。

(49)胃脘痛:太渊、鱼际、三里、两乳下各一寸(各三十壮)、膈俞、胃俞、肾俞(随年壮)。

(50)噎食不下：劳宫、少商、太白、公孙、三里、中魁(在中指第二节尖)、膈俞、心俞、胃俞、三焦俞、中脘、大肠俞。

(51)虚烦口干：肺俞。

(52)烦怨不卧：太渊、公孙、隐白、肺俞、阴陵泉、三阴交。

(53)不得卧：太渊、公孙、隐白、肺俞、阴陵泉、三阴交。

(54)支满不食：肺俞。

(55)嗜卧不言：膈俞。

(56)胃寒有痰：膈俞。

(57)嗜卧：百会、天井、三间、二间、太溪、照海、厉兑、肝俞。

心邪癫狂部

(58)呆痴：神门、少商、涌泉、心俞。

(59)狂言：太渊、阳溪、下廉、昆仑。

(60)癫疾：前谷、后溪、水沟、解溪、金门、申脉。

(61)癫疾：上星、百会、风池、曲池、尺泽、阳溪、腕骨、解溪、申脉、昆仑、商丘、然谷、通谷、承山(针三分速出,灸百壮)。

(62)心邪癫狂：攒竹、尺泽、间使、阳溪。

(63)癫痫：攒竹、天井、小海、神门、金门、商丘、行间、通谷、心俞(百壮)、后溪、鬼眼(四穴,在手大指、足大趾内侧爪甲角,其艾炷半在爪上、半在肉上,三壮极妙)。

(64)癫狂：曲池、小海、少海、间使、阳溪、大陵、合谷、鱼际、腕骨、神门、液门、冲阳、行间、京骨、肺俞(百壮)。

(65)鬼邪：间使。仍针后十三穴：第一鬼宫(即人中穴),第二鬼信(手大指爪甲下入三分),第三鬼垒(足爪甲下入肉二分),第四鬼心(即太渊穴入半寸)……第五鬼路(即申脉穴,火针七,二三下),第六鬼枕(大椎上入发际一寸),第七鬼床(耳前发际穴),第八鬼市(即承浆穴),第九鬼宫(即劳宫穴),第十鬼堂(即上星,火针七),第十一鬼藏(阴下缝,灸三壮),第十二鬼臣(即曲池,火针),第十三鬼封(舌下一寸缝)。根据次而行,针灸并备主之。

霍乱部

(66)霍乱：阴陵、承山、解溪、太白。

(67)霍乱转筋：支沟、关冲、阴陵、承山、阳辅、中封、解溪、丘墟、公孙、太白、大都。

肿胀部

(68) 水肿：列缺、腕骨、合谷、间使、阳陵、阴谷、三里、曲泉、解溪、陷谷、复溜、公孙、厉兑、冲阳、阴陵、胃俞、水分、神阙。

(69) 黄疸：百劳、腕骨、三里、涌泉、中脘、膏肓、大陵、劳宫、太溪、中封、然谷、太冲、复溜、脾俞。

(70) 遍身肿满食不化：肾俞（百壮）。

(71) 红瘴：百会、曲池、合谷、三里、委中。

汗部

(72) 无汗：上星、哑门、风府、风池、支沟、经渠、大陵、阳谷、腕骨、前谷、中渚、液门、鱼际、合谷、中冲、少商、商阳、大都、委中、陷谷、厉兑、侠溪。

(73) 汗不出：曲泽、鱼际、少泽、上星、曲泉、复溜、昆仑、侠溪、窍阴。

(74) 自汗：曲池、列缺、少商、昆仑、冲阳、然谷、大敦、涌泉。

痹厥部

(75) 尸厥：列缺、中冲、金门、大都、内庭、厉兑、隐白、大敦。

(76) 积癖痰癖：膈俞。

(77) 身寒痹：曲池、列缺、环跳、风市、委中、商丘、中封、临泣。

肠痔大便部

(78) 痢疾：曲泉、太溪、太冲、丹田、脾俞、小肠俞。

(79) 便血：承山、复溜、太冲、太白。

(80) 大便下重：承山、解溪、太白、带脉。

(81) 血痔，泄，复肿：承山、复溜。

(82) 痔疾、骨疽蚀：承山、商丘。

(83) 久痔：二白（在掌后四寸）、承山、长强。

(84) 五痔：委中、承山、飞扬、阳辅、复溜、太冲、侠溪、气海、会阴、长强。

(85) 肠鸣：三里、陷谷、公孙、太白、章门、三阴交、水分、神阙、胃俞、三焦俞。

(86) 泻泄：曲泉、阴陵、然谷、束骨、隐白、三焦俞、中脘、天枢、脾俞、肾俞、大肠俞。

(87) 洞泄：肾俞。

(88) 大便不禁：丹田、大肠俞。

(89) 肠痛痛：太白、陷谷、大肠俞。

(90)大便不通：承山、太溪、照海、太冲、小肠俞、太白、章门、膀胱俞。

阴疝小便部

(91)疝癖：太溪、三里、阴陵、曲泉、脾俞、三阴交。

(92)梦遗失精：曲泉（百壮）、中封、太冲、至阴、膈俞、脾俞、三阴交。

(93)寒疝腹痛：阴市、太溪、肝俞。

(94)阴肿：曲泉、太溪、大敦、肾俞、三阴交。

(95)阴茎痛：阴陵、曲泉、阴谷、行间、太冲、三阴交、大敦、太溪、肾俞、中极。

(96)肾脏虚冷、日渐羸瘦、劳伤阴疼、凛凛少气、遗精：肾俞。

(97)遗精白浊：肾俞、关元、三阴交。

(98)肠癖疝水肠痛：通谷（灸百壮）、束骨、大肠俞。

(99)小便黄赤：阴谷、太溪、肾俞、气海、膀胱俞、关元。

(100)小便不禁：承浆、阴陵、委中、太冲、膀胱俞、大敦。

(101)小便五色：委中、前谷。

(102)淋癃：曲泉、然谷、阴陵、行间、大敦、小肠俞、涌泉、气门（百壮）。

头面部

(103)脑泻：囟会、通谷。

(104)头旋：目窗、百会、申脉、至阴、络却。

(105)偏正头风：百会、前顶、神庭、上星、丝竹空、风池、合谷、攒竹、头维。

(106)醉后头风：印堂、攒竹、三里。

(107)头风冷泪出：攒竹、合谷。

(108)脑昏目赤：攒竹。

(109)眼睑动：头维、攒竹。

(110)头痛：百会、上星、风府、风池、攒竹、丝竹空、小海、阳溪、大陵、后溪、合谷、腕骨、中冲、中渚、昆仑、阳陵。

(111)面肿：水沟、上星、攒竹、支沟、间使、中渚、液门、解溪、行间、厉兑、噫嘻、天牖、风池。

(112)脑痛：上星、风池、脑空、天柱、少海。

(113)眉后痛：肝俞。

(114)头重身热：肾俞。

(115)头风：上星、前顶、百会、阳谷、合谷、关冲、昆仑、侠溪。

耳目部

(116)冷泪:睛明、临泣、风池、腕骨。

(117)迎风有泪:头维、睛明、临泣、风池。

(118)风生卒生翳膜,两目疼痛不可忍者:睛明、手中指本节间上,三壮。

(119)目赤:目窗、大陵、合谷、液门、上星、攒竹、丝竹空。

(120)赤翳:攒竹、后溪、液门。

(121)目赤肤翳:太渊、侠溪、攒竹、风池。

(122)目昏:头维、攒竹、睛明、目窗、百会、风府、风池、合谷、肝俞、肾俞、丝竹空。

(123)耳鸣:百会、听会、听宫、耳门、络却、阳溪、阳谷、前谷、后溪、腕骨、中渚、液门。

(124)白翳:临泣、肝俞。

(125)目泪出:临泣、百会、液门、后溪、前谷、肝俞。

(126)青盲无所见:肝俞、商阳(左取右,右取左)。

(127)目生翳:肝俞、命门、瞳子(在目外五分,得气乃泻)、合谷、商阳。

(128)目翳膜:合谷、临泣、角孙、液门、后溪、中渚、睛明。

鼻口部

(129)衄血:风府、曲池、合谷、三间、二间、后溪、前谷、委中、申脉、昆仑、厉兑、上星。

(130)脑泻,鼻中臭涕出:曲差、上星。

(131)舌缓:太渊、合谷、冲阳、内庭、昆仑、三阴交、风府。

胸背胁部

(132)腰背强直不能转侧:腰俞、肺俞。

(133)腰背伛偻:风池、肺俞。

(134)胸满支肿:内关、膈俞。

(135)胁与脊引:肝俞。

(136)胁痛:阳谷、腕骨、支沟、膈俞、申脉。

(137)胸胁满引腹:下廉、丘墟、侠溪、肾俞。

(138)腰脊痛楚:委中、复溜。

(139)偏胁背痛痹:鱼际、委中。

(140)脊膂强痛:委中。

（141）肩背相引：二间、商阳、委中、昆仑。

（142）腰背俱疼难转：天髎、风池、合谷、昆仑。

（143）脊内牵疼不能屈伸：合谷、复溜、昆仑。

（144）背痛：经渠、丘墟、鱼际、昆仑、京骨。

（145）肩背酸疼：风门、肩井、中渚、支沟、后溪、腕骨、委中。

手足腰腋部

（146）腰痛难动：风市、委中、行间。

（147）股膝内痛：委中、足三里、三阴交。

（148）足寒热：三里、委中、阳陵、复溜、然谷、行间、中封、大都、隐白。

（149）两膝红肿痛：膝关、委中、三里、阴市。

（150）脚膝痛：委中、三里、曲泉、阳陵、风市、昆仑、解溪。

（151）穿跟草鞋风：昆仑、丘墟、商丘、照海。

（152）足心疼：昆仑。

（153）足踝以上病：灸三阴交、绝骨、昆仑。

（154）脚腕疼：委中、昆仑。

（155）腰痛不能举：仆参（二穴在跟骨下陷中、拱足取之。灸三壮）。

（156）腋痛：少海、间使、少府、阳辅、丘墟、足临泣、申脉。

（157）足寒：复溜、申脉、厉兑。

（158）足踝以下病：灸照海、申脉。

（159）足不能行：三里、曲泉、委中、阳辅、三阴交、复溜、冲阳、然谷、申脉、行间。

（160）足麻痹：环跳、阴陵、阳陵、阳辅、太溪、至阴。

（161）腰脊强痛：腰俞、委中、涌泉、小肠俞、膀胱俞。

（162）膝股肿：委中、三里、阳辅、解溪、承山。

（163）脚弱：委中、足三里、承山。

（164）脚气：肩井、膝眼、风市、足三里、承山、太冲、丘墟、行间。

（165）脚转筋多年不愈、诸药不效者：灸承山（二七壮）。

（166）腰痛：肩井、环跳、阴市、三里、委中、承山、阳辅、昆仑。

（167）脚肿：承山、昆仑、然谷、委中、下廉、宽骨、风市。

（168）腨肿：承山、昆仑。

（169）腰脚痛：环跳、风市、阴市、委中、承山、昆仑、申脉。

(170)浑身战抖、酸:承山、金门。

(171)足挛:肾俞、阳陵、阳辅、绝骨。

(172)腰痛不能久立、腿膝胫酸重及四肢不举:跗阳。

(173)足寒如水:肾俞。

妇人部

(174)月脉不调:气海、中极、带脉(一壮)、三阴交、肾俞。

(175)赤白带下:带脉、关元、气海、三阴交、白环俞(壮)、间使(三十壮)。

(176)乳痈:下廉、三里、侠溪、鱼际、委中、足临泣、少泽。

(177)横生手先出:右足小趾尖(三壮),立产,炷如小麦大。

(178 妇人经事正行,与男子交,日渐羸瘦,寒热往来,经血相竞:百劳、肾俞、风门、中极、气海、三阴交。若以前证作虚劳治者,非也。

小儿部

(179)风痫、目带上:百会、昆仑、丝竹空。

(180)大小五痫:水沟、百会、神门、金门、昆仑、巨阙。

(181)马痫:仆参(二穴各三壮)。又法:风府、脐中(各三壮)。

(182)摇头、张口、反折:金门。

(183)赤游风:百会、委中。

(184)瘛疭五指掣:阳谷、腕骨、昆仑。

疮毒部

(185)痈疽发背:肩井、委中(以蒜片贴疮上灸。如不疼,灸至疼;疼,灸至不疼,愈多)。

(186)疔疮:生面上口角,灸合谷;生手上,灸曲池;生背上,灸肩井、三里、委中、行间、通里、小海、太冲、临泣。

(187)疥癣疮:曲池、支沟、阳溪、阳谷、大陵、合谷、后溪、委中、三里、阳辅、昆仑、行间、三阴交、百虫窠(即膝眼)。

2.《席弘赋》

(1)睛明治眼未效时,合谷光明安可缺。

(2)大杼若连长强寻,小肠气痛即行针。

(3)转筋目眩针鱼腹,承山昆仑立便消。

(4)更有三间肾俞妙,善除肩背浮风劳。

（5）妇人心痛心俞穴，男子疝癖三里高。

（6）委中腰痛脚挛急，取得其经血自调。

（7）但患伤寒两耳聋，金门听会疾如风。

（8）委中专治腰间痛，脚膝肿时寻至阴。

（9）阴陵泉治心胸满，针到承山饮食思。

3.《长桑君天星秘诀歌》

（1）脚若转筋并眼花，先针承山次内踝。

（2）胸膈痞满先阴交，针到承山饮食喜。

4.《天元太乙歌》

（1）虚盗二汗须宜补，委中妙穴可传扬。

（2）项强肿痛屈伸难，更兼体重腰背瘫，宜向束骨三里取，教君顷刻便开颜。

（3）委中穴主腰疼痛，足膝肿时寻至阴，干湿风毒并滞气，玄机如此更尤深。

（4）阴陵泉主胸中满，若刺承山饮食宜。

（5）腰腹胀满治何难，三里腨肚针承山，更向太冲行补泻，指头麻木一时安。

（6）脚膝疼痛委中宜，更兼挛急锋针施，阳陵泉穴如寻得，轻行健步疾如飞。

八、足少阴肾经腧穴选用特点

足少阴肾经，起于小趾之下，从肺出，络心，注胸中。本经单侧共有27穴，分别为涌泉穴、然谷穴、太溪穴、大钟穴、水泉穴、照海穴、复溜穴、交信穴、筑宾穴、阴谷穴、横骨穴、大赫穴、气穴穴、四满穴、中注穴、肓俞穴、商曲穴、石关穴、阴都穴、腹通谷穴、幽门穴、步廊穴、神封穴、灵墟穴、神藏穴、彧中穴、俞府穴。其中10穴分布于下肢内侧面的后缘，其余17穴位于胸腹部任脉两侧。席弘针灸学派重视足少阴肾经腧穴的运用，在《神应经》《席弘赋》《天元太乙歌》《长桑君天星秘诀歌》等席弘针灸学派著作中共使用了7个足少阴肾经腧穴，7穴总使用频次为132次。单个腧穴具体使用频次由多到少依次为复溜穴(35次)、太溪穴(27次)、然谷穴(21次)、照海穴(18次)、阴谷穴(14次)、涌泉穴(13次)、横骨穴(2次)、阴都穴(1次)、中注穴(1次),如图10所示。

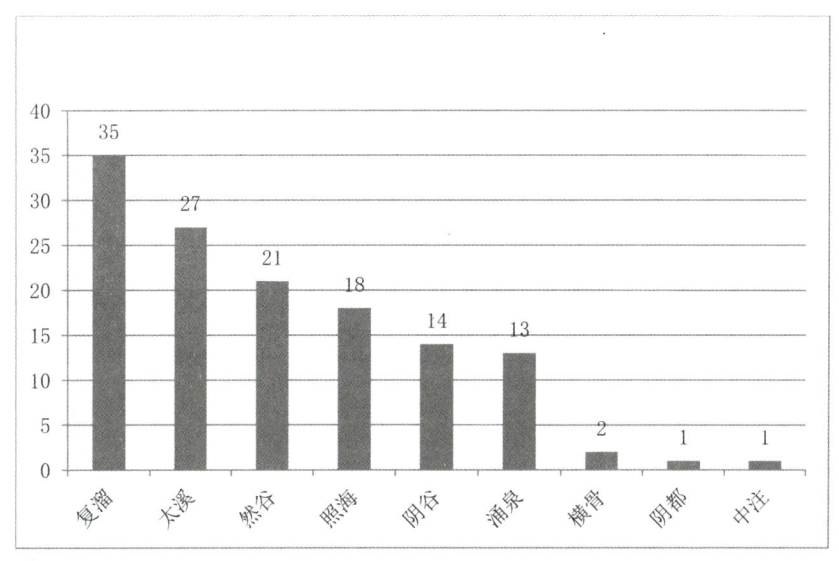

图10 足少阴肾经腧穴使用频次图

(一)席弘针灸学派足少阴肾经腧穴运用规律特点

1. 急症急起速治其标

"急则治其标"源于《素问·标本病传论》,是中医治疗原则之一,其意为当病情危急之际,标病甚急,如不先治其标,则影响疾病的治疗,甚至危及生命,此时就须采取"急则治其标"的原则,先治其标,后治其本。席弘针灸学派重视"急则治其标"的治疗原则,如对于本虚标实,阴虚火旺所致的急性咽喉肿痛甚至失音,《神应经》中指出:"咽喉最急先百会,太冲照海及阴交。"照海为足少阴肾经和阴跷脉的交会穴,两脉均循行于喉咙,取之能调两经经气;太冲为肝经之输穴、原穴,可泄肝经风热,消肿止痛;三阴交为足三阴经交会穴,属足太阴脾经经穴;百会为督脉、膀胱经、肝经、胆经等经脉的交会穴,主治头面咽喉部病症;此四穴同用,使虚火得清,阴液得存,咽得濡润,肿消痛止,咽喉利而声复。再如,对于心神不安、心身失调所致的痫证,席弘针灸学派认为可以选用任脉络穴鸠尾穴治疗,如果配伍使用足少阴肾经涌泉穴,则将死之人也能转危为安,《席弘赋》载:"鸠尾能治五般痫,若下涌泉人不死。"涌泉穴是足少阴肾经的起点穴,属十二井穴,也是"回阳九针穴"之一,配伍鸠尾穴可清心泻热、醒神开窍,治疗病证。由此可见,席弘针灸学派在危急重症的救治中,深入探究、权衡疾病标本缓急,急症急起速治其标,每每收到逆转病势,转危为安的效果。

2. 子母补泻重用复溜

复溜穴在小腿内侧,太溪穴直上2寸,跟腱的前方,为足少阴肾经五输穴之经穴,五行属金。中医五行理论认为,肾属水,金生水。《难经》又提出"虚则补其母,实则泻其子"的理论,而肾多虚证,复溜穴为肾经之母穴,故针刺复溜穴可补益肾气,充实肾阴肾阳,治疗肾虚类疾病。席弘针灸学派重用复溜穴,其使用频次为35次,居足少阴肾经腧穴使用频次之首,在少阴肾经腧穴总使用频次中的占比为25.96%。如针刺复溜穴治疗精血不足所致的足痿不收,《神应经·手足腰腋部》:"足痿不收:复溜。"补复溜穴泻合谷穴治疗肾阳不足,心火偏亢,迫津外泄所致的多汗症,《神应经·汗部》载:"多汗:先泻合谷,次补复溜;"针刺复溜穴治疗气虚所致的腰痛,《天元太乙歌》载:"闪挫脊膂腰难转,举步多难行重蹇,遍体游气生虚浮,复溜一刺人健羡。"

(二)席弘针灸学派足少阴肾经重点腧穴解析

1. 太溪穴

太溪穴在足内侧,内踝后方,当内踝尖与跟腱之间的凹陷处,属足少阴肾经原穴、五输穴之输穴。可补肾滋阴、补肺纳气,治疗头痛目眩,咽喉肿痛,齿痛,耳聋,耳鸣;气喘,胸痛,消渴;月经不调,遗精,阳痿,小便频数;腰脊痛,下肢厥冷,内踝肿痛;失眠,健忘。席弘针灸学派重用此穴,使用频次为30次,位居足少阴肾经腧穴使用频次第2,席弘针灸学派常用此穴治疗痢疾、阴茎痛、呕吐等,如《神应经·肠痔大便部》载:"痢疾:曲泉、太溪、太冲、丹田、脾俞、小肠俞。"《神应经·阴疝小便部》载:"阴茎痛:阴陵、曲泉、阴谷、行间、太冲、三阴交、大敦、太溪、肾俞、中极。"《神应经·痰喘咳嗽部》载:"呕吐:曲泽、通里、劳宫、阳陵、太溪、照海、太冲、大都、隐白、通谷、胃俞、肝俞。"国医大师贺普仁认为此穴可滋阴益肾,其通过补太溪穴、泻合谷穴、颊车穴,留针30分钟,治疗肾阴亏虚、虚火上炎所致的牙龈隐痛,治疗两次后,患者牙痛消失。

2. 然谷穴

然谷穴在足内侧缘,足舟骨粗隆下方,赤白肉际处,为足少阴肾经五输穴之荥穴。可清虚热、滋补肾、利三焦,治疗月经不调,阴挺,阴痒,白浊,遗精,阳痿,小便不利;泄泻,胸胁胀痛;咯血,小儿脐风,口噤不开;消渴,黄疸;下肢痿痹,足跗痛。席弘针灸学派用此穴治疗咳逆、少气、小腹胀满、黄疸、泻泄、崩漏、癫痫等病症,如《神应经·诸般积聚部》载:"咳逆:支沟、前谷、大陵、曲泉、三里、陷谷、然谷、行间、临泣、肺俞。"《神应经·肿胀部》载:"黄疸:百劳、腕骨、三里、涌泉、中脘、膏肓、大陵、劳宫、太溪、中封、然谷、太冲、复溜、脾俞。"《神应经·肠痔大便部》载:"泻泄:曲泉、阴陵、然谷、束骨、隐白、三焦俞、中脘、天枢、脾俞、肾俞、大肠俞。"《神应经·妇人部》载:"血崩:气海、大敦、阴谷、太冲、然谷、三阴交、中极。"《神应经·心邪癫狂部》载:"癫疾:上星、百会、风池、曲池、尺泽、阳溪、腕骨、解溪、申脉、昆仑、商丘、然谷、通谷、承山(针三分速出,灸百壮)。"张洁等基于数据挖掘技术探析然谷穴主治优势病症和配伍规律,结果发现1949年10月前的文献资料中,然谷穴单穴、配伍主治优势病症分别为26种、28种,最优势病症为脐风和胸痹,常配伍太溪穴、肾俞穴、涌泉穴、行间穴、足三里穴;1949年10月后的文献资料中,然谷穴单穴、配伍主治优势病症分别为2种、12种,最优势病症为跟痛症,常配伍太溪穴、三阴交穴、关元穴、足三里穴、太冲穴、涌泉穴。在主治病症方面,然谷古今均以治疗局部病症、本经病症及相关脏腑病症为主。

(三)席弘针灸学派文献足少阴肾经腧穴运用原文

1.《神应经》

诸风部

(1)喑哑:支沟、间使、合谷、鱼际、灵道、阴谷、复溜、然谷、通谷。

(2)偏风半身不遂:肩髃、曲池、列缺、合谷、手三里、环跳、风市、三里、委中、绝骨、丘墟、阳陵泉、昆仑、照海。

(3)中风:临泣、百会、肩井、肩髃、曲池、天井、间使、内关、合谷、风市、三里、解溪、昆仑、照海。

(4)风痫:神庭、百会、前顶、涌泉、丝竹空、神阙(一壮)、鸠尾(三壮)。

伤寒部

(5)身热:陷谷、吕细(足寒至膝乃出针)、三里、复溜、侠溪、公孙、太白、委中、涌泉。

(6)寒热:风池、少海、鱼际、少冲、合谷、复溜、临泣、太白。

（7）大热：曲池、三里、复溜。

（8）发狂：百劳、间使、合谷、复溜。

（9）秘塞：照海、章门。

（10）小便不通：阴谷、阴陵。

痰喘咳嗽部

（11）痰涎：阴谷、然谷、复溜。

（12）唾血内损：鱼际（泻）、尺泽（补）、间使、神门、太渊、劳宫、曲泉、太溪、然谷、太冲、肺俞（百壮）、肝俞（三壮）、脾俞（三壮）。

（13）唾血振寒：太溪、三里、列缺、太渊。

（14）呕吐：曲泽、通里、劳宫、阳陵、太溪、照海、太冲、大都、隐白、通谷、胃俞、肝俞。

（15）噫气：神门、太渊、少商、劳宫、太溪、陷谷、太白、大敦。

（16）肺胀膨膨、气抢胁下热满痛：阴都（灸）、太渊、肺俞。

诸般积聚部

（17）咳逆无所出者：先取三里、后取太白。三里、鱼际、太溪、窍阴、肝俞。

（18）咳逆：支沟、前谷、大陵、曲泉、三里、陷谷、然谷、行间、临泣、肺俞。

（19）少气：间使、神门、大陵、少冲、三里、下廉、行间、然谷、至阴、肝俞、气海。

（20）诸积：三里、阴谷、解溪、通谷、上脘、肺俞、膈俞、脾俞、三焦俞。

腹痛胀满部

（21）腹痛：内关、三里、阴谷、阴陵、复溜、太溪、昆仑、陷谷、行间、太白、中脘、气海、膈俞、脾俞、肾俞。

（22）小腹痛：阴市、承山、下廉、复溜、中封、大敦、小海、关元、肾俞（随年壮）。

（23）臌胀：复溜、中封、公孙、太白、水分、三阴交。

（24）腹鸣寒热：复溜。

（25）腹胀：尺泽、阴市、三里、曲泉、阴谷、阴陵、商丘、公孙、内庭、太溪、太白、厉兑、隐白、膈俞、肾俞、中脘、大肠俞。

（26）小腹胀满痛：中封、然谷、内庭、大敦。

心脾胃部

（27）心喜笑：阳溪、阳谷、神门、大陵、列缺、鱼际、劳宫、复溜、肺俞。

(28) 心痛：曲泽、间使、内关、大陵、神门、太渊、太溪、通谷、心俞（百壮）、巨阙（七壮）。

(29) 烦心喜噫：少商、太溪、陷谷。

(30) 嗜卧：百会、天井、三间、二间、太溪、照海、厉兑、肝俞。

(31) 脾寒：三间、中渚、液门、合谷、商丘、三阴交、中封、照海、陷谷、太溪、至阴、腰阳关。

(32) 不能食：少商、三里、然谷、膈俞、胃俞、大肠俞。

(33) 不嗜食：中封、然谷、内庭、厉兑、隐白、阴陵泉、肺俞、脾俞、胃俞、小肠俞。

(34) 懈惰：照海。

心邪癫狂部

(35) 发狂：少海、间使、神门、合谷、后溪、复溜、丝竹空。

(36) 癫疾：上星、百会、风池、曲池、尺泽、阳溪、腕骨、解溪、申脉、昆仑、商丘、然谷、通谷、承山（针三分速出，灸百壮）。

(37) 呆痴：神门、少商、涌泉、心俞。

霍乱部

(38) 霍乱吐泻：关冲、支沟、尺泽、三里、太白。先取太溪，后取太仓。

肿胀部

(39) 水肿：列缺、腕骨、合谷、间使、阳陵、阴谷、三里、曲泉、解溪、陷谷、复溜、公孙、厉兑、冲阳、阴陵、胃俞、水分、神阙。

(40) 肿、水气胀满：复溜、神阙。

(41) 鼓胀：复溜、公孙、中封、太白、水分。

(42) 黄疸：百劳、腕骨、三里、涌泉、中脘、膏肓、大陵、劳宫、太溪、中封、然谷、太冲、复溜、脾俞。

(43) 消瘅：太溪。

汗部

(44) 汗不出：曲泽、鱼际、少泽、上星、曲泉、复溜、昆仑、侠溪、窍阴。

(45) 少汗：先补合谷、次泻复溜。

(46) 多汗：先泻合谷、次补复溜。

(47) 自汗：曲池、列缺、少商、昆仑、冲阳、然谷、大敦、涌泉。

痹厥部

(48)厥逆:阳辅、临泣、章门。如脉厥,灸间使,或针复溜。

(49)四肢厥:尺泽、小海、支沟、前谷、三里、三阴交、曲泉、照海、太溪、内庭、行间。

肠痔大便部

(50)便血:承山、复溜、太冲、太白。

(51)五痔:委中、承山、飞扬、阳辅、复溜、太冲、侠溪、气海、会阴、长强。

(52)血痔,泄,复肿:承山、复溜。

(53)痢疾:曲泉、太溪、太冲、丹田、脾俞、小肠俞。

(54)大便不通:承山、太溪、照海、太冲、小肠俞、太白、章门、膀胱俞。

(55)泻泄:曲泉、阴陵、然谷、束骨、隐白、三焦俞、中脘、天枢、脾俞、肾俞、大肠俞。

(56)闭塞:照海、太白、章门。

阴疝小便部

(57)寒疝腹痛:阴市、太溪、肝俞。

(58)疝癖:太溪、三里、阴陵、曲泉、脾俞、三阴交。

(59)疝瘕:阴陵、太溪、丘墟、照海。

(60)阴肿:曲泉、太溪、大敦、肾俞、三阴交。

(61)阴茎痛:阴陵、曲泉、阴谷、行间、太冲、三阴交、大敦、太溪、肾俞、中极。

(62)阴茎痛、阴汗湿:太溪、鱼际、中极、三阴交。

(63)小便黄赤:阴谷、太溪、肾俞、气海、膀胱俞、关元。

(64)淋癃:曲泉、然谷、阴陵、行间、大敦、小肠俞、涌泉、气门(百壮)。

(65)阴痿丸骞:阴谷、阴交、然谷、中封、太冲。

(66)卒疝:丘墟、大敦、阴市、照海。

(67)阴挺出:太冲、少府、照海、曲泉。

咽喉部

(68)咽肿:中渚、太溪。

鼻口部

(69)舌干涎出:复溜。

(70)舌强:哑门、少商、鱼际、二间、中冲、阴谷、然谷。

(71)失音不语：间使、支沟、灵道、鱼际、合谷、阴谷、复溜、然谷。

(72)牙疼：曲池、少海、阳谷、阳溪、二间、液门、颊车、内庭、吕细（在内踝骨尖上灸）。

(73)上牙疼：人中、太渊、吕细。灸臂上起肉中五壮。

(74)消渴：水沟、承浆、金津、玉液、曲池、劳宫、太冲、行间、商丘、然谷、隐白（百日以上者，切不可灸）。

胸背胁部

(75)腰脊痛楚：委中、复溜。

(76)脊内牵疼不能屈伸：合谷、复溜、昆仑。

(77)胸连胁痛：期门（先针）、章门、丘墟、行间、涌泉。

手足腰腋部

(78)腰脊强痛：腰俞、委中、涌泉、小肠俞、膀胱俞。

(79)足痿不收：复溜。

(80)足寒热：三里、委中、阳陵、复溜、然谷、行间、中封、大都、隐白。

(81)足寒：复溜、申脉、厉兑。

(82)足不能行：三里、曲泉、委中、阳辅、三阴交、复溜、冲阳、然谷、申脉、行间。

(83)足麻痹：环跳、阴陵、阳陵、阳辅、太溪、至阴。

(84)脚肿：承山、昆仑、然谷、委中、下廉、宽骨、风市。

(85)穿跟草鞋风：昆仑、丘墟、商丘、照海。

(86)足踝以下病：灸照海、申脉。

妇人部

(87)血块：曲泉、复溜、足三里、气海、丹田、三阴交。

(88)血崩：气海、大敦、阴谷、太冲、然谷、三阴交、中极。

(89)阴挺出：曲泉、照海、大敦。

疮毒部

(90)热风隐疹：肩髃、曲池、曲泽、环跳、合谷、涌泉。

杂病部

(91)人脉微细不见或时无者：以圆利针刺足少阴经复溜穴，针至骨，顺针往下刺之，候回阳脉生，方可出针。

2.《席弘赋》

（1）髋骨腿疼三里泻，复溜气滞便离腰。

（2）咽喉最急先百会，太冲照海及阴交。

（3）若是七疝小腹痛，照海阴交曲泉针。

（4）鸠尾能治五般痫，若下涌泉人不死。

（5）小肠气撮痛连脐，速泻阴交莫在迟。良久涌泉针取气，此中玄妙少人知。

（6）气滞腰疼不能立，横骨大都宜救急。

3.《长桑君天星秘诀歌》

如是小肠连脐痛，先刺阴陵后涌泉。

4.《天元太乙歌》

（1）挫脊膂腰难转，举步多难行重蹇，遍体游气生虚浮，复溜一刺人健羨。

（2）中疼痛阴陵沃，耳内蝉鸣听会招，更寻妙穴太溪是，医门行泻实为高。

（3）久患腰痛背胛劳，但寻中注穴中调，行外用心须寻觅，管取从今见识高。

（4）浮沉腹胀水分泻，气喘息粗泻三里，更于膝中阴谷针，小便淋漓皆消尽。

（5）鸠尾独治五般痫，若刺涌泉人不死。

（6）气攻腰痛不能立，横骨大都宜救急，流血攻注解若迟，变为风证从此得。

九、手厥阴心包经腧穴选用特点

手厥阴心包经，起于胸中，止于中指指端。本经单侧共有9穴，分别为天池穴、天泉穴、曲泽穴、郄门穴、间使穴、内关穴、大陵穴、劳宫穴、中冲穴。其中1穴分布于胸前，8穴分布于上肢内侧。在《神应经》《席弘赋》《天元太乙歌》《长桑君天星秘诀歌》等席弘针灸学派著作中共使用了7个手厥阴心包经的腧穴，总使用频次为101次。依据使用频次排序分别为间使穴（33次）、大陵穴（28次）、曲泽穴（13次）、劳宫穴（12次）、内关穴（9次）、中冲穴（5次）、天池穴(1次),如图11所示。

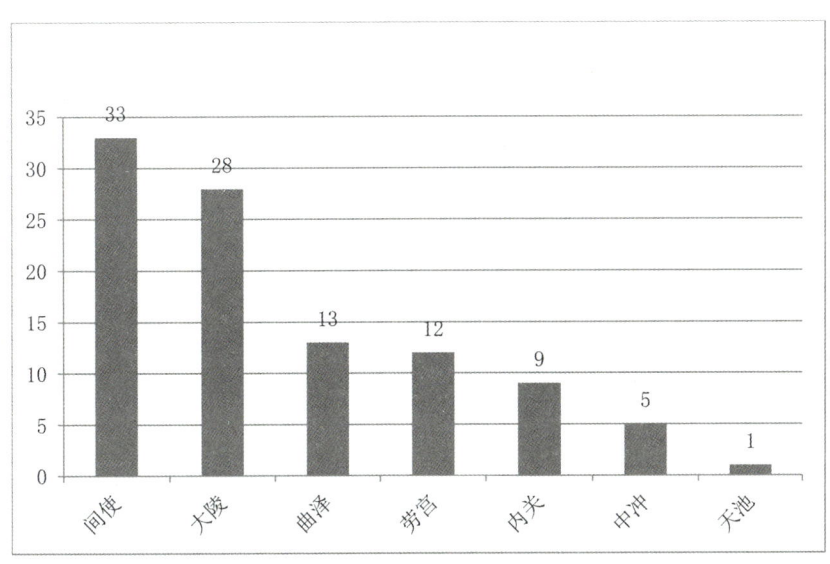

图11　手厥阴心包经腧穴使用频次图

(一)席弘针灸学派手厥阴心包经腧穴运用规律特点

1. 厥阴心包治鬼邪

自古以来,人们重视精神类疾病。如在《黄帝内经》中已有癫狂一章。到唐代,孙思邈在其著作《千金要方》中介绍了一系列的以"鬼"字命名的穴位,后世医家,为探求孙氏原文,从穴性着手,或从自己、他人的临床经验出发,在原有孙氏以"鬼"字命名的穴位的基础上进行研究、修改,形成著名的"孙真人十三鬼穴"。席弘针灸学派对此亦有所发挥,其在"孙真人十三鬼穴"的基础上,结合"鬼邪"间使穴治疗鬼邪,《神应经·心邪癫狂部》:"鬼邪:间使。仍针后十三穴:第一鬼宫(即人中穴),第二鬼信(手大指爪甲下入三分),第三鬼垒(足爪甲下入肉二分),第四鬼心(即太渊穴入半寸)……第五鬼路(即申脉穴,火针七,二三下),第六鬼枕(大椎上入发际一寸),第七鬼床(耳前发际穴),第八鬼市(即承浆穴),第九鬼宫(即劳宫穴),第十鬼堂(即上星,火针七),第十一鬼藏(阴下缝,灸三壮),第十二鬼臣(即曲池,火针),第十三鬼封(舌下一寸缝)。根据次而行,针灸并备主之。"其中"鬼邪"间使穴为手厥阴心包经五腧穴之经穴,可疏肝解郁、宁心安神;"鬼宫"劳宫穴为手厥阴心包经五腧穴之荥穴,能醒神开窍、舒筋通脉、清胸膈之热,导火下行,为回阳九针之一、"孙真人十三鬼穴"之一。由此可见，厥阴心包经之间使穴、劳宫穴是治疗鬼邪的要穴。

2.肘膝以下五输穴

五输穴指分布在十二经脉肘、膝关节以下的5个特定腧穴，各经的五输穴从四肢末端起向肘膝方向依次排列，并以水流大小的不同名称命名，即"井、荥、输、经、合"，描述了各经脉之气自四肢末端向上，像水流一样由小到大，由浅入深的特点，《灵枢·九针十二原》将五输穴经气流注特点概括为"所出为井，所溜为荥，所注为输，所行为经，所入为合"。中冲穴、劳宫穴、大陵穴、间使穴、曲泽穴为手厥阴心包经的五输穴。席弘针灸学派重用手厥阴心包经的五输穴，总使用频次为92次，在手厥阴心包经腧穴总使用频次中占比为90.20%。《难经·六十八难》将五输穴的主治特点概括为"井主心下满，荥主身热，输主体重节痛，经主喘咳寒热，合主逆气而泄"，席弘针灸学派在运用五输穴治疗疾病的过程中亦体现了此点，如运用输穴大陵穴治疗各类痛症，《神应经·心脾胃部》载："心痛：曲泽、间使、内关、大陵、神门、太渊、太溪、通谷、心俞（百壮）、巨阙（七壮）。"运用荥穴劳宫穴治疗身热，《神应经·手足腰腋部》载："手热：曲池、曲泽、内关、列缺、经渠、太渊、中冲、少冲、劳宫。"

（二）席弘针灸学派手厥阴心包经重点腧穴解析

1.大陵穴

大凌穴在腕横纹的中点处，当掌长肌腱与桡侧腕屈肌腱之间的凹陷中，为手厥阴心包经原穴、五输穴之输穴。可安神清心、宽胸和胃、凉血通络，治疗心痛、心悸、惊悸、癫狂、痫证、喜笑悲恐等心神类疾病，胃痛、呕吐等消化类疾病以及胸胁痛、腕关节疼痛等痛症。席弘针灸学派重用大陵穴，使用频次为29次，在手厥阴心包经中仅次于间使穴。其单用大凌穴治疗呕逆，《神应经·痰喘咳嗽部》载："呕逆：大陵。"配伍阳溪穴、阳谷穴等治疗心痛，《神应经·心脾胃部》载："心喜笑：阳溪、阳谷、神门、大陵、列缺、鱼际、劳宫、复溜、肺俞。"配伍间使穴、太白穴等治疗胸胁痛，《神应经·胸背胁部》载："胸胁痛：天井、支沟、间使、大陵、三里、太白、丘墟、阳辅。"现代针灸大师贺普仁认为大凌穴为手厥阴心包经输穴，"输主体重节痛"，故可用其舒筋活络、通宣止痛，配伍八邪穴、内关穴透外关穴治疗手指麻木疼痛，即腕管综合征，用泻法，加艾灸,每日1次,针灸13次后,患者疾病痊愈。

2. 内关穴

内关穴在前臂掌侧,当曲泽穴与大陵穴的连线上,腕横纹上2寸,掌长肌腱与桡侧腕屈肌腱之间。属手厥阴心包经络穴,亦为八脉交会穴之一,通阴维脉。该穴可宽胸理气、宁心安神、和胃降逆止呕,用于治疗心痛、心悸、胸痛、胃痛、呕吐、呃逆、失眠、癫狂、痫证、郁证;眩晕、中风、偏瘫;热病、产后血晕;肘臂挛痛。席弘针灸学派认为此穴可和胃止痛,兼以和降胃气,故善用此穴治疗胃气上逆而致心胸类疾病,如《神应经·胸背胁部》载:"胸满支肿:内关、膈俞。"《神应经·胸背胁部》载:"心胸痛:曲泽、内关、大陵。"现代临床常用此穴治疗各种急慢性心脏病,如冠心病、心绞痛、房颤、心律不齐等。实验证实,针刺内关穴可使冠状动脉血流加速,心肌血液供应增加,使心肌缺血恢复正常,坏死范围缩小。

(三)席弘针灸学派文献手厥阴心包经腧穴运用原文

1.《神应经》

诸风部

(1)中风:临泣、百会、肩井、肩髃、曲池、天井、间使、内关、合谷、风市、三里、解溪、昆仑、照海。

(2)喑哑:支沟、间使、合谷、鱼际、灵道、阴谷、复溜、然谷、通谷。

(3)中风肘挛:内关。

伤寒部

(4)呕哕:百会、曲泽、间使、劳宫、商丘。

(5)发狂:百劳、间使、合谷、复溜。

(6)身热头疼:攒竹、大陵、神门、合谷、鱼际、中渚、液门、少泽、委中、太白。

痰喘咳嗽部

(7)唾血内损:鱼际(泻)、尺泽(补)、间使、神门、太渊、劳宫、曲泉、太溪、然谷、太冲、肺俞(百壮)、肝俞(三壮)、脾俞(三壮)。

(8)唾浊:尺泽、间使、列缺、少商。

(9)干呕:间使(三十壮)、胆俞、通谷、隐白,灸乳下一寸半。

（10）呕逆：大陵。

（11）上喘：曲泽、大陵、神门、鱼际、三间、商阳、解溪、昆仑、膻中、肺俞。

（12）呕血：曲泽、神门、鱼际。

（13）呕吐：曲泽、通里、劳宫、阳陵、太溪、照海、太冲、大都、隐白、通谷、胃俞、肝俞。

（14）噫气：神门、太渊、少商、劳宫、太溪、陷谷、太白、大敦。

诸般积聚部

（15）少气：间使、神门、大陵、少冲、三里、下廉、行间、然谷、至阴、肝俞、气海。

（16）心气痛连胁：百会、上脘、支沟、大陵、三里。

（17）咳逆：支沟、前谷、大陵、曲泉、三里、陷谷、然谷、行间、临泣、肺俞。

（18）短气：大陵、尺泽。

腹痛胀满部

（19）腹痛：内关、三里、阴谷、阴陵、复溜、太溪、昆仑、陷谷、行间、太白、中脘、气海、膈俞、脾俞、肾俞。

（20）食不下：内关、鱼际、三里。

心脾胃部

（21）噎食不下：劳宫、少商、太白、公孙、三里、中魁（在中指第二节尖）、膈俞、心俞、胃俞、三焦俞、中脘、大肠俞。

（22）心痛：曲泽、间使、内关、大陵、神门、太渊、太溪、通谷、心俞（百壮）、巨阙（七壮）。

（23）心痹悲恐：神门、大陵、鱼际。

（24）心惊恐：曲泽、天井、灵道、神门、大陵、鱼际、二间、液门、少冲、百会、厉兑、通谷、巨阙、章门。

（25）心喜笑：阳溪、阳谷、神门、大陵、列缺、鱼际、劳宫、复溜、肺俞。

（26）烦渴心热：曲泽。

心邪癫狂部

（27）喜笑：水沟、列缺、阳溪、大陵。

（28）鬼邪：间使。仍针后十三穴。

（29）心邪癫狂：攒竹、尺泽、间使、阳溪。

（30）癫狂：曲池、小海、少海、间使、阳溪、阳谷、大陵、合谷、鱼际、腕骨、神门、液门、冲阳、行间、京骨、肺俞(百壮)。

(31)鬼击:间使、支沟。

(32)发狂:少海、间使、神门、合谷、后溪、复溜、丝竹空。

(33)卒狂:间使、后溪、合谷。

(34)狂言不乐:大陵。

疟疾部

(35)热多寒少:间使、三里。

(36)脾寒发疟:大椎、间使、乳根。

肿胀部

(37)水肿:列缺、腕骨、合谷、间使、阳陵、阴谷、三里、曲泉、解溪、陷谷、复溜、公孙、厉兑、冲阳、阴陵、胃俞、水分、神阙。

(38)黄疸:百劳、腕骨、三里、涌泉、中脘、膏肓、大陵、劳宫、太溪、中封、然谷、太冲、复溜、脾俞。

汗部

(39)无汗:上星、哑门、风府、风池、支沟、经渠、大陵、阳谷、腕骨、前谷、中渚、液门、鱼际、合谷、中冲、少商、商阳、大都、委中、陷谷、厉兑、侠溪。

(40)汗不出:曲泽、鱼际、少泽、上星、曲泉、复溜、昆仑、侠溪、窍阴。

痹厥部

(41)厥逆:阳辅、临泣、章门。如脉厥,灸间使,或针复溜。

(42)尸厥:列缺、中冲、金门、大都、内庭、厉兑、隐白、大敦。

阴疝小便部

(43)小便赤如血:大陵、关元。

头面部

(44)头痛:百会、上星、风府、风池、攒竹、丝竹空、小海、阳溪、大陵、后溪、合谷、腕骨、中冲、中渚、昆仑、阳陵。

(45)头肿:上星、前顶、大陵(出血)、公孙。

(46)面肿:水沟、上星、攒竹、支沟、间使、中渚、液门、解溪、行间、厉兑、譩譆、天牖、风池。

咽喉部

(47)咽中如鲠:间使、三间。

(48)喉痹:颊车、合谷、少商、尺泽、经渠、阳溪、大陵、二间、前谷。

耳目部

(49)目赤：目窗、**大陵**、合谷、液门、上星、攒竹、丝竹空。

(50)目痛：阳溪、二间、**大陵**、三间、前谷、上星。

鼻口部

(51)失音不语：**间使**、支沟、灵道、鱼际、合谷、阴谷、复溜、然谷。

(52)口干：尺泽、曲泽、**大陵**、二间、少商、商阳。

(53)消渴：水沟、承浆、金津、玉液、曲池、**劳宫**、太冲、行间、商丘、然谷、隐白（百日以上者，切不可灸）。

(54)舌齿腐：承浆、**劳宫**（各壮）。

(55)舌强：哑门、少商、鱼际、二间、**中冲**、阴谷、然谷。

胸背胁部

(56)胸满：经渠、阳溪、后溪、三间、**间使**、阳陵、三里、曲泉、足临泣。

(57)胸胁痛：天井、支沟、**间使**、**大陵**、三里、太白、丘墟、阳辅。

(58)胸中澹澹：**间使**。

(59)心胸痛：**曲泽**、**内关**、**大陵**。

(60)胸满支肿：**内关**、膈俞。

手足腰腋部

(61)腋痛：少海、**间使**、少府、阳辅、丘墟、足临泣、申脉。

(62)肘挛：尺泽、肩髃、小海、**间使**、**大陵**、后溪、鱼际。

(63)腋肘肿：尺泽、小海、**间使**、**大陵**。

(64)手腕动摇：**曲泽**。

(65)手热：曲池、**曲泽**、**内关**、列缺、经渠、太渊、**中冲**、少冲、**劳宫**。

妇人部

(66)赤白带下：带脉、关元、气海、三阴交、白环俞（壮）、**间使**（三十壮）。

(67)月水不调、因结成块：针**间使**。

小儿部

(68)口有疮蚀断臭秽气冲人：**劳宫**（二穴，各一壮）。

疮毒部

(69)疥癣疮：曲池、支沟、阳溪、阳谷、**大陵**、合谷、后溪、委中、三里、阳辅、昆仑、行间、三阴交、百虫窠（即膝眼）。

(70)热风隐疹：肩髃、曲池、**曲泽**、环跳、合谷、涌泉。

(71)瘰疬:少海(先推针皮上三十六息,推针入内,追核大小,勿出核,三十三下乃出针)、天池、章门、临泣、支沟、阳辅(百壮)、手三里、肩井(随年壮)。

2.《席弘赋》

肚疼须是公孙妙、内关相应必然瘳。

3.《长桑君天星秘诀歌》

如中鬼邪先间使、手臂挛痹取肩髃。

4.《天元太乙歌》

(1)环跳能除腿股风,冷风膝痹症疾同,最好风池寻的穴,间使双刺有神功。

(2)小胀便滞最难医,气海中极间使宜。

十、手少阳三焦经腧穴选用特点

三焦手少阳之脉,起于小指次指之端,止于目锐眦。本经单侧共有23穴,分别为关冲穴、液门穴、中渚穴、阳池穴、外关穴、支沟穴、会宗穴、三阳络穴、四渎穴、天井穴、清冷渊穴、消泺穴、臑会穴、肩髎穴、天髎穴、天牖穴、翳风穴、瘛脉穴、颅息穴、角孙穴、耳门穴、耳和髎穴、丝竹空穴。其中13穴位于上肢外侧,10穴位于侧头部、项部、肩部。席弘针灸学派重视手少阳三焦经腧穴的运用,在《神应经》《席弘赋》《天元太乙歌》《长桑君天星秘诀歌》等席弘针灸学派著作中共使用了13个手少阳三焦经的腧穴,总使用频次为106次。单个腧穴具体使用频次由多到少依次为液门穴(22次)、支沟穴(21次)、中渚穴(17次)、丝竹空穴(12次)、天井穴(10次)、外关穴(5次)、耳门穴(5次)、关冲穴(4次)、角孙穴(3次)、翳风穴(3次)、天牖穴(2次)、阳池穴(1次)、清冷渊(1次),如图12所示。

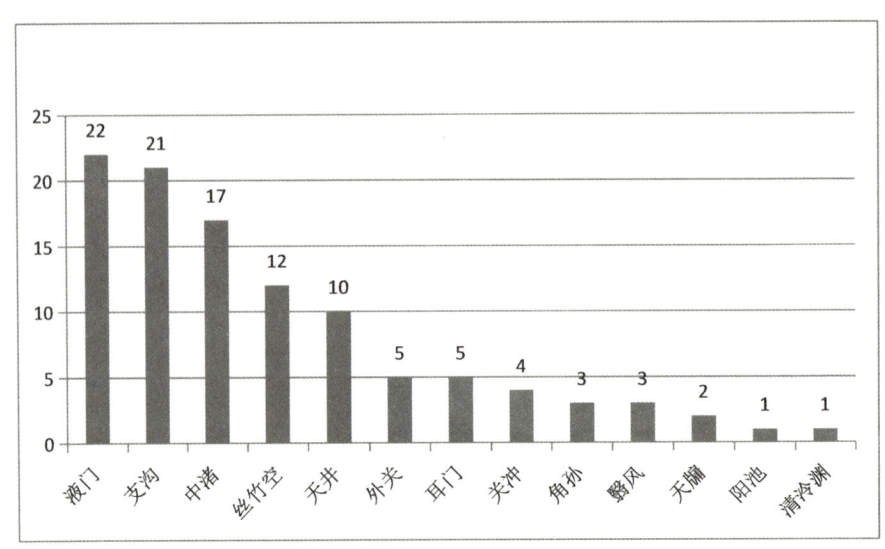

图12　手少阳三焦经腧穴使用频次图

（一）席弘针灸学派手少阳三焦经运用规律特点

1. 总结推广经验效穴

席弘针灸学派善于总结临床治疗的实践经验，发现大量具有特殊疗效的经验效穴，并将其记载于书中，传授于后人。如针刺丝竹空穴治疗眼睫毛倒长、斜视，《神应经·耳目部》载："眼睫毛倒：丝竹空。"《神应经·诸风部》载："目戴上：丝竹空。"针刺中渚穴以通经止痛治疗伤寒肩背痛，《席弘赋》："久患伤寒肩背痛，但针中渚得其宜。"针刺翳风穴以聪耳通窍治疗气滞耳聋，《天元太乙歌》载："耳聋气闭翳风穴。"针刺翳风穴、耳门穴、合谷穴治疗腮腺炎（耵生疮有脓汁），《神应经·耳目部》："耵生疮有脓汁：耳门、翳风、合谷。"受其影响，现代针灸大家郑魁山用凉泻法针刺翳风穴、下关穴、颊车穴、合谷穴，点刺少商穴治疗胃经积热、外感时邪所致的流行性腮腺炎。陈为民研究穴位注射翳风穴治疗耳鸣耳聋，结果发现治疗组总有效率76%，对照组总有效率53%，两组比较，差异有统计学意义。

2. 灵活选择针灸配穴

配穴是指对疾病起辅助治疗作用的腧穴，其对主穴有帮助或协同作用。席弘针灸学派重视配穴的运用，根据疾病需求，灵活选取配穴。如席弘针灸学派认为尺泽穴具有舒筋止痛的功效，是治疗肘臂挛痛要穴，《神应经·手足腰腋部》载："风痹肘挛不举：尺泽、曲池、合谷。"清冷渊穴在肘尖直上2寸，可通经活络，席弘针灸学派认为治疗肘痛时，可在针刺主穴尺泽穴后，就近选取清冷渊穴，《天元太乙歌》载："五般肘疼针尺泽，冷渊一刺有神功。"手阳明大肠经曲池穴、手三里穴均位于肘关节附近，是治疗肘关节疼痛的要穴。外关穴在前臂背侧，当阳池穴与肘尖的连线上，腕背横纹上2寸，尺骨与桡骨之间；中渚穴在手背部，掌指关节的后方，第4、5掌骨间凹陷处，二者均可清热解表、通经止痛，故可作为配穴配伍曲池穴、手三里穴治疗肘臂手指不能屈，《神应经·手足腰腋部》载："肘臂手指不能屈：曲池、三里、外关、中渚。"

(二)席弘针灸学派手少阳三焦经重点腧穴解析

1. 液门穴

液门穴在手背部，当第4、5指间，指蹼缘后方赤白肉际处，为手少阳三焦经五输穴之荥穴。《难经·六十八难》将五输穴的主治特点概括为"井主心下满，荥主身热，输主体重节痛，经主喘咳寒热，合主逆气而泄"，故液门穴可治疗各种热证。此外，《灵枢·五癃津液别论》曰："津液各走其道，故三焦出气以温肌肉，充皮肤，为其津，其流而不行者为液。"液门穴是手少阳三焦经水液始生之门，可清三焦之火热，治疗头部发热所致的头疼、耳鸣、目赤等症。《神应经·伤寒部》载："身热头疼：攒竹、大陵、神门、合谷、鱼际、中渚、液门、少泽、委中、太白。"《神应经·疟疾部》载："疟疾发寒热：合谷、液门、商阳。"《神应经·耳目部》载："目赤：目窗、大陵、合谷、液门、上星、攒竹、丝竹空。"《神应经·耳目部》载："赤翳：攒竹、后溪、液门。"王佟等基于数据挖掘技术探析液门穴主治优势病症和配伍规律，总结和分析出液门穴在古代以治疗内科、耳鼻喉科病症为主，多用于治疗痹病、耳聋、耳鸣和咽喉肿痛等疾病，而现代临床液门穴配伍多用于落枕、扭伤等骨伤科疾病；配伍腧穴多属阳经，以膀胱经、大肠经和三焦经腧穴居多，配伍多采用本经配穴法、同名经配穴法，多配伍五输穴、原穴及八脉交会穴。

2. 支沟穴

支沟穴在前臂背侧，当阳池穴与肘尖的连线上，腕背横纹上3寸，尺骨与桡骨之间，为手少阳三焦经五输穴之经穴。本穴五行属火，应天之暑气，禀少阳相火之阴精，可调节水液代谢，从而润肠通便、活络止痛，治疗暴喑、耳聋、耳鸣、肩背酸痛、胁肋痛、呕吐、便秘、热病等病症。席弘针灸学派重用此穴，引用次数多达21次，位居手少阳三焦经诸穴第二，通过针刺支沟穴治疗霍乱转筋、四肢厥、失音不语、胸胁痛、肩背酸疼，如《神应经·霍乱部》载："霍乱转筋：支沟、关冲、阴陵、承山、阳辅、中封、解溪、丘墟、公孙、太白、大都。"《神应经·痹厥部》载："四肢厥：尺泽、小海、支沟、前谷、三里、三阴交、曲泉、照海、太溪、内庭、行间。"《神应经·鼻口部》载："失音不语：间使、支沟、灵道、鱼际、合谷、阴谷、复溜、然谷。"《神应经·胸背胁部》载："胸胁痛：天井、支沟、间使、大陵、三里、太白、丘墟、阳辅。"《神应经·胸背胁部》载："肩背酸疼：风门、肩井、中渚、支沟、后溪、腕骨、委中。"现代医家贺普仁受其启发，用支沟穴、阳陵泉穴治疗带状疱疹，具体方法：三棱针放血龙眼穴、阿是穴，阿是穴放血后拔罐，然后用泻法针刺支沟穴、阳陵泉穴，留针30分钟，患者每日治疗1次，阿是穴放血拔罐隔日1次，治疗9日后患者疼痛减轻，6诊后已无明显疼痛，疱疹逐渐干瘪、消退，13诊后皮肤平整，疾病痊愈。

（三）席弘针灸学派文献手少阳三焦经腧穴运用原文

1.《神应经》

诸风部

（1）喑哑：<u>支沟</u>、间使、合谷、鱼际、灵道、阴谷、复溜、然谷、通谷。

（2）左瘫右痪：曲池、阳溪、合谷、<u>中渚</u>、三里、阳辅、昆仑。

（3）目戴上：<u>丝竹空</u>。

（4）吐涎：<u>丝竹空</u>、百会。

（5）风痫：神庭、百会、前顶、涌泉、<u>丝竹空</u>、神阙（一壮）、鸠尾（三壮）。

（6）风痹：<u>天井</u>、尺泽、少海、委中、阳辅。

（7）中风：临泣、百会、肩井、肩髃、曲池、<u>天井</u>、间使、内关、合谷、风市、三里、解溪、昆仑、照海。

伤寒部

（8）身热头疼：攒竹、大陵、神门、合谷、鱼际、<u>中渚</u>、<u>液门</u>、少泽、委中、太白。

（9）不省人事：<u>中渚</u>、三里、大敦。

诸般积聚部

（10）心气痛连胁：百会、上脘、<u>支沟</u>、大陵、三里。

(11)咳逆：支沟、前谷、大陵、曲泉、三里、陷谷、然谷、行间、临泣、肺俞。

心脾胃部

(12)心惊恐：曲泽、天井、灵道、神门、大陵、鱼际、二间、液门、少冲、百会、厉兑、通谷、巨阙、章门。

(13)脾寒：三间、中渚、液门、合谷、商丘、三阴交、中封、照海、陷谷、太溪、至阴、腰阳关。

(14)嗜卧：百会、天井、三间、二间、太溪、照海、厉兑、肝俞。

(15)心恍惚：天井、巨阙、心俞。

心邪癫狂部

(16)癫狂：曲池、小海、少海、间使、阳溪、阳谷、大陵、合谷、鱼际、腕骨、神门、液门、冲阳、行间、京骨、肺俞（百壮）。

(17)狂言数回顾：阳谷、液门。

(18)鬼击：间使、支沟。

(19)发狂：少海、间使、神门、合谷、后溪、复溜、丝竹空。

(20)癫痫：攒竹、天井、小海、神门、金门、商丘、行间、通谷、心俞（百壮）、后溪、鬼眼（四穴，在手大指、足大趾内侧爪甲角，其艾炷半在爪上，半在肉上，三壮极妙）。

霍乱部

(21)霍乱呕吐：支沟。

(22)霍乱吐泻：关冲、支沟、尺泽、三里、太白。先取太溪，后取太仓。

(23)霍乱转筋：支沟、关冲、阴陵、承山、阳辅、中封、解溪、丘墟、公孙、太白、大都。

疟疾部

(24)疟疾发寒热：合谷、液门、商阳。

(25)久疟：中渚、商阳、丘墟。

肿胀部

(26)四肢浮肿：曲池、通里、合谷、中渚、液门、三里、三阴交。

汗部

(27)无汗：上星、哑门、风府、风池、支沟、经渠、大陵、阳谷、腕骨、前谷、中渚、液门、鱼际、合谷、中冲、少商、商阳、大都、委中、陷谷、厉兑、侠溪。

痹厥部

（28）寒厥：太渊、液门。

（29）四肢厥：尺泽、小海、支沟、前谷、三里、三阴交、曲泉、照海、太溪、内庭、行间。

头面部

（30）面肿：水沟、上星、攒竹、支沟、间使、中渚、液门、解溪、行间、厉兑、噫嘻、天牖、风池。

（31）头痛：百会、上星、风府、风池、攒竹、丝竹空、小海、阳溪、大陵、后溪、合谷、腕骨、中冲、中渚、昆仑、阳陵。

（32）偏正头风：百会、前顶、神庭、上星、丝竹空、风池、合谷、攒竹、头维。

（33）头风：上星、前顶、百会、阳谷、合谷、关冲、昆仑、侠溪。

咽喉部

（34）咽外肿：液门。

（35）咽肿：中渚、太溪。

耳目部

（36）耳鸣：百会、听会、听宫、耳门、络却、阳溪、阳谷、前谷、后溪、腕骨、中渚、液门。

（37）目赤：目窗、大陵、合谷、液门、上星、攒竹、丝竹空。

（38）赤翳：攒竹、后溪、液门。

（39）目翳膜：合谷、临泣、角孙、液门、后溪、中渚、睛明。

（40）目泪出：临泣、百会、液门、后溪、前谷、肝俞。

（41）目眩：临泣、风府、风池、阳谷、中渚、液门、鱼际、丝竹空。

（42）眼睫毛倒：丝竹空。

（43）目昏：头维、攒竹、睛明、目窗、百会、风府、风池、合谷、肝俞、肾俞、丝竹空。

（44）耵生疮有脓汁：耳门、翳风、合谷。

（45）重听无所闻：耳门、风池、侠溪、翳风、听会、听宫。

鼻口部

（46）齿龋：少海、小海、阳谷、合谷、液门、二间、内庭、厉兑。

（47）牙疼：曲池、少海、阳谷、阳溪、二间、液门、颊车、内庭、吕细（在内踝骨尖上，灸）。

(48)口噤：颊车、<u>支沟</u>、<u>外关</u>、列缺、内庭、厉兑。

(49)失音不语：间使、<u>支沟</u>、灵道、鱼际、合谷、阴谷、复溜、然谷。

(50)口㖞眼㖞：颊车、水沟、列缺、太渊、合谷、二间、地仓、<u>丝竹空</u>。

(51)龈痛：<u>角孙</u>、小海。

(52)不能嚼物：<u>角孙</u>。

胸背胁部

(53)胸胁痛：<u>天井</u>、<u>支沟</u>、间使、大陵、三里、太白、丘墟、阳辅。

(54)肩背酸疼：风门、肩井、<u>中渚</u>、<u>支沟</u>、后溪、腕骨、委中。

(55)胁痛：阳谷、腕骨、<u>支沟</u>、膈俞、申脉。

(56)肩痹痛：肩髃、<u>天井</u>、曲池、阳谷、关冲。

(57)腰背俱疼难转：<u>天髎</u>、风池、合谷、昆仑。

手足腰腋部

(58)手臂痛不能举：曲池、尺泽、肩髎、三里、少海、太渊、阳池、阳溪、阳谷、前谷、合谷、<u>液门</u>、<u>外关</u>、腕骨。

(59)腕劳：<u>天井</u>、曲池、太渊、腕骨、列缺、<u>液门</u>。

(60)手臂红肿：曲池、通里、<u>中渚</u>、合谷、手三里、<u>液门</u>。

(61)肩臂酸重：<u>支沟</u>。

(62)手臂麻木不仁：天井、曲池、<u>外关</u>、经渠、<u>支沟</u>、阳溪、腕骨、上廉、合谷。

(63)肘臂手指不能屈：曲池、三里、<u>外关</u>、<u>中渚</u>。

(64)五指皆疼：<u>外关</u>。

妇人部

(65)产后血晕不识人：<u>支沟</u>、足三里、三阴交。

(66)女子月事不来、面黄、干呕、妊娠不成：曲池、<u>支沟</u>、三里、三阴交。

小儿部

(67)风痫、目带上：百会、昆仑、<u>丝竹空</u>。

(68)瘰疬：少海（先推针皮上三十六息，推针入内，追核大小，勿出核，三十三下乃出针）、天池、章门、临泣、<u>支沟</u>、阳辅（百壮）、手三里、肩井（随年壮）。

疮毒部

(69)疥癣疮：曲池、<u>支沟</u>、阳溪、阳谷、大陵、合谷、后溪、委中、三里、阳辅、昆仑、行间、三阴交、百虫窠（即膝眼）。

2.《席弘赋》

久患伤寒肩背痛,但针中渚得其宜。

3.《长桑君天星秘诀歌》

(1)耳鸣腰痛先五会,次针耳门三里内。
(2)若是伤寒两耳聋,耳门听会疾如风。
(3)耳聋气闭翳风穴,喘绵绵寻三里中。
(4)五般肘疼针尺泽,冷渊一刺有神功。

十一、足少阳胆经腧穴选用特点

足少阳胆经,起于目锐眦瞳子髎穴,止于足小指次指之间足窍阴穴。本经单侧共有44穴,分别瞳子髎穴、听会穴、上关穴、颔厌穴、悬颅穴、悬厘穴、曲鬓穴、率谷穴、天冲穴、浮白穴、头窍阴穴、完骨穴、本神穴、阳白穴、目窗穴、正营穴、承灵穴、脑空穴、风池穴、肩井穴、渊腋穴、辄筋穴、日月穴、京门穴、带脉穴、五枢穴、维道穴、居髎穴、环跳穴、风市穴、中渎穴、膝阳关穴、阳陵泉穴、阳交穴、外丘穴、光明穴、阳辅穴、悬钟穴、丘墟穴、足临泣穴、侠溪穴、足窍阴穴。其中15穴位于外侧面,8穴位于髋部、侧腹部、侧胸部,21穴位于头面部、项部、肩部。在《神应经》《席弘赋》《天元太乙歌》《长桑君天星秘诀歌》等席弘针灸学派著作中共引用了20个足少阳胆经的腧穴,总使用频次为186次。单个腧穴具体使用频次由多到少依次为风池穴(23次)、阳陵泉穴(20次)、丘墟穴(20次)、阳辅穴(19次)、肩井穴(17次)、足临泣穴(15次)、环跳穴(13次)、风市穴(11次)、头临泣穴(10次)、侠溪穴(10次)、听会穴(6次)、带脉穴(5次)、目窗穴(4次)、地五会穴(4次)、光明穴(2次)、悬钟穴(2次)、足窍阴穴(2次)、瞳子髎穴(1次)、脑空穴(1次)、五枢穴(1次),如图13所示。

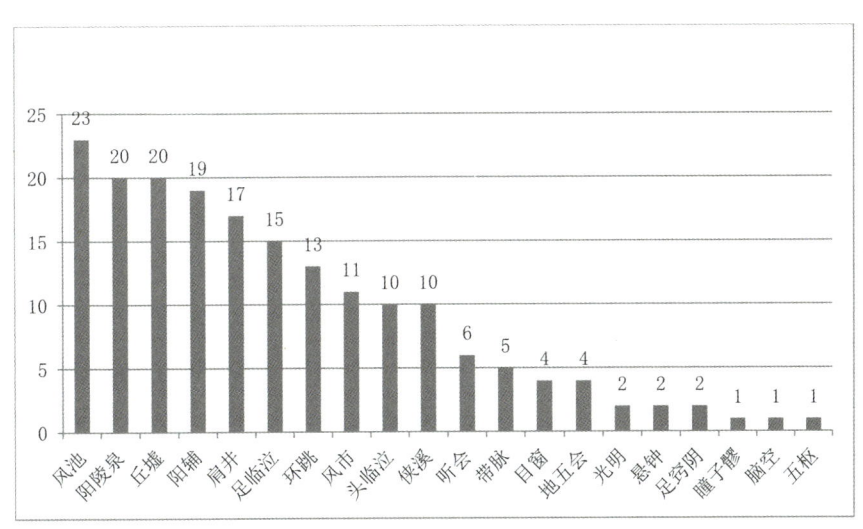

图 1.3　足少阳胆经腧穴使用频次图

（一）席弘针灸学派足少阳胆经腧穴运用规律特点

1. 针刺工具多种类

自古以来，针灸医家重视针刺工具，如《灵枢·九针》载："九针之名，各不同形。一曰镵针，长一寸六分。二曰员针，长一寸六分。三曰鍉针，长三寸半。四曰锋针，长一寸六分。五曰铍针，长四寸，广二寸半。六曰员利针，长一寸六分。七曰毫针，长三寸六分。八曰长针，长七寸。九曰大针，长四寸。"席弘针灸学派亦重视针刺工具的选择，常根据疾病选择不同的针具，如其认为火针疗法可以通过高温加热的针体，经腧穴、经脉将火热直接导入人体，从而直接激发经气，温壮脏腑阳气，鼓舞经脉血气运行，从而治疗各类因寒引起病症，故运用火针针刺阳陵泉穴治疗膝关节冷痛、风寒湿痹，《席弘赋》载："最是阳陵泉一穴，膝间疼痛用针烧。""冷风冷痹疾难愈，环跳腰间针与烧。"再如运用火针针刺五枢穴治疗膀胱小肠疝癖，《神应经·阴疝小便部》载："疝癖膀胱小肠：燔针刺五枢、气海、三里、三阴交、气门（百壮）。"选用锋针针刺阳陵泉穴治疗膝关节疼痛，《天元太乙歌》载："脚膝疼痛委中宜，更兼挛急锋针施，阳陵泉穴如寻得，轻行健步疾如飞；"运用金针针刺肩井穴、足三里穴治疗肩背痛，《天元太乙歌》载："背脊俱疼针肩井，不泻三里令人闷，两臂并胛俱疼痛，金针一刺如圣神。"由此可见，席弘针灸学派针刺工具多样，不拘泥于银针，常根据病情需要，选取不同的针具。

2. 施术先后宜考究

对于某些病症往往几个腧穴具有相同疗效,临床治疗时可从中选取 2～3 个腧穴,以获得穴位之间的协同功效。如席弘针灸学派认为腰以上以手经为主,腰以下以足经为主,以不病者为主宜先针,病者为应宜后刺进行上下相配,故治疗脚气酸疼时先针刺上部肩井穴后针刺下部足三里穴、阳陵泉穴,《长桑君天星秘诀歌》载:"脚气酸疼肩井先,次寻三里阳陵泉。"治疗耳鸣腰痛时先针刺下部五会穴,后针刺上部耳门穴和补穴足三里穴治疗,《长桑君天星秘诀歌》载:"耳鸣腰痛先五会,次针耳门三里内。"后世盱江医家李梴继承席弘针灸学派针灸学术思想,主张先下主针、后下应针,认为"左取右,右取左,头取足,足取头,头取手足三阳,腹取手足三阴,以不病者为主,病者为应""先下主针,后下应针"。此外,席弘针灸学派还根据临床经验,认为治疗足缓难行时宜先针刺绝骨穴后针刺条口穴、冲阳穴,《长桑君天星秘诀歌》载:"足缓难行先绝骨,次寻条口及冲阳。"治疗冷风湿痹时宜先针刺环跳穴后针刺阳陵泉穴,《长桑君天星秘诀歌》载:"冷风湿痹针何处? 先取环跳次阳陵。"由此可见,席弘针灸学派考究施术先后。

(二)席弘针灸学派足少阳胆经重点腧穴解析

1. 阳陵泉穴

阳陵泉穴位于小腿外侧,腓骨头前下方凹陷处,为八会穴之筋会、足少阳胆经五腧穴之合穴及下合穴。此穴可疏肝利胆、清泄湿热、舒筋活络,治疗黄疸、口苦、呃逆、呕吐;胁肋疼痛;半身不遂、膝膑肿痛、下肢痿痹。席弘针灸学派善用此穴治疗各类筋病,如腿膝酸疼、脚膝痛,《神应经·手足腰腋部》载:"腿膝酸疼:环跳、阳陵、丘墟。"《神应经·手足腰腋部》载:"脚膝痛:委中、三里、曲泉、阳陵、风市、昆仑、解溪。"相关记载多达 14 条,在阳陵泉穴相关条文中的占比高达 70%。受其影响,现代医家王雪霞对运用温针灸阳陵泉穴治疗膝关节骨性关节炎进行研究,研究发现观察组(给予等速肌力训练+温针灸阳陵泉穴治疗)治疗后屈曲度及伸直度均高于对照组(给予等速肌力训练治疗),差异有统计学意义,因此温针灸阳陵泉穴治疗膝关节骨性关节炎,可有效改善患者膝关节活动度,降低炎症因子,减轻疼痛,提高临床疗效。此外,席弘针灸学派还用阳陵泉穴治疗偏瘫半身不遂,《神应经·诸风部》载:"偏风半身不遂：肩髃、曲池、列缺、合谷、手三里、环跳、风市、三里、委中、绝骨、丘墟、阳陵泉、昆仑、照海。"现代医家承淡安在其基础上精简用穴，选取上肢气血运行关口曲池穴、肩髃穴，下肢气血运行关口环跳穴、阳陵泉穴，四穴合用以疏经活络治疗中风偏瘫，正如杨继洲《针灸大成·百症赋》云："半身不遂，阳陵远达于曲池。"

2. 风池穴

风池穴在颈后区，枕骨之下，胸锁乳突肌上端与斜方肌上端之间的凹陷中，为足少阳胆经、阳维脉交会穴。该穴可疏风解热、清头开窍、明目益聪，治疗头痛、眩晕、目赤肿痛、鼻塞、鼻渊、耳鸣；失眠、中风、癫痫；颈项强痛；感冒、热病。席弘针灸学派善用此穴治疗头痛，如《神应经·头面部》载："头痛：百会、上星、风府、风池、攒竹、丝竹空、小海、阳溪、大陵、后溪、合谷、腕骨、中冲、中渚、昆仑、阳陵。"现代医家田从豁受其影响，针刺风池穴、翳风穴、完骨穴、阿是穴以祛风止痛，治疗枕神经痛，针刺1次后患者即觉疼痛减轻，继续针刺10次，痛未再发作。此外由于风池穴位于项部，是通达脑与目脉络的重要腧穴，同时在足少阳胆经上，其经脉循行到达目锐眦，席弘针灸学派根据"经脉所过，主治所及"，常用此穴治疗目疾，如《神应经·耳目部》载："目昏：头维、攒竹、睛明、目窗、百会、风府、风池、合谷、肝俞、肾俞、丝竹空。"《神应经·耳目部》载："迎风有泪：头维、睛明、临泣、风池。"现代解剖研究表明风池穴下分布着丰富的动静脉、神经及结缔组织，眼动脉与颈内动脉和脑膜中动脉密切相关，针刺风池穴改善脑部血液循环进而改善眼部血液循环，促进视功能的改善及恢复。在席弘针灸学派的影响下，当代著名中医眼科专家韦玉英常针刺眼周三穴（睛明穴、承泣穴、上明穴）联合风池穴治疗视神经萎缩等眼疾疑难杂症。

(三) 席弘针灸学派文献足少阳胆经腧穴运用原文

1.《神应经》

诸风部

(1) 不识人：水沟、临泣、合谷。

(2) 风眩：临泣、阳谷、腕骨、申脉。

(3) 中风：临泣、百会、肩井、肩髃、曲池、天井、间使、内关、合谷、风市、三里、解溪、昆仑、照海。

（4）凡患风痫疾发则僵仆在地：灸风池、百会。

（5）偏风半身不遂：肩髃、曲池、列缺、合谷、手三里、环跳、风市、三里、委中、绝骨、丘墟、阳陵泉、昆仑、照海。

（6）左瘫右痪：曲池、阳溪、合谷、中渚、三里、阳辅、昆仑。

（7）风痹：天井、尺泽、少海、委中、阳辅。

伤寒部

（8）寒热：风池、少海、鱼际、少冲、合谷、复溜、临泣、太白。

（9）伤寒汗不出：风池、鱼际、经渠（各泻）、二间。

（10）身热：陷谷、吕细（足寒至膝乃出针）、三里、复溜、侠溪、公孙、太白、委中、涌泉。

痰喘咳嗽部

（11）诸虚百损、五劳七伤、失情劳证：肩井、大椎、膏肓、脾俞、胃俞、肺俞、下脘、三里。

（12）呕吐：曲泽、通里、劳宫、阳陵、太溪、照海、太冲、大都、隐白、通谷、胃俞、肝俞。

诸般积聚部

（13）喘逆：神门、阴陵、昆仑、足临泣。

（14）咳逆：支沟、前谷、大陵、曲泉、三里、陷谷、然谷、行间、临泣、肺俞。

（15）咳逆无所出者：先取三里，后取太白。三里、鱼际、太溪、窍阴、肝俞。

腹痛胀满部

（16）腹胁满：阳陵、三里、上廉。

（17）心腹胀满：绝骨、内庭。

（18）腹坚大：三里、阴陵、丘墟、解溪、冲阳、期门、水分、神阙、膀胱俞。

心脾胃部

（20）胃热：悬钟。

心邪癫狂部

（20）癫疾：上星、百会、风池、曲池、尺泽、阳溪、腕骨、解溪、申脉、昆仑、商丘、然谷、通谷、承山（针三分速出，灸百壮）。

（21）瘛疭指掣：哑门、阳谷、腕骨、带脉。

霍乱部

(22) 霍乱转筋：支沟、关冲、阴陵、承山、阳辅、中封、解溪、丘墟、公孙、太白、大都。

疟疾部

(23) 疟疾振寒：上星、丘墟、陷谷。

(24) 久疟：中渚、商阳、丘墟。

肿胀部

(25) 水肿：列缺、腕骨、合谷、间使、阳陵、阴谷、三里、曲泉、解溪、陷谷、复溜、公孙、厉兑、冲阳、阴陵、胃俞、水分、神阙。

汗部

(26) 无汗：上星、哑门、风府、风池、支沟、经渠、大陵、阳谷、腕骨、前谷、中渚、液门、鱼际、合谷、中冲、少商、商阳、大都、委中、陷谷、厉兑、侠溪。

(27) 汗不出：曲泽、鱼际、少泽、上星、曲泉、复溜、昆仑、侠溪、窍阴。

痹厥部

(28) 身寒痹：曲池、列缺、环跳、风市、委中、商丘、中封、临泣。

(29) 风痹：尺泽、阳辅。

(30) 厥逆：阳辅、临泣、章门。如脉厥，灸间使，或针复溜。

(31) 痿厥：丘墟。

肠痔大便部

(32) 五痔：委中、承山、飞扬、阳辅、复溜、太冲、侠溪、气海、会阴、长强。

(33) 大便下重：承山、解溪、太白、带脉。

阴疝小便部

(34) 㿗癖膀胱小肠：燔针刺五枢、气海、三里、三阴交、气门（百壮）。

(35) 卒疝：丘墟、大敦、阴市、照海。

(36) 疝瘕：阴陵、太溪、丘墟、照海。

头面部

(37) 头风：上星、前顶、百会、阳谷、合谷、关冲、昆仑、侠溪。

(38) 颐颔肿：阳谷、腕骨、前谷、商阳、丘墟、侠溪、手三里。

头面部

(39) 头旋：目窗、百会、申脉、至阴、络却。

(40) 头目浮肿：目窗、陷谷。

(41)脑痛：上星、风池、脑空、天柱、少海。

(42)头痛：百会、上星、风府、风池、攒竹、丝竹空、小海、阳溪、大陵、后溪、合谷、腕骨、中冲、中渚、昆仑、阳陵。

(43)头强痛：颊车、风池、肩井、少海、后溪、前谷。

(44)偏正头风：百会、前顶、神庭、上星、丝竹空、风池、合谷、攒竹、头维。

(45)头风眩晕：合谷、丰隆、解溪、风池。垂手着两腿，灸虎口内。

(46)面肿：水沟、上星、攒竹、支沟、间使、中渚、液门、解溪、行间、厉兑、譩譆、天牖、风池。

耳目部

(47)目生翳：肝俞、命门、瞳子（在目外五分，得气乃泻）、合谷、商阳。

(48)耳鸣：百会、听会、听宫、耳门、络却、阳溪、阳谷、前谷、后溪、腕骨、中渚、液门。

(49)目翳膜：合谷、临泣、角孙、液门、后溪、中渚、睛明。

(50)白翳：临泣、肝俞。

(51)冷泪：睛明、临泣、风池、腕骨。

(52)目泪出：临泣、百会、液门、后溪、前谷、肝俞。

(53)目赤：目窗、大陵、合谷、液门、上星、攒竹、丝竹空。

(54)迎风有泪：头维、睛明、临泣、风池。

(55)目昏：头维、攒竹、睛明、目窗、百会、风府、风池、合谷、肝俞、肾俞、丝竹空。

(56)目眩：临泣、风府、风池、阳谷、中渚、液门、鱼际、丝竹空。

(57)眼痒眼疼：光明（泻）、五会。

(58)重听无所闻：耳门、风池、侠溪、翳风、听会、听宫。

(59)目赤肤翳：太渊、侠溪、攒竹、风池。

鼻口部

(60)鼻塞：上星、临泣、百会、前谷、厉兑、合谷、迎香。

(61)鼻衄：上星（灸二七壮）、绝骨、囟会。又一法：灸项后两筋间宛宛中。

胸背胁部

(62)腰背伛偻：风池、肺俞。

(63)腰背俱疼难转：天牖、风池、合谷、昆仑。

(64)胸膊闷：肩井。

(65)肩背酸疼：风门、肩井、中渚、支沟、后溪、腕骨、委中。

(66)胸胁痛：天井、支沟、间使、大陵、三里、太白、丘墟、阳辅。

(67)背痛：经渠、丘墟、鱼际、昆仑、京骨。

(68)胸连胁痛：期门（先针）、章门、丘墟、行间、涌泉。

(69)胸满：经渠、阳溪、后溪、三间、间使、阳陵、三里、曲泉、足临泣。

(70)缺盆肿：足临泣、太渊、商阳。

(71)胸胁满引腹：下廉、丘墟、侠溪、肾俞。

手足腰胁部

(72)脚筋短急、足沉重、鹤膝、历节风肿、恶风发不能起床：风池。

(73)手臂冷痛：肩井、曲池、下廉。

(74)肩膊烦疼：肩髃、肩井、曲池。

(75)腰痛难动：风市、委中、行间。

(76)脚膝痛：委中、三里、曲泉、阳陵、风市、昆仑、解溪。

(77)脚肿：承山、昆仑、然谷、委中、下廉、宽骨、风市。

(78)气脚：一风市（百壮或五十壮）、二伏兔（针三分，禁灸）、三犊鼻（五十壮）、四膝眼、五三里（百壮）、六上廉、七下廉（百壮）、八绝骨。

(79)腰痛：肩井、环跳、阴市、三里、委中、承山、阳辅、昆仑。

(80)腰脚痛：环跳、风市、阴市、委中、承山、昆仑、申脉。

(81)腿膝酸疼：环跳、阳陵、丘墟。

(82)风痹、脚麻木：环跳、风市。

(83)足麻痹：环跳、阴陵、阳陵、阳辅、太溪、至阴。

(84)髀枢痛：环跳、阳陵、丘墟。

(85)膝以上病：灸环跳、风市。

(86)脚气：肩井、膝眼、风市、足三里、承山、太冲、丘墟、行间。

(87)腋痛：少海、间使、少府、阳辅、丘墟、足临泣、申脉。

(88)腋下肿：阳辅、丘墟、临泣。

(89)足挛：肾俞、阳陵、阳辅、绝骨。

(90)足寒热：三里、委中、阳陵、复溜、然谷、行间、中封、大都、隐白。

(91)穿跟草鞋风：昆仑、丘墟、商丘、照海。

(92)足缓：阳陵、冲阳、太冲、丘墟。

(93)膝以下病：灸犊鼻、膝关、三里、阳陵。

(94)膝股肿：委中、三里、阳辅、解溪、承山。

(95)腰如坐水：阳辅。

(96)足踝以上病：灸三阴交、绝骨、昆仑。

(97)诸节皆痛：阳辅。

(98)足不能行：三里、曲泉、委中、阳辅、三阴交、复溜、冲阳、然谷、申脉、行间。

妇人部

(99)乳痛：下廉、三里、侠溪、鱼际、委中、足临泣、少泽。

(100)坠胎后手足如水、厥逆：肩井（针五分）。若又见闷乱，急针三里。

(101)胎衣不下：中极、肩井。

(102)月脉不调：气海、中极、带脉（一壮）、三阴交、肾俞。

(103)赤白带下：带脉、关元、气海、三阴交、白环俞（壮）、间使（三十壮）。

(104)小腹坚：带脉。

(105)月事不利：足临泣、三阴交、中极。

(106)乳肿痛：足临泣。

疮毒部

(107)遍身生疥癞：曲池、合谷、三里、绝骨、膝眼（灸二七壮）。

(108)痈疽发背：肩井、委中（以蒜片贴疮上灸。如不疼，灸至疼；疼，灸至不疼，愈多）。

(109)疔疮：生面上口角，灸合谷；生手上，灸曲池；生背上，灸肩井、三里、委中、行间、通里、小海、太冲、临泣。

(110)热风瘾疹：肩髃、曲池、曲泽、环跳、合谷、涌泉。

(111)瘰疬：少海（先推针皮上三十六息，推针入内，追核大小，勿出核，三十三下乃出针）、天池、章门、临泣、支沟、阳辅（百壮）、手三里、肩井（随年壮）。

(112)疥癣疮：曲池、支沟、阳溪、阳谷、大陵、合谷、后溪、委中、三里、阳辅、昆仑、行间、三阴交、百虫窠（即膝眼）。

(113)腋肿马疡：阳辅、太冲、足临泣。

2.《席弘赋》

(1)耳内蝉鸣腰欲折，膝下明存三里穴，若能补泻五会间，且莫向人容易说。

(2)耳聋气痞听会针,迎香穴泻功如神。

(3)冷风冷痹疾难愈,环跳腰间针与烧。

(4)脚痛膝肿针三里,悬钟二陵三阴交。

(5)最是阳陵泉一穴,膝间疼痛用针烧。

(6)睛明治眼未效时,合谷光明安可缺。

(7)但患伤寒两耳聋,金门听会疾如风。

(8)风府风池寻得到,伤寒百病一时消。

(9)更有三间肾俞妙,善除肩背浮风劳。若针肩井须三里,不刺之时气未调。

3.《长桑君天星秘诀歌》

(1)耳鸣腰痛先五会,次针耳门三里内。

(2)脚气酸疼肩井先,次寻三里阳陵泉。

(3)冷风湿痹针何处?先取环跳次阳陵。

4.《天元太乙歌》

(1)耳内蝉鸣腰欲折,膝下分明三里穴,若能补泻五会中,切莫逢人容易说。

(2)伤寒一日调风府,少阳二穴风池取,三五七日病过经,依此针之无不应。

(3)背脊俱疼针肩井,不泻三里令人闷,两臂并胛俱疼痛,金针一刺如圣神。

(4)脚膝疼痛委中宜,更兼挛急锋针施,阳陵泉穴如寻得,轻行健步疾如飞。

(5)头痛转筋鱼腹肚,又治背疽及便毒,再有妙穴阳陵泉,腿转筋急如神取。

(6)肠中疼痛阴陵沃,耳内蝉鸣听会招,更寻妙穴太溪是,医门行泻实为高。

(7)若是伤寒两耳聋,耳门听会疾如风。

(8)环跳能除腿股风,冷风膝痹症疾同,最好风池寻的穴,间使双刺有神功。

十二、足厥阴肝经腧穴选用特点

足厥阴肝经,起于大趾丛毛之际,最终连目系,上出额,与督脉会合于巅顶。本经单侧共有14穴,分别为大敦穴、行间穴、太冲穴、中封穴、蠡沟穴、中都穴、膝关穴、曲泉穴、阴包穴、足五里穴、阴廉穴、急脉穴、章门穴、期门穴。其中12穴分布于下肢内侧,2穴分布于腹、胸部。在《神应经》《席弘赋》《天元太乙歌》《长桑君天星秘诀歌》等席弘针灸学派著作中共使用了8个足厥阴肝经的腧穴,总使用频次为141次。单个腧穴具体使用频次由多到少依次为太冲穴(32次)、曲泉穴(24次)、行间穴(23次)、大敦穴(21次)、中封穴(14次)、期门穴(14次)、章门穴(11次)、膝关穴(2次),如图14所示。

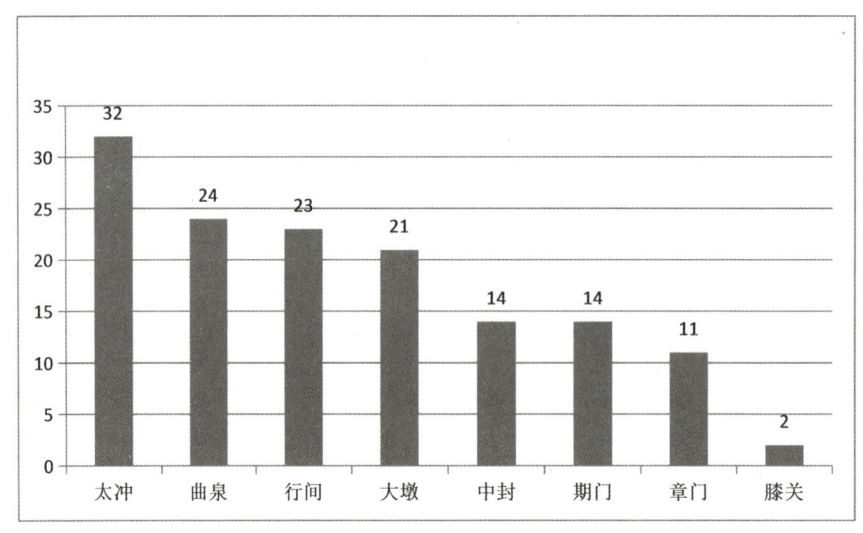

图14　足厥阴肝经腧穴使用频次图

(一)席弘针灸学派足厥阴肝经腧穴运用规律特点

1. 推崇根结标本理论

根结指十二经脉之气起始和归结的部位。标本指十二经脉之气集中和弥散的部位。二者均以十二经脉为主体,在奇经八脉的错综联系基础上阐述经络腧穴上下、内外的对应关系,强调了人体四肢与头身的密切联系,指出四肢远端的特定穴与头、胸、腹、背部腧穴的关系。大敦穴在四肢末端足大趾末节外侧,距趾甲角0.1寸,属足厥阴肝经五输穴之井穴、根结部位之根部。席弘针灸学派根据根结理论，善用此穴治疗疝气、阴痛、淋癃、痔疮等，如《神应经·阴疝小便部》载："卒疝：丘墟、大敦、阴市、照海。"《神应经·阴疝小便部》载："阴痛：太冲、大敦。"《长桑君天星秘诀歌》载："小肠气痛先长强，后刺大敦不要忙。"相关记载多达16条，在大敦穴总使用次数中的占比为76.19%。中封穴位于人体的足背侧，当足内踝前，商丘穴与解溪穴连线之间，胫骨前肌腱的内侧凹陷处，为足厥阴肝经五输穴之经穴、标本部位本部相应穴。席弘针灸学派根据标本理论，善用此穴治疗疝气、阴痿、梦遗失精等，如《神应经·阴疝小便部》载："癞疝：曲泉、中封、太冲、商丘。"《神应经·阴疝小便部》载："梦遗失精：曲泉（百壮）、中封、太冲、至阴、膈俞、脾俞、三阴交。"《神应经·阴疝小便部》载："阴痿丸骞：阴谷、阴交、然谷、中封、太冲。"《神应经·腹痛胀满部》载："脐痛：曲泉、中封、水分。"相关记载多达12条，在中封穴总使用次数中的占比为85.71%。由此可见，席弘针灸学派推崇根结标本理论。

2. 重视经脉起止腧穴

足厥阴肝经起于大敦穴，止于期门穴。席弘针灸学派重视足厥阴肝经经脉起止腧穴，其中大敦穴引用次数为21次，期门穴引用次数为14穴。且善用肝经起止腧穴激发和振奋经气，治疗急、难、危、重病证。如期门穴是足厥阴经的止穴，为肝之募穴，同时也是足太阴脾经、足厥阴肝经、阴维脉的交会穴。十二经气血运行始出于手太阴肺经之云门而终入于足厥阴肝经之期门，如是循环，故期门穴为气血归入之门户，因此，针刺期门穴可以调达气机，疏通伤寒表邪，席弘针灸学派针刺足厥阴肝经期门穴、任脉中脘穴以及手阳明大肠经上廉穴以降逆平喘治疗急证喘息不能行，《神应经·痰喘咳嗽部》载："喘息不能行：中脘、期门、上廉。"再如《长桑君天星秘诀歌》《天元太乙歌》《席弘赋》中均有运用期门穴治疗重证伤寒六七日的记载，《长桑君天星秘诀歌》"伤寒过经不出汗，期门通里先后看。"此外，还运用期门穴治疗危证难产，且强调针刺期门穴治疗难产时针尖宜向上，《席弘赋》载："期门穴主伤寒患，六日过经尤未汗，但向乳根二肋间，又治妇人生产难。"大敦穴为足厥阴肝经井穴，席弘针灸学派用其治疗危证昏迷不省人事，《神应经·心邪癫狂部》载："不省人事：三里、大敦。"《神应经·痹厥部》载："尸厥：列缺、中冲、金门、大都、内庭、厉兑、隐白、大敦。"

（二）席弘针灸学派足厥阴肝经重点腧穴解析

1. 太冲穴

太冲穴位于足背，第1、2 跖骨结合部之前凹陷处，为足厥阴肝经原穴、五输穴之输穴。该穴可平肝熄风、舒肝养血、清利下焦，治疗头痛、惊风、癫狂、痫证、眩晕；疝气、月经不调、癃闭、遗尿；胁痛、腹胀、黄疸、呕逆；咽痛嗌干、目赤肿痛；膝股内侧痛、足跗肿、下肢痿痹。席弘针灸学派重用此穴，使用次数为32次，位居厥阴肝经首位，主要用于生殖器泌尿类疾病和妇科疾病，如针刺太冲穴治疗妇人崩漏、阴挺出、阴茎痛，《神应经·妇人部》载："妇人漏下不止：太冲、三阴交。"《神应经·阴疝小便部》载："阴挺出：太冲、少府、照海、曲泉。"《神应经·阴疝小便部》载："阴茎痛：阴陵、曲泉、阴谷、行间、太冲、三阴交、大敦、太溪、肾俞、中极。"且席弘学派常将此穴配伍合谷穴使用，认为一气一血、一阳一阴、一升一降，相互为用，可增强治疗效果，如针刺合谷穴、太冲穴、三阴交穴治疗横生死胎，《神应经·妇人部》载："横生死胎：太冲、合谷、三阴交。"再如针刺太冲穴、合谷穴以行气止痛治疗手脚挛痛，《天元太乙歌》载："手挛脚背疼难忍，合谷仍须泻太冲。"现代针灸大家贺普仁认为太冲穴可疏肝解郁，常用此穴治疗木旺横逆、克犯脾土所致的胃脘疼痛。

2. 曲泉穴

曲泉穴在膝部，腘横纹内侧端，半腱肌肌腱内缘凹陷中，为足厥阴肝经五输穴之合穴。该穴可清利湿热、通调下焦，治疗月经不调，痛经，带下，阴挺，阴痒，产后腹痛；遗精，阳痿，疝气；小便不利；膝膑肿痛，下肢痿痹等。席弘针灸学派善用此穴治疗腹痛胀满类疾病、生殖器泌尿类疾病以及妇科疾病，如《神应经·腹痛胀满部》载："腹满：少商、阴市、三里、曲泉、昆仑、商丘、通谷、太白、大都、隐白、陷谷、行间。"《神应经·阴疝小便部》载："阴肿：曲泉、太溪、大敦、肾俞、三阴交。"《神应经·妇人部》载："血块：曲泉、复溜、足三里、气海、丹田、三阴交。"《席弘赋》载："若是七疝小腹痛，照海阴交曲泉针。又不应时求气海，关元同泻效如神。"《神应经·阴疝小便部》载："淋癃：曲泉、然谷、阴陵、行间、大敦、小肠俞、涌泉、气门（百壮）。"现代针灸医家田从豁受其影响，用平补平泻手法针刺曲泉穴、血海穴、三阴交穴、中极穴以清热利湿治疗慢性前列腺炎，治疗3次后，患者小便淋漓涩痛症状好转，尿色变淡，继续治疗，加脾俞穴、肾俞穴,治疗20次后,患者症状完全缓解,随访3年未复发。

(三)席弘针灸学派文献足厥阴肝经腧穴运用原文

1.《神应经》

诸风部

(1)口眼㖞:列缺、太渊、二间、申脉、内庭、<u>行间</u>、通谷、地仓、水沟、颊车、合谷。

(2)风劳:<u>曲泉</u>、膀胱俞(七壮)。

伤寒部

(3)腹寒热气:少冲、阴陵、商丘、<u>太冲</u>、三阴交、<u>行间</u>、隐白。

(4)不省人事:中渚、三里、<u>大敦</u>。

(5)秘塞:照海、<u>章门</u>。

(6)过期不解:<u>期门</u>。

痰喘咳嗽部

(7)唾血内损:鱼际(泻)、尺泽(补)、间使、神门、太渊、劳宫、<u>曲泉</u>、太溪、然谷、<u>太冲</u>、肺俞(百壮)、肝俞(三壮)、脾俞(三壮)。

(8)呕吐:曲泽、通里、劳宫、阳陵、太溪、照海、<u>太冲</u>、大都、隐白、通谷、胃俞、肝俞。

(9)噫气:神门、太渊、少商、劳宫、太溪、陷谷、太白、<u>大敦</u>。

(10)喘息不能行:中脘、<u>期门</u>、上廉。

诸般积聚部

(11)咳逆:支沟、前谷、大陵、曲泉、三里、陷谷、然谷、<u>行间</u>、临泣、肺俞。

(12)少气:间使、神门、大陵、少冲、三里、下廉、<u>行间</u>、然谷、至阴、肝俞、气海。

(13)奔豚气:<u>章门</u>、<u>期门</u>、中脘、巨阙、气海(百壮)。

(14)胁下积气:<u>期门</u>。

(15)胸腹膨胀气喘:合谷、三里、<u>期门</u>、乳根。

腹痛胀满部

(16)腹痛:内关、三里、阴谷、阴陵、复溜、太溪、昆仑、陷谷、<u>行间</u>、太白、中脘、气海、膈俞、脾俞、肾俞。

(17)腹满:少商、阴市、三里、<u>曲泉</u>、昆仑、商丘、通谷、太白、大都、隐白、陷谷、行间。

（18）脐痛：曲泉、中封、水分。

（19）腹胀：尺泽、阴市、三里、曲泉、阴谷、阴陵、商丘、公孙、内庭、太溪、太白、厉兑、隐白、膈俞、肾俞、中脘、大肠俞。

（20）小腹痛：阴市、承山、下廉、复溜、中封、大敦、小海、关元、肾俞（随年壮）。

（21）小腹胀满痛：中封、然谷、内庭、大敦。

（22）臌胀：复溜、中封、公孙、太白、水分、三阴交。

（23）腹坚大：三里、阴陵、丘墟、解溪、冲阳、期门、水分、神阙、膀胱俞。

（24）胸腹膨胀气鸣：合谷、三里、期门。

心脾胃部

（25）不嗜食：中封、然谷、内庭、厉兑、隐白、阴陵泉、肺俞、脾俞、胃俞、小肠俞。

（26）脾寒：三间、中渚、液门、合谷、商丘、三阴交、中封、照海、陷谷、太溪、至阴、腰阳关。

（27）心惊恐：曲泽、天井、灵道、神门、大陵、鱼际、二间、液门、少冲、百会、厉兑、通谷、巨阙、章门。

心邪癫狂部

（28）癫狂：曲池、小海、少海、间使、阳溪、大陵、合谷、鱼际、腕骨、神门、液门、冲阳、行间、京骨、肺俞（百壮）。

（29）癫痫：攒竹、天井、小海、神门、金门、商丘、行间、通谷、心俞（百壮）、后溪、鬼眼（四穴，在手大指、足大趾内侧爪甲角，其艾炷半在爪上，半在肉上，三壮极妙）。

（30）不省人事：三里、大敦。

霍乱部

（31）霍乱转筋：支沟、关冲、阴陵、承山、阳辅、中封、解溪、丘墟、公孙、太白、大都。

肿胀部

（32）黄疸：百劳、腕骨、三里、涌泉、中脘、膏肓、大陵、劳宫、太溪、中封、然谷、太冲、复溜、脾俞。

（33）浑身浮肿：曲池、合谷、三里、内庭、行间、三阴交。

(34)水肿:列缺、腕骨、合谷、间使、阳陵、阴谷、三里、曲泉、解溪、陷谷、复溜、公孙、厉兑、冲阳、阴陵、胃俞、水分、神阙。

(35)鼓胀:复溜、公孙、中封、太白、水分。

(36)伤饱身黄:章门。

汗部

(37)汗不出:曲泽、鱼际、少泽、上星、曲泉、复溜、昆仑、侠溪、窍阴。

(38)自汗:曲池、列缺、少商、昆仑、冲阳、然谷、大敦、涌泉。

痹厥部

(39)四肢厥:尺泽、小海、支沟、前谷、三里、三阴交、曲泉、照海、太溪、内庭、行间。

(40)尸厥:列缺、中冲、金门、大都、内庭、厉兑、隐白、大敦。

(41)身寒痹:曲池、列缺、环跳、风市、委中、商丘、中封、临泣。

(42)厥逆:阳辅、临泣、章门。如脉厥,灸间使,或针复溜。

肠痔大便部

(43)溏泄:太冲、神阙、三阴交。

(44)痢疾:曲泉、太溪、太冲、丹田、脾俞、小肠俞。

(45)便血:承山、复溜、太冲、太白。

(46)大便不通:承山、太溪、照海、太冲、小肠俞、太白、章门、膀胱俞。

(47)五痔:委中、承山、飞扬、阳辅、复溜、太冲、侠溪、气海、会阴、长强。

(48)泻泄:曲泉、阴陵、然谷、束骨、隐白、三焦俞、中脘、天枢、脾俞、肾俞、大肠俞。

(49)肠鸣:三里、陷谷、公孙、太白、章门、三阴交、水分、神阙、胃俞、三焦俞。

(50)闭塞:照海、太白、章门。

阴疝小便部

(51)癫疝:曲泉、中封、太冲、商丘。

(52)阴痛:太冲、大敦。

(53)阴茎痛:阴陵、曲泉、阴谷、行间、太冲、三阴交、大敦、太溪、肾俞、中极。

(54)梦遗失精:曲泉(百壮)、中封、太冲、至阴、膈俞、脾俞、三阴交。

(55)遗溺:神门、鱼际、太冲、大敦、关元。

(56) 阴痿丸骞：阴谷、阴交、然谷、中封、太冲。

(57) 阴挺出：太冲、少府、照海、曲泉。

(58) 淋癃：曲泉、然谷、阴陵、行间、大敦、小肠俞、涌泉、气门（百壮）。

(59) 疝癖：太溪、三里、阴陵、曲泉、脾俞、三阴交。

(60) 阴肿：曲泉、太溪、大敦、肾俞、三阴交。

(61) 卒疝：丘墟、大敦、阴市、照海。

(62) 偏坠木肾：归来、大敦、三阴交。

(63) 阴肾偏大，小便数或阴入腹：大敦。

(64) 小便不禁：承浆、阴陵、委中、太冲、膀胱俞、大敦。

头面部

(65) 面肿：水沟、上星、攒竹、支沟、间使、中渚、液门、解溪、行间、厉兑、噫嘻、天牖、风池。

鼻口部

(66) 消渴：水沟、承浆、金津、玉液、曲池、劳宫、太冲、行间、商丘、然谷、隐白（百日以上者，切不可灸）。

胸背胁部

(67) 胸满：经渠、阳溪、后溪、三间、间使、阳陵、三里、曲泉、足临泣。

(68) 胁满：章门。

(69) 胸烦：期门。

(70) 胸满血膨有积块，霍乱，肠鸣，善噫：三里、期门（向外刺二寸，不补不泻）。

(71) 胸连胁痛：期门（先针）、章门、丘墟、行间、涌泉。

手足腰腋部

(72) 足缓：阳陵、冲阳、太冲、丘墟。

(73) 腰痛难动：风市、委中、行间。

(74) 挫闪腰疼、胁肋痛：尺泽、曲池、合谷、手三里、阴陵、阴交、行间、足三里。

(75) 足寒热：三里、委中、阳陵、复溜、然谷、行间、中封、大都、隐白。

(76) 足不能行：三里、曲泉、委中、阳辅、三阴交、复溜、冲阳、然谷、申脉、行间。

(77) 脚膝痛：委中、三里、曲泉、阳陵、风市、昆仑、解溪。

(78)两膝红肿痛:膝关、委中、三里、阴市。

(79)膝以下病:灸犊鼻、膝关、三里、阳陵。

(80)脚气:肩井、膝眼、风市、足三里、承山、太冲、丘墟、行间。

妇人部

(81)血崩:气海、大敦、阴谷、太冲、然谷、三阴交、中极。

(82)难产:合谷(补)、三阴交(泻)、太冲。

(83)横生死胎:太冲、合谷、三阴交。

(84)经脉过多:通里、行间、三阴交。

(85)阴挺出:曲泉、照海、大敦。

(86)血块:曲泉、复溜、足三里、气海、丹田、三阴交。

(87)产后诸病:期门。

(88)妇人漏下不止:太冲、三阴交。

小儿部

(89)卒疝:太冲。

(90)肾胀偏坠:关元(灸三七壮)、大敦(七壮)。

疮毒部

(91)腋肿马疡:阳辅、太冲、足临泣。

(92)疔疮:生面上口角,灸合谷;生手上,灸曲池;生背上,灸肩井、三里、委中、行间、通里、小海、太冲、临泣。

(93)疥癣疮:曲池、支沟、阳溪、阳谷、大陵、合谷、后溪、委中、三里、阳辅、昆仑、行间、三阴交、百虫窠(即膝眼)。

(94)瘰疬:少海(先推针皮上三十六息,推针入内,追核大小,勿出核,三十三下乃出针)、天池、章门、临泣、支沟、阳辅(百壮)、手三里、肩井(随年壮)。

2.《席弘赋》

(1)手连肩脊痛难忍,合谷针时要太冲。曲池两手不如意,合谷下针宜仔细。

(2)咽喉最急先百会,太冲照海及阴交。

(3)脚痛膝肿针三里,悬钟二陵三阴交。更向太冲须引气,指头麻木自轻飘。

(4)若是七疝小腹痛,照海阴交曲泉针。又不应时求气海,关元同泻效如神。

（5）小便不禁关元好，大便闭涩大敦烧。

（6）期门穴主伤寒患，六日过经尤未汗，但向乳根二肋间，又治妇人生产难。

3.《长桑君天星秘诀歌》

（1）小肠气痛先长强，后刺大敦不要忙。

（2）伤寒过经不出汗，期门通里先后看。

4.《天元太乙歌》

（1）腰腹胀满治何难，三里腨肚针承山，更向太冲行补泻，指头麻木一时安。

（2）手挛脚背疼难忍，合谷仍须泻太冲。

（3）期门穴生伤寒患，七日过经尤未汗，但于乳下双肋间，刺入四分人力健。

十三、督脉腧穴选用特点

《难经·二十八难》曰："督脉者，起于下极之输，并于脊里，上至风府，入属于脑。"本经共29个腧穴，分别为长强穴、腰俞穴、腰阳关穴、命门穴、悬枢穴、脊中穴、中枢穴、筋缩穴、至阳穴、灵台穴、神道穴、身柱穴、陶道穴、大椎穴、哑门穴、风府穴、脑户穴、强间穴、后顶穴、百会穴、前顶穴、囟会穴、上星穴、神庭穴、素髎穴、水沟穴（又名人中穴）、兑端穴、龈交穴、印堂穴，其中2穴分布于骶尾部、11穴分布于腰背部、3穴分布于项部、8穴分布于头部、5穴分布于面部。席弘针灸学派重视督脉腧穴的运用，在《神应经》《席弘赋》《天元太乙歌》《长桑君天星秘诀歌》等席弘针灸学派著作中共使用了16个督脉腧穴，总使用频次为125次。单个腧穴具体使用频次由多到少依次为百会穴（38次）、上星穴（20次）、风府穴（19次）、水沟穴（11次）、大椎穴（8次）、长强穴（6次）、哑门穴（5次）、前顶穴（5次）、腰俞穴（3次）、囟会穴（2次）、神庭穴（2次）、筋缩穴（1次）、腰阳关穴（1次）、命门穴（1次）、后顶穴（1次）、印堂穴（1次），如下图15所示。

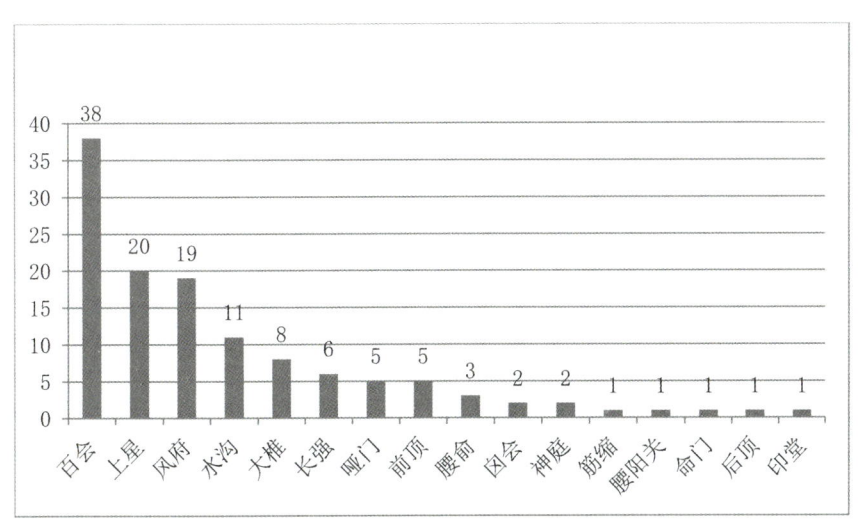

图 15　督脉腧穴使用频次图

(一)席弘针灸学派督脉腧穴运用规律特点

1. 重视气街四海理论

百会穴为百脉交汇之处,贯达全身;头为诸阳之会,百脉之宗,故百会穴为全身经脉之气会聚之所,能通达周身阴阳脉络,贯穿周身经穴。百会穴、风府穴属于督脉经穴,督脉循行路线连及大脑。"气街"理论认为"头气有街""气在头者,止之于脑",又"四海"理论认为"脑为髓海","胃流津液渗入骨空,变而为髓,头中最多,故为海也,是肾所生,其气上输脑盖百会之穴,下输风府也"。综上所述,百会穴、风府穴与大脑有密切关联,是调节大脑功能的重要穴位。《灵枢·海论》云:"髓海有余,则轻劲多力,自过其度;髓海不足,则脑转耳鸣,胫酸眩晕,目无所见,懈怠安卧。"故针灸百会穴、风府穴可醒脑开窍、健脑补髓。席弘针灸学派重视气街、四海理论,重用百会穴、风府穴,相关著作中使用百会穴 39 穴次、风府穴 19 穴次,分别位于督脉腧穴使用次数的第一位和第三位。如使用百会穴治疗神志疾病风痫,《神应经·诸风部》载:"风痫:神庭、百会、前顶、涌泉、丝竹空、神阙(一壮)、鸠尾(三壮)。"艾灸风府穴治疗马痫,《神应经·小儿部》载:"马痫:仆参(二穴各三壮)。又法:风府、脐中(各三壮)。"此外还联合运用百会穴、风府穴治疗头痛、目昏,如《神应经·头面部》载:"头痛:百会、上星、风府、风池、攒竹、丝竹空、小海、阳溪、大陵、后溪、合谷、腕骨、中冲、中渚、昆仑、阳陵。"《神应经·耳目部》载:"目昏:头维、攒竹、睛明、目窗、百会、风府、风池、合谷、肝俞、肾俞、丝竹空。"

2. 同病异治谨守病机

席弘针灸学派精湛的针灸学术思想不仅表现在对穴位的选取和针刺手法的精益求精上,也表现在治病求本方面,其常针对相同的病症、不同的病机特点采用迥然不同的治疗方案。如席弘针灸学派选用督脉上星穴、百会穴、前顶穴以及阳明大肠经合谷穴、太阳膀胱经昆仑穴等治疗头风,《神应经·头面部》载:"头风:上星、前顶、百会、阳谷、合谷、关冲、昆仑、侠溪。"但如果是偏正头风,则选用督脉上星穴、百会穴、前顶穴、神庭穴配伍少阳胆经风池穴、少阳三焦经丝竹空穴、太阳膀胱经攒竹穴以及多气多血的阳明经合谷穴、头维穴治疗,《神应经·头面部》载:"偏正头风:百会、前顶、神庭、上星、丝竹空、风池、合谷、攒竹、头维。"若头风牵引脑顶痛,则选用督脉上星穴、百会穴以及多气多血的阳明经合谷穴治疗,《神应经·头面部》载:"头风牵引脑顶痛:上星、百会、合谷。"再如其选用督脉长强穴、膀胱经承山穴治疗痔疮,若五痔则针刺长强穴、承山穴、委中穴、飞扬穴等,《神应经·肠痔大便部》载:"五痔:委中、承山、飞扬、阳辅、复溜、太冲、侠溪、气海、会阴、长强。"若为慢性痔疮,则针刺长强穴、承山穴、二白穴治疗,《神应经·肠痔大便部》载:"久痔:二白(在掌后四寸)、承山、长强。"由此可见,席弘针灸学派对相同的病症,若病机不同则选用不同的腧穴治疗。

(二)席弘针灸学派督脉重点腧穴解析

1. 上星穴

上星穴位于头部,当前发际正中直上1寸。由于此穴在前头顶部正中,如同天目,为阳精所聚,是人与天的神气相通之处,天气从鼻入于肺,因此本穴是鼻窍通于天气之处,是治疗鼻病的要穴。此外,上星穴为十三鬼穴之鬼堂,可用于治疗癫狂等神志疾病。席弘针灸学派用此穴治疗神志疾病,《神应经·心邪癫狂部》中详细记载运用上星穴治疗鬼邪的方法,"鬼邪:间使。仍针后十三穴……第十三鬼封(舌下一寸缝)。根据次而行,针灸并备主之。"此外,席弘针灸学派还艾灸上星穴,针刺绝骨穴、囟会穴治疗鼻衄,《神应经·鼻口部》载:"鼻衄:上星(灸二七壮)、绝骨、囟会。又一法:灸项后两筋间宛宛中。"针刺上星穴、水沟穴、风府穴治疗鼻流清涕,《神应经·鼻口部》载:"鼻流清涕:人中、上星、风府。"现代针灸医家肖少卿受其影响,针刺上星穴、少商穴、尺泽穴治疗肺热鼻衄,其中少商穴点刺放血;合谷穴、上星穴、尺泽穴用毫针针刺,泻法,留针15分钟,鼻衄即止。次日患者鼻中未出血,再针1次以巩固疗效,3个月后随访,未见复发。

2. 水沟穴

水沟穴在面部,当人中沟的上1/3与中1/3交点处,属督脉,为手足阳明经交会穴。本穴可交通阴阳,疏通三焦元真之气的运行,治疗昏迷、晕厥、暑病、癫狂、痫证、急慢惊风;鼻塞、鼻衄、风水面肿、齿痛、牙关紧闭;黄疸、消渴、霍乱、温疫;脊膂强痛、挫闪腰疼。席弘针灸学派常用此穴治疗神志疾病和头面五官病,如针刺水沟穴、临泣穴、合谷穴治疗中风不识人,《神应经·诸风部》载:"不识人:水沟、临泣、合谷。"针刺百会穴、水沟穴治疗喜哭,《神应经·心邪癫狂部》载:"喜哭:百会、水沟。"针刺水沟穴、列缺穴、阳溪穴、大陵穴治疗喜笑,《神应经·心邪癫狂部》:"喜笑:水沟、列缺、阳溪、大陵。"针刺水沟穴、太渊穴、太溪穴治疗上牙痛,《神应经·鼻口部》载:"上牙疼:人中、太渊、吕细。灸臂上起肉中五壮。"现代针灸大家郑魁山认为水沟穴为任督二脉交会穴,为阴阳交接之处,针刺此穴可以调和阴阳气血、醒脑开窍,治疗夏季暑热壅遏、经络阻滞的中暑。其先向上斜刺水沟穴,针尖刺抵鼻中隔,用泻法,以泪出为度;用点刺法针刺承浆穴、十宣穴,使出血。针后神志清醒,口唇指甲青紫好转。又用平补平泻法针合谷穴、足三里穴,留针20分钟,寒战、手足冰凉、胸腹灼热等中暑症状逐渐减轻。饮4杯温开水,休息1小时后即愈。

(三)席弘针灸学派文献督脉腧穴运用原文

1.《神应经》

诸风部

(1)吐涎:丝竹空、百会。

(2)风痫:神庭、百会、前顶、涌泉、丝竹空、神阙(一壮)、鸠尾(三壮)。

(3)风痊:百会(三壮)、肝俞(三壮)、脾俞(三壮)、肾俞(年为壮)、膀胱俞。

(4)中风:临泣、百会、肩井、肩髃、曲池、天井、间使、内关、合谷、风市、三里、解溪、昆仑、照海。

（5）凡患风痫疾发则僵仆在地：灸风池、百会。

（6）脊反折：哑门、风府。

（7）不识人：水沟、临泣、合谷。

（8）口眼㖞：列缺、太渊、二间、申脉、内庭、行间、通谷、地仓、水沟、颊车、合谷。

（9）惊痫：尺泽（一壮）、少冲、前顶、束骨。

伤寒部

（10）呕哕：百会、曲泽、间使、劳宫、商丘。

痰喘咳嗽部

（11）诸虚百损、五劳七伤、失情劳证：肩井、大椎、膏肓、脾俞、胃俞、肺俞、下脘、三里。

诸般积聚部

（12）心气痛连胁：百会、上脘、支沟、大陵、三里。

（13）心下如杯：中脘、百会。

心脾胃部

（14）思虑过多、无心力、忘前失后：灸百会。

（15）心惊恐：曲泽、天井、灵道、神门、大陵、鱼际、二间、液门、少冲、百会、厉兑、通谷、巨阙、章门。

（16）嗜卧：百会、天井、三间、二间、太溪、照海、厉兑、肝俞。

（17）食气饮食间食臭：百会、少商、三里，灸膻中。

（18）脾寒：三间、中渚、液门、合谷、商丘、三阴交、中封、照海、陷谷、太溪、至阴、腰阳关。

心邪癫狂部

（19）癫疾：上星、百会、风池、曲池、尺泽、阳溪、腕骨、解溪、申脉、昆仑、商丘、然谷、通谷、承山（针三分速出，灸百壮）。

（20）多言：百会。

（21）喜哭：百会、水沟。

（22）瘛惊：百会、解溪。

（23）目妄视：风府。

（24）狂走：风府、阳谷。

（25）喜笑：水沟、列缺、阳溪、大陵。

(26) 中恶不省：水沟、中脘、气海。

(27) 癫疾：前谷、后溪、水沟、解溪、金门、申脉。

(28) 瘛疭指掣：哑门、阳谷、腕骨、带脉。

(29) 鬼邪：间使。仍针后十三穴：第一鬼宫（即人中穴），第二鬼信（手大指爪甲下入三分），第三鬼垒（足爪甲下入肉二分），第四鬼心（即太渊穴入半寸）……第五鬼路（即申脉穴，火针七，二三下），第六鬼枕（大椎上入发际一寸），第七鬼床（耳前发际穴），第八鬼市（即承浆穴），第九鬼宫（即劳宫穴），第十鬼堂（即上星，火针七），第十一鬼藏（阴下缝，灸三壮），第十二鬼臣（即曲池，火针），第十三鬼封（舌下一寸缝）。根据次而行，针灸并备主之。

疟疾部

(30) 疟疾：百会、经渠、前谷。

(31) 疟疾振寒：上星、丘墟、陷谷。

(32) 温疟：中脘、大椎。

(33) 脾寒发疟：大椎、间使、乳根。

(34) 疟：腰俞。

肿胀部

(35) 红瘅：百会、曲池、合谷、三里、委中。

汗部

(36) 无汗：上星、哑门、风府、风池、支沟、经渠、大陵、阳谷、腕骨、前谷、中渚、液门、鱼际、合谷、中冲、少商、商阳、大都、委中、陷谷、厉兑、侠溪。

(37) 汗不出：曲泽、鱼际、少泽、上星、曲泉、复溜、昆仑、侠溪、窍阴。

肠痔大便部

(38) 脱肛：百会、尾窍（七壮）、脐中（随年壮）。

(39) 五痔：委中、承山、飞扬、阳辅、复溜、太冲、侠溪、气海、会阴、长强。

(40) 久痔：二白（在掌后四寸）、承山、长强。

头面部

(41) 头痛：百会、上星、风府、风池、攒竹、丝竹空、小海、阳溪、大陵、后溪、合谷、腕骨、中冲、中渚、昆仑、阳陵。

(42) 头风：上星、前顶、百会、阳谷、合谷、关冲、昆仑、侠溪。

(43) 头风牵引脑顶痛：上星、百会、合谷。

(44) 偏正头风：百会、前顶、神庭、上星、丝竹空、风池、合谷、攒竹、头维。

（45）头项俱痛：<u>百会</u>、<u>后顶</u>、合谷。

（46）头旋：目窗、<u>百会</u>、申脉、至阴、络却。

（47）脑痛：<u>上星</u>、风池、脑空、天柱、少海。

（48）面肿：<u>水沟</u>、<u>上星</u>、攒竹、支沟、间使、中渚、液门、解溪、行间、厉兑、譩譆、天牖、风池。

（49）头肿：<u>上星</u>、<u>前顶</u>、大陵（出血）、公孙。

（50）头痛项强重不能举、脊反折不能反顾：承浆（先泻后补）、<u>风府</u>。

（51）头项强急：<u>风府</u>。

（52）头目眩疼、皮肿生白屑：灸<u>囟会</u>。

（53）醉后头风：<u>印堂</u>、攒竹、三里。

咽喉部

（54）咽痛：<u>风府</u>。

耳目部

（55）耳鸣：<u>百会</u>、听会、听宫、耳门、络却、阳溪、阳谷、前谷、后溪、腕骨、中渚、液门。

（56）目泪出：临泣、<u>百会</u>、液门、后溪、前谷、肝俞。

（57）目昏：头维、攒竹、睛明、目窗、<u>百会</u>、<u>风府</u>、风池、合谷、肝俞、肾俞、丝竹空。

（58）目赤：目窗、大陵、合谷、液门、<u>上星</u>、攒竹、丝竹空。

（59）目痛：阳溪、二间、大陵、三间、前谷、<u>上星</u>。

（60）睛痛：内庭、<u>上星</u>。

（61）目眩：临泣、<u>风府</u>、风池、阳谷、中渚、液门、鱼际、丝竹空。

（62）目生翳：肝俞、<u>命门</u>、瞳子（在目外五分，得气乃泻）、合谷、商阳。

鼻口部

（63）鼻塞：<u>上星</u>、临泣、<u>百会</u>、前谷、厉兑、合谷、迎香。

（64）久病流涕不禁：<u>百会</u>（灸）。

（65）衄血：<u>风府</u>、曲池、合谷、三间、二间、后溪、前谷、委中、申脉、昆仑、厉兑、<u>上星</u>。

（66）鼻流清涕：<u>人中</u>、<u>上星</u>、风府。

（67）脑泻鼻中臭涕出：曲差、<u>上星</u>。

（68）鼻衄：<u>上星</u>（灸二七壮）、绝骨、<u>囟会</u>。又一法：灸项后两筋间宛宛中。

(69)齆鼻:风府、二间、迎香。

(70)舌缓:太渊、合谷、冲阳、内庭、昆仑、三阴交、风府。

(71)消渴:水沟、承浆、金津、玉液、曲池、劳宫、太冲、行间、商丘、然谷、隐白(百日以上者,切不可灸)。

(72)唇动如虫行:水沟。

(73)口眼:颊车、水沟、列缺、太渊、合谷、二间、地仓、丝竹空。

(74)上牙疼:人中、太渊、吕细。灸臂上起肉中五壮。

(75)舌强:哑门、少商、鱼际、二间、中冲、阴谷、然谷。

胸背胁部

(76)背膊项急:大椎。

(77)脊强浑身痛不能转侧:哑门。

(78)腰背强直不能转侧:腰俞、肺俞。

手足腰腋部

(79)腰脊强痛:腰俞、委中、涌泉、小肠俞、膀胱俞。

小儿部

(80)大小五痫:水沟、百会、神门、金门、昆仑、巨阙。

(81)风痫、目带上:百会、昆仑、丝竹空。

(82)脱肛:百会、长强。

(83)角弓反张:百会。

(84)赤游风:百会、委中。

(85)夜啼:百会(三壮)。

(86)马痫:仆参(二穴各三壮)。又法:风府、脐中(各三壮)。

(87)牛痫:鸠尾(三壮)。又法:鸠尾、大椎(各三壮)。

(88)羊痫:九椎下节间(灸三壮)。又法:大椎上(三壮)。

2.《席弘赋》

(1)咽喉最急先百会,太冲照海及阴交。

(2)小儿脱肛患多时,先灸百会次鸠尾。

(3)风府风池寻得到,伤寒百病一时消。

(4)阳明二日寻风府,呕吐还须上脘疗。

(5)从来风府最难针,却用工夫度浅深,倘若膀胱气未散,更宜三里穴中寻。

(6)人中治癫功最高,十三鬼穴不须饶,水肿水分兼气海,皮内随针气自消。

(7)大杼若连长强寻,小肠气痛即行针。

3.《长桑君天星秘诀歌》

小肠气痛先长强,后刺大敦不要忙。

4.《天元太乙歌》

(1)伤寒一日调风府,少阳二穴风池取,三五七日病过经,依此针之无不应。

(2)大椎若连长强取,小肠气疼立可愈,气冲妙手要推寻,管取神针人见许。

十四、任脉腧穴选用特点

《素问·骨空论》载:"任脉者,起于中极之下,以上毛际,循腹里,上关元,至咽喉,上颐,循面,入目。"本经单侧共有24穴,分别为会阴穴、曲骨穴、中极穴、关元穴、石门穴、气海穴、阴交穴、神阙穴、水分穴、下脘穴、建里穴、中脘穴、上脘穴、巨阙穴、鸠尾穴、中庭穴、膻中穴、玉堂穴、紫宫穴、华盖穴、璇玑穴、天突穴、廉泉穴、承浆穴,其中1穴位于会阴部、21穴分布于胸腹部、1穴位于咽喉、1穴位于面部。席弘针灸学派重视任脉腧穴的运用,在《神应经》《席弘赋》《天元太乙歌》《长桑君天星秘诀歌》等席弘针灸学派著作中共使用了17个任脉腧穴,总使用频次为143次。单个腧穴具体使用频次由多到少依次为气海穴(22次)、关元穴(16次)、中脘穴(15次)、水分穴(13次)、神阙穴(11次)、承浆穴(10次)、中极穴(9次)、鸠尾穴(9次)、巨阙穴(8次)、膻中穴(8次)、天突穴(5次)、阴交穴(3次)、上脘穴(4次)、璇玑穴(3次)、下脘穴(2次)、廉泉穴(1次)、中庭穴(1次)、会阴穴(1次),如图16所示。

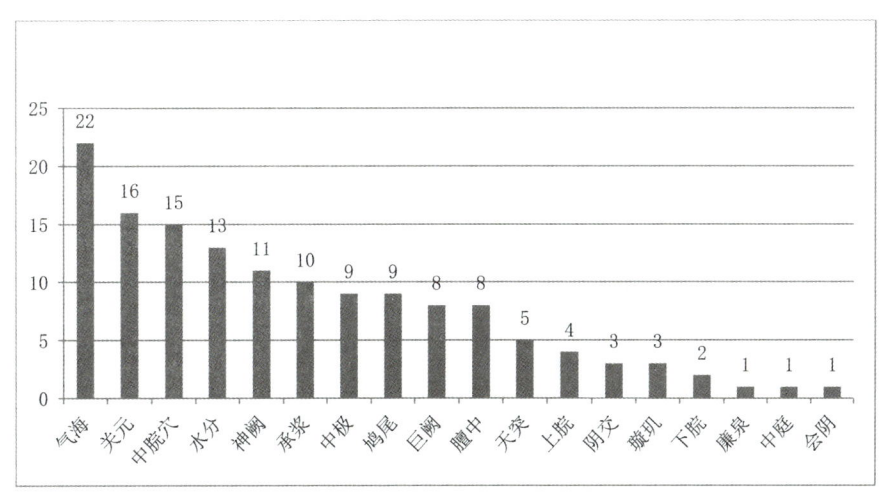

图 16 任脉腧穴使用频次图

(一)席弘针灸学派任脉腧穴运用规律特点

1. 选穴精简多单穴

席弘针灸学派不仅广泛运用任脉腧穴治疗中风虚脱、下焦病、神志病、脏腑病、妇科病等各类病症,而且相较于其他经脉的选穴,该经选穴多精简,如针刺水分穴、神阙穴、气海穴以通络止痛治疗绕脐痛,《神应经·腹痛胀满部》载:"绕脐痛:水分、神阙、气海。"针刺任脉神阙穴、水分穴及手阳明大肠经三间穴以化湿止泻治疗肠鸣泄泻,《神应经·肠痔大便部》载:"肠鸣而泄:神阙、水分、三间。"针刺任脉中极穴及足少阳胆经肩井穴以行气活血,促使胎盘娩出,治疗胎衣不下,《神应经·妇人部》:"胎衣不下:中极、肩井。"此外,席弘针灸学派还注重单穴的运用。如单用关元穴以利尿通淋治疗转胞不尿、淋沥,《神应经·阴疝小便部》载:"转胞不尿,淋沥:关元。"单用中脘穴以健脾消食治疗心痛食不化,《神应经·心脾胃部》:"心痛食不化:中脘。"初步统计,席弘针灸学派相关著作中共有123个病症运用任脉腧穴,其中18个病症单用任脉腧穴治疗,占比为14.63%;58个病症选用1~5个腧穴治疗,占比为47.15%,由此可见席弘针灸学派选用任脉腧穴治疗疾病时,多选穴精简,注重单穴的运用。

2. 重视艾灸获神效

艾灸是我国古代劳动人民在与疾病长期斗争的过程中创造和发展起来

的一种外治疗法,与中药、针刺并列为祖国医学的三大重要组成部分,为中华民族的繁衍昌盛作出了巨大的贡献。席弘针灸学派作为我国历史上重要的针灸学派,常根据病情需要进行艾灸。如针刺手太阴肺经少商穴和艾灸任脉天突穴以降逆止咳,治疗慢性咳嗽,《神应经·诸般积聚部》载:"久病咳:少商、天突(灸三壮)。"针刺手太阳小肠经少泽穴和艾灸任脉膻中穴以益气养血、通络下乳治疗乳汁偏少,《神应经·妇人部》:"无乳:膻中(灸)、少泽。"单灸中庭穴以宽胸理气、降逆止呕治疗小儿吐乳,《神应经·小儿部》载:"吐乳:灸中庭(在膻中下六分)。"单灸承浆穴治疗牙疳蚀烂生疮,《神应经·鼻口部》载:"牙疳蚀烂生疮:承浆。"并生动描述艾炷大小如筷子头一般,详细记载艾灸剂量为七壮,"炷如小箸头大,灸七壮"。初步统计,席弘针灸学派123个运用任脉腧穴的针灸处方中,共有30个处方选用灸法治疗,占比为24.39%,其中23个处方单用灸法治疗,占比为18.70%,由此可见席弘针灸学派选用任脉腧穴治疗疾病时,重视艾灸。

(二)席弘针灸学派任脉重点腧穴解析

1. 气海穴

气海穴出自《针灸甲乙经》,位于下腹部,前正中线上,当脐中下1.5寸,为肓之原穴。该穴主一身气机,有疏导任脉、调一身之气的功效,因此与气密切相关及虚弱的疾病,均可取气海穴,故席弘针灸学派重用此穴治疗气机类疾病及妇科疾病,如针刺气海穴治疗梅核气,《神应经·诸般积聚部》载:"气块冷气、一切气痰:气海。"单用气海穴以行气止痛治疗小腹胀痛,《神应经·腹痛胀满部》载:"小腹胀痛:气海。"针刺气海穴、关元穴治疗产后恶露不止,《神应经·妇人部》载:"因产恶露不止:气海、关元。"针刺气海穴、神阙穴、足三里穴、三阴交穴等以活血化瘀治疗妇科经行血块,《神应经·妇人部》载:"血块:曲泉、复溜、足三里、气海、丹田、三阴交。"此外,席弘针灸学派还重视气海穴养生、保健的功效,用气海穴、中极穴、三阴交穴等治疗经期同房而致的日渐羸瘦、寒热往来,《神应经·妇人部》载:"妇人经事正行,与男子交,日渐羸瘦,寒热往来,经血相竞:百劳、肾俞、风门、中极、气海、三阴交。"

2. 中脘穴

中脘穴在上腹部,前正中线上,当脐中上4寸。中脘穴最早见于晋代皇甫谥《针灸甲乙经》,该穴为胃之募、腑之会,可疏利中焦气机、补中益气,治疗一切腑病。席弘针灸学派重用此穴,用其治疗脾胃功能失调而引起的胃炎、呃逆、泄泻等,如针刺中脘穴、天枢穴、脾俞穴、肾俞穴治疗泻泄,《神应经·肠痔大便部》载:"泻泄:曲泉、阴陵、然谷、束骨、隐白、三焦俞、中脘、天枢、脾俞、肾俞、大肠俞。"针刺中脘穴、下脘穴、足三里穴治疗翻胃,《神应经·心脾胃部》载:"翻胃:先取下脘后取三里(泻)、胃俞、膈俞(百壮)、中脘、脾俞。"此外,席弘针灸学派还用此穴治疗胃失和降、心神不安而致的心悸,肝胆不利导致的黄疸、疟疾,如针刺中脘穴、大椎穴以祛邪截疟、和肝利胆治疗疟疾,《神应经·疟疾部》载:"温疟:中脘、大椎。"针刺中脘穴、涌泉穴、膏肓穴等治疗黄疸,《神应经·肿胀部》载:"黄疸:百劳、腕骨、三里、涌泉、中脘、膏肓、大陵、劳宫、太溪、中封、然谷、太冲、复溜、脾俞。"针刺中脘穴、艾灸心俞穴以安神养心治疗心风,《神应经·心脾胃部》:"心风:心俞(灸)、中脘。"

(三)席弘针灸学派文献任脉腧穴运用原文

1.《神应经》

诸风部

(1)风痫:神庭、百会、前顶、涌泉、丝竹空、神阙(一壮)、鸠尾(三壮)。

(2)口噤不开:颊车、承浆、合谷。

伤寒部

(2)阴证伤寒:灸神阙(二三百壮)。

痰喘咳嗽部

(4)喘息不能行:中脘、期门、上廉。

(5)咳嗽:列缺、经渠、尺泽、鱼际、少泽、前谷、三里、解溪、昆仑、肺俞(百壮)、膻中(七壮)。

(6)唾脓:膻中。

(7)上喘:曲泽、大陵、神门、鱼际、三间、商阳、解溪、昆仑、膻中、肺俞。

(8)诸虚百损、五劳七伤、失情劳证:肩井、大椎、膏肓、脾俞、胃俞、肺俞、下脘、三里。

诸般积聚部

(9)气块冷气、一切气痰:气海。

(10)奔豚气:章门、期门、中脘、巨阙、气海(百壮)。

（11）少气：间使、神门、大陵、少冲、三里、下廉、行间、然谷、至阴、肝俞、气海。

（12）心下如杯：中脘、百会。

（13）结气上喘及伏梁气：中脘。

（14）血结如杯：关元。

（15）灸哮法：天突、尾窍骨尖。又背上一穴，其法以线一条套颈上，垂下，至鸠尾尖上截断，牵往后脊骨上，线头尽处是穴。灸七壮，妙。

（16）咳逆振寒：少商、天突（灸三壮）。

（17）久病咳：少商、天突（灸三壮）。

（18）厥气冲腹：解溪、天突。

（19）心气痛连胁：百会、上脘、支沟、大陵、三里。

（20）诸积：三里、阴谷、解溪、通谷、上脘、肺俞、膈俞、脾俞、三焦俞。

腹痛胀满部

（21）腹痛：内关、三里、阴谷、阴陵、复溜、太溪、昆仑、陷谷、行间、太白、中脘、气海、膈俞、脾俞、肾俞。

（22）小腹胀痛：气海。

（23）绕脐痛：水分、神阙、气海。

（24）腹胀：尺泽、阴市、三里、曲泉、阴谷、阴陵、商丘、公孙、内庭、太溪、太白、厉兑、隐白、膈俞、肾俞、中脘、大肠俞。

（25）小腹痛：阴市、承山、下廉、复溜、中封、大敦、小海、关元、肾俞（随年壮）。

（26）腹坚大：三里、阴陵、丘墟、解溪、冲阳、期门、水分、神阙、膀胱俞。

（27）脐痛：曲泉、中封、水分。

（28）臌胀：复溜、中封、公孙、太白、水分、三阴交。

（29）引腰痛：人中、太白。

心脾胃部

（30）心痛食不化：中脘。

（31）心风：心俞（灸）、中脘。

（32）翻胃：先取下脘，后取三里（泻）、胃俞、膈俞（百壮）、中脘、脾俞。

（33）噎食不下：劳宫、少商、太白、公孙、三里、中魁（在中指第二节尖）、膈俞、心俞、胃俞、三焦俞、中脘、大肠俞。

(34)胃胀不食:水分。

(35)心痛:曲泽、间使、内关、大陵、神门、太渊、太溪、通谷、心俞(百壮)、巨阙(七壮)。

(36)心惊恐:曲泽、天井、灵道、神门、大陵、鱼际、二间、液门、少冲、百会、厉兑、通谷、巨阙、章门。

(37)心恍惚:天井、巨阙、心俞。

(38)食气饮食间食臭:百会、少商、三里,灸膻中。

心邪癫狂部

(39)中恶不省:水沟、中脘、气海。

(40)鬼邪:间使。仍针后十三穴:第一鬼宫(即人中穴),第二鬼信(手大指爪甲下入三分),第三鬼垒(足爪甲下入肉二分),第四鬼心(即太渊穴入半寸)……第五鬼路(即申脉穴,火针七,二三下),第六鬼枕(大椎上入发际一寸),第七鬼床(耳前发际穴),第八鬼市(即承浆穴),第九鬼宫(即劳宫穴),第十鬼堂(即上星,火针七),第十一鬼藏(阴下缝,灸三壮),第十二鬼臣(即曲池,火针),第十三鬼封(舌下一寸缝)。根据次而行,针灸并备主之。

疟疾部

(41)温疟:中脘、大椎。

肿胀部

(42)黄疸:百劳、腕骨、三里、涌泉、中脘、膏肓、大陵、劳宫、太溪、中封、然谷、太冲、复溜、脾俞。

(43)水肿:列缺、腕骨、合谷、间使、阳陵、阴谷、三里、曲泉、解溪、陷谷、复溜、公孙、厉兑、冲阳、阴陵、胃俞、水分、神阙。

(44)肿、水气胀满:复溜、神阙。

(45)鼓胀:复溜、公孙、中封、太白、水分。

肠痔大便部

(46)五痔:委中、承山、飞扬、阳辅、复溜、太冲、侠溪、气海、会阴、长强。

(47)出泄不觉:中脘。

(48)泻泄:曲泉、阴陵、然谷、束骨、隐白、三焦俞、中脘、天枢、脾俞、肾俞、大肠俞。

(49)大小便不通:胃脘(灸三百壮)。

(50)痢疾:曲泉、太溪、太冲、丹田、脾俞、小肠俞。

(51)大便不禁:丹田、大肠俞。

(52)肠鸣而泄:神阙、水分、三间。

(53)溏泄:太冲、神阙、三阴交。

(54)泄不止:神阙。

(55)脱肛:百会、尾窍(七壮)、脐中(随年壮)。

(56)肠鸣:三里、陷谷、公孙、太白、章门、三阴交、水分、神阙、胃俞、三焦俞。

阴疝小便部

(57)小便黄赤:阴谷、太溪、肾俞、气海、膀胱俞、关元。

(58)转胞不尿、淋沥:关元。

(59)遗精白浊:肾俞、关元、三阴交。

(60)小便赤如血:大陵、关元。

(61)妇人胞转不利小便:灸关元(二七壮)。

(62)遗溺:神门、鱼际、太冲、大敦、关元。

(63)小便不禁:承浆、阴陵、委中、太冲、膀胱俞、大敦。

(64)阴茎痛:阴陵、曲泉、阴谷、行间、太冲、三阴交、大敦、太溪、肾俞、中极。

(65)阴茎痛、阴汗湿:太溪、鱼际、中极、三阴交。

(66)阴痿丸骞:阴谷、阴交、然谷、中封、太冲。

(67)疝癖膀胱小肠:燔针刺五枢、气海、三里、三阴交、气门(百壮)。

头面部

(68)头痛项强重不能举、脊反折不能反顾:承浆(先泻后补)、风府。

(69)面肿项强、鼻生息肉:承浆(三分推上复下)。

(70)面肿:灸水分。

咽喉部

(71)咽食不下:灸膻中。

(72)单鹅:少商、合谷、廉泉。

鼻口部

(73)消渴:水沟、承浆、金津、玉液、曲池、劳宫、太冲、行间、商丘、然谷、隐白(百日以上者,切不可灸)。

(74)舌齿腐:承浆、劳宫(各壮)。

(75)下牙疼:龙玄(左侧腕交叉脉)、承浆、合谷。腕上五寸两筋中间,灸五壮。

(76)牙疳蚀烂生疮:承浆(炷如小箸头大,灸七壮)。

胸背胁部

(77)胸中寒:膻中。

手足腰腋部

(78)挫闪腰疼、胁肋痛:尺泽、曲池、合谷、手三里、阴陵、阴交、行间、足三里。

妇人部

(79)月脉不调:气海、中极、带脉(一壮)、三阴交、肾俞。

(80)血崩:气海、大敦、阴谷、太冲、然谷、三阴交、中极。

(81)赤白带下:带脉、关元、气海、三阴交、白环俞(壮)、间使(三十壮)。

(82)因产恶露不止:气海、关元。

(83)血块:曲泉、复溜、足三里、气海、丹田、三阴交。

(84)妇人经事正行,与男子交,日渐羸瘦,寒热往来,经血相竞:百劳、肾俞、风门、中极、气海、三阴交。若以前证作虚劳治者,非也。

(85)下经若冷,来无定时:关元。

(86)瘕聚:关元。

(87)血块:曲泉、复溜、足三里、气海、丹田、三阴交。

(88)一切冷惫:灸关元。

(89)子上逼心、气闷欲绝:巨阙、合谷(补)、三阴交(泻)。如子手掬母心,生下男左女右手心有针痕,可验。不然,在人中或脑后有针痕。

(90)月事不利:足临泣、三阴交、中极。

(91)绝子:商丘、中极。

(92)胎衣不下:中极、肩井。

(93)无乳:膻中(灸)、少泽(补此二穴神效)。

小儿部

(94)肾胀偏坠:关元(灸三七壮)、大敦(七壮)。

(95)泻痢:神阙。

(96)马痫:仆参(二穴各三壮)。又法:风府、脐中(各三壮)。

(97)大小五痫:水沟、百会、神门、金门、昆仑、巨阙。

(98）卒痫及猪痫：巨阙（灸三壮）。

(99）猪痫如尸厥吐沫：巨阙（三壮）。

(100）卒患腹痛、肚皮青黑：灸脐四边（各半寸，三壮）、鸠尾骨下一寸（三壮）。

(101）食痫、先寒热洒淅乃发：鸠尾上五分（灸三壮）。

(102）牛痫：鸠尾（三壮）。又法：鸠尾、大椎（各三壮）。

(103）吐乳：灸中庭（在膻中下六分）。

(104）疳蚀烂：承浆（针、灸皆可）。

杂病部

(105）溺水死、经宿可救：即解死人衣带，灸脐中。

2.《席弘赋》

(1）噎不住时气海灸，定泻一时立便瘥。

(2）气海专能治五淋，更针三里随呼吸。

(3）水肿水分兼气海，皮内随针气自消。

(4）小便不禁关元好，大便闭涩大敦烧。

(5）小儿脱肛患多时，先灸百会次鸠尾。

(6）鸠尾能治五般痫，若下涌泉人不死。

(7）谁知天突治喉风，虚喘须寻三里中。

(8）胃中有积刺璇玑，三里功多人不知。

(9）阳明二日寻风府，呕吐还须上脘疗。

(10）若是七疝小腹痛，照海阴交曲泉针。又不应时求气海，关元同泻效如神。

3.《长桑君天星秘诀歌》

(1）肚腹浮肿胀膨膨，先针水分泻建里。

(2）若是胃中停宿食，后寻三里起璇玑。

4.《天元太乙歌》

(1）小胀便癃最难医，气海中极间使宜，三里更须明补泻，下针断不失毫厘。

(2）浮沉腹胀水分泻，气喘息粗泻三里，更于膝中阴谷针，小便淋漓皆消尽。

（3）鸠尾独治五般痫，若刺涌泉人不死。

（4）胃中有积取璇玑，三里功深人不知。

（5）心疼呕吐上脘直，丰隆两穴更无疑，蛔虫并出伤寒病，金针宜刺显明医。

（6）气海偏能治五淋，若补三里效如神，冷热两般皆治得，便浊痦疾可除根。

（金柳青）

第三章
席弘针灸学派针法特色

针灸是我国古代劳动人民在与疾病长期斗争的过程中创造和发展起来的一种外治疗法,是祖国医学的重要组成部分之一。席弘针灸学派是我国针灸学史上著名学派之一,形成了鲜明的针灸特色,千百年来流传不断,遍及中华大地。如金针传人方慎庵《金针秘传》云:"元明之间,针灸之学益微,历代传习不废者,只有席氏一家。"

一、进针出针手法

进针出针手法指针刺进针、出针时所使用的各种操作方法,是针刺操作的重要组成部分之一。纵使对疾病有了正确的诊断、选穴,并确定了合适的行针手法,但是没有选择正确的进针出针手法,也不能发挥最佳的治疗作用,因此进针出针手法操作正确与否,直接影响针刺疗效。

1. 进针手法

进针,是指将毫针刺入腧穴皮下的操作方法。席弘学派进行进针操作时,要求双手协同操作,紧密配合,如《神应经·泻诀直说》载:"宏纲先生授曰,取穴既正,左手大指掐其穴,右手置针于穴上。"此法正是《难经》"知为针者,信其左,不知为针者,信其右"的具体运用。此外,席弘学派进针、持针操作时不固定施术的左右手,其根据针刺需要,灵活变化,如《神应经》载:"却用泻法,如针左边,用右手大指食指持针,以大指向前,食指向后,以针头轻提往左转……如针右边,以左手大指食指持针,以大指向前,食指向后,依前法连搓三下,轻提针头往右转。"从而形成了双手进针的针灸特色。

2. 出针手法

出针,又称起针、退针,其手法一般是以左手拇指、食指持消毒干棉球轻轻按压于针刺部位,右手持针行小幅度捻转,并随势将针缓慢提至皮下,静留片刻后出针。席弘学派为达到不同的补泻目的,提倡医者进针、出针操作时,配合患者呼吸运动并行开阖手法,如《补泻雪心歌》中提出补法操作宜在患者呼气时将针刺入腧穴,得气后,在患者吸气时出针,并迅速按压针孔;泻法操作宜在患者吸气时将针刺入腧穴,得气后,在患者呼气时出针,并缓慢摇大针孔。其文曰:"补则呼出却入针,要知针用三飞法。气至出针吸气入,疾而一退急扪穴。泻则吸气方入针,要知阻气通身达。气至出针呼气出,徐而三退穴开捻。"

席弘学派重要传承人陈会在认真研究《内经》补泻手法的基础上，结合自己的临床体会，提出随咳进针和随咳或随吸出针的进针出针手法。他认为进针时不仅医者要注重押手与刺手的配合，患者也要咳嗽一声以配合进针，医者在患者咳嗽之际乘机进针，不仅可以减轻患者进针时的疼痛感和紧张感，而且可避免损伤正气，有利于正气的恢复。正如《神应经·泻诀直说》载："令患人咳嗽一声，随咳纳针。"出针时，陈氏除了考究"疾出""徐出""疾按针孔""摇大针孔"等出针方法外，还注重随咳或随吸出针法。出针时，若随咳出针为泻法，有利于邪气的外出，避免内滞；随吸出针为补法，有利于已补正气的内藏。如《神应经·泻诀直说》载："欲出针时，令人咳一声，随咳出针，此谓之泻法也。""令病患吸气一口，随吸出针，急以手按其穴，此谓之补法也。"

《素问·离合真邪论》曰："吸则内针，无令气忤……故命曰泻……呼尽内针，静以久留，以气至为故……故命曰补。"因此席弘学派进针出针手法是对《内经》补泻手法的传承发展。席弘学派重视进针出针手法，不仅仅是为了提高临床疗效，而且体现了大医精诚的职业操守，随咳进针法、随咳或随吸出针法可以有效地转移患者注意力，减少进针、出针时的痛觉和恐惧。时至今日，仍有不少针灸人士效仿其法。如当代针灸大家焦勉斋先生倡导随吸或随呼的进针、出针手法，并认为医者需在未针前皆先用扪循、切散、推按、弹努、爪下等手法刺激针刺部位，然后根据补泻需要，在患者吸气或呼气时进针、出针。现代针灸名家冯润身受席弘学派进针出针手法的影响，在进针出针时除根据补泻需求决定出针速度的快慢，还注重刺手、押手的配合，出针时右手持针柄，左手用拇指把消毒棉球按压于"透穴"（指针刺入的穴位），其余四指分开，扪于"透穴"与"达穴"（指针刺应刺达的穴位）之间的皮肤上，并将"达穴"的皮肤加以固定，右手小幅度捻转针柄，如未滞针则轻轻提出针体，左手在透刺的针体通道上缓慢按揉循扪，以防经气壅滞和针下血肿。杨艳艳等在穴位埋线治疗变应性咳嗽时，配合呼吸进行进针、出针操作，即进针前嘱患者吸气，快速刺入皮下，当患者出现针感后，边推针芯，边退针管，并嘱患者呼气，直至拔针成功。虽然大量临床研究表明席弘学派进针出针手法疗效确切，但缺乏具体作用机制研究。因此，当代针灸工作者仍需深入研究席弘学派进针出针手法，以更好地发挥针灸的治疗作用。

二、催气守气

"得气"是指毫针刺入腧穴一定深度后，施以提插或捻转等行针手法，使针刺部位获得经气感应。得气与否以及气至的迟速，关系到针刺的治疗效果。《灵枢·九针十二原》云："刺之要，气至而有效。""刺之而气不至，无问其数；刺之而气至，乃去之，勿复针。""效之信，若风之吹云，明乎若见苍天，刺之道毕矣。"因此"得气"是针刺取得疗效的前提，进针后必须候针下是否得气，不得气而施行补泻，无法取得理想的治疗效果。《天元太乙歌》云："气至如摆独龙尾，未至停针宜待气。"

催气是通过各种手法，催促经气速至，产生得气的方法。自古以来，历代医家重视催气，紧紧围绕催气进行探讨、研究。催气最早见于《神应经》。《神应经》中首创搓捻、动摇、进退三者有机结合的催气守气方法，即刺入毫针静留片刻后用右手大拇指、食指持针，小幅度搓捻、动摇、进退针刺针，使其如手颤动一般，"候数穴针毕，停少时，用右手大指及食指持针，细细动摇进退，搓捻其针如手颤之状"，按照上述方法操作五六次后，突觉针下沉紧、涩滞，即为催气成功。此外，当针刺得气后，席弘学派还首创"三飞一退"的守气方法，守住针下经气，以保持针感持久，促使气至极矣。具体操作方法如下：催气成功后，行捻转补泻的泻法，之后用右手大拇指、食指持针，同时用右手食指连续搓动三次，再向左轻提半分，"却用泻法……仍用右手大指食指持针，却用食指连搓三下，谓之'飞'。仍轻提往左转，略退针半分许，谓之'三飞一退'"。此法操作五六次后，当患者觉针下沉紧或针下气热，则守气成功，气至极矣，谓之"一进三飞沉紧，或针下气热，是气至足矣"。

席弘学派重视催气、得气，相关记载甚多。如《席弘赋》载患者疝气、小腹疼痛时，先针刺照海穴、阴交穴、曲泉穴以理气止痛；效果不明显时，则再加上气海穴、关元穴。如果疼痛比较严重，牵引到脐，则应立即针泻三阴交穴，然后再针刺涌泉穴以取气。"若是七疝小腹痛，照海阴交曲泉针。又不应时求气海，关元同泻效如神。小肠气撮痛连脐，速泻阴交莫在迟，良久涌泉针取气，此中玄妙少人知。"再如患者伤寒久病不愈，出现肩背疼痛的症状时，可针刺中渚穴治疗，若同时伴有肩背疼痛、脐腹痛，则在手三里穴施以泻法，促使患者有麻重的气感，得气后立刻出针。"久患伤寒肩背痛，但针中渚得其宜。

肩上痛连脐不休，手中三里便须求，下针麻重即须泻，得气之时不用留。"针下气至后，是施行补泻手法的良好时机。席弘学派在针刺气至后，常根据病情需要施行呼吸补泻、捻转补泻等各种补泻手法，以扶正补虚，祛邪泻实。如《补泻雪心歌》载："气至出针吸气入，疾而一退急扪穴。""气至出针呼气出，徐而三退穴开捺。"

催气的目的是激发、诱导或迫使经气到来，达到"刺之要，气至而有效"的目的，故后世医家广泛应用席氏催气守气方法，并多有阐发，如明代杨继洲《针灸大成·金针赋》在席弘学派飞法的基础上，首创"飞经走气"四法，即青龙摆尾法、白虎摇头法、苍龟探穴法、赤凤迎源法，而《针灸问对》《医学入门》等书籍中对其具体操作及作用特点又做进一步的阐述，如李梴《医学入门》提出进行青龙摆尾法时，针尖须朝向病所，行针时需配合九阳数补法，"以两指扳倒针头朝病，如扶船舵，执之不转，一左一右，慢慢拨动九数，或三九二十七数，其气遍体交流"。现代医家孙任民针刺合谷、足三里 280 穴次，艾灸井穴 61 穴次，发现催气手法产生的效应有两种不同的现象。一种是针下之气，循经传导至病所；另一种是针下之气虽未循经传导，但病灶却产生热、凉、麻等针刺效应。柴玉华等发现循经催气针刺法配合常规针刺能明显提高缺血性中风肢体瘫痪患者肌力，缩短病程，其疗效明显优于单纯常规针刺法。针灸大家陆瘦燕继承席弘学派飞法，《陆瘦燕朱汝功论刺灸》中记载有搓针数次之后突然张开两指的飞法可加强针感。

江西中医药大学陈日新教授在多年的临床工作中发现艾灸也能产生针刺样得气表现，如透热、扩热、传热及酸、胀、压、重等非热感应，并在《内经》腧穴敏化理论的基础上创立了探感定位、消敏定量的热敏灸技术。其在热敏腧穴上艾灸，通过雀啄灸、循经往返灸、回旋灸等手法，激发经气感传，促使气至病所，从而大幅度提高艾灸的临床疗效。如陈日新采用多中心前瞻性队列研究，将膝关节骨性关节炎患者随机分为热敏灸感组和非热敏灸感组，结果显示悬灸产生灸感的热敏灸感组疗效优于非热敏灸感组。再如熊俊等依据灸感将 189 例原发性痛经患者自然分组为热敏灸感组和传统灸感组，然后两组均艾灸关元穴，结果发现热敏灸感组治疗原发性痛经的临床疗效优于传统灸感组。为量化热敏灸感，实现热敏灸感评价，陈日新等通过文献法、访谈法、主观评价法等整理形成《热敏灸得气灸感量表 V 1.0》。量表条目包含 9 项，具体为透热、扩传热、非热觉、皮肤扩散性潮红、面红（或额汗出）、胃肠蠕动反应、肢端热、身烘热、喜热。腧穴敏化理论及热敏灸技术改变了全国灸疗日趋萎缩的临床现状，开创了"北看天津针，南看江西灸"的针灸学术新局面，为中医走向世界做出了巨大的贡献，因此荣获2015年度国家科技进步二等奖。

综上所述，现代学者继承发展席弘学派催气守气方法，通过行针催气、押手催气、熨灸催气等手法宣通经气、调和气血，促使气至病所，尤其江西中医药大学陈日新教授将其运用到灸法中，通过热敏灸技术再次证实催气手法是实现针灸治疗"气至而有效"的方法之一。然而目前催气守气的秘密被发现仅仅是冰山一角，催气守气的潜力还有待我们继续挖掘。

三、平补平泻

"平补平泻"是一种特殊的针刺补泻手法，可分为单式与复式两种。单式平补平泻手法是指针刺入一定深度得气后，缓慢均匀地施行上下提插和左右捻转手法，提插的幅度和捻转的角度应轻重适中，徐入徐出，现代临床常用此法调和阴阳气血，引导正气深入、邪气外出；复式平补平泻手法则分为"先泻后补"和"小补小泻"两种，前者见于《神应经》，后者见于《针灸大成》。

《神应经·补诀直说》中首次完整地提出"平补平泻"一词，并认为机体是因感邪而致阴阳失调、脏腑功能障碍，但患病有正虚和邪实两方面的因素，因此即使患者身体羸弱，针灸治疗时亦不能一味用补法。《神应经·补诀直说》云："凡人有疾，皆邪气所凑，虽病人瘦弱不可专行补法。《经》曰：邪之所凑，其气必虚。"并提出除由热邪所致的目赤肿痛等阴阳偏向明显的疾病可专用泻法外，其余各类寒热错杂证或虚实夹杂证，不宜单纯使用纯补手法或纯泻手法，只宜使用平补平泻手法，即先用泻法驱邪外出，再用补法补益正气。"如患赤目等疾，明见其为邪热所致，可专行泻法，其余诸疾，只宜平补平泻。须先泻后补，谓之先泻其邪，后补真气"。并强调这种先泻后补的复式"平补平泻手法"是先师席弘治疗疾病的秘诀，"此乃先师不传之秘诀也"。杨继洲在《针灸大成》中将席弘学派"平补平泻手法"衍化为"小补小泻手法"。《针灸大成·经络迎随设为问答》载："有平补平泻，谓其阴阳不平而后平也，阳下之曰补，阴上之曰泻，但得内外之气调则已。有大补大泻，唯其阴阳俱有盛衰，内针于天地部内，俱补俱泻，必使经气内外相通，上下相接，盛气乃衰。"其阐发的"平补平泻手法"与"大补大泻手法"相对，是建立在提插基础上手法较轻、刺激量较小的补法或泻法的总称。

席弘学派重视"平补平泻手法",不仅提出相关概念,而且广泛运用该手法,如《神应经·头面部》中先泻后补承浆穴、针刺风府穴以祛风通络止痛,治疗头痛项强,"头痛项强重不能举,脊反折不能反顾:承浆(先泻后补)、风府"。《神应经·手足腰腋部》中先泻后补曲池穴、针刺肩髃穴与手三里穴以活血行气、通络止痛、疏风清热,治疗双手拘挛疼痛、隐疹、喉痹等,"两手拘挛,偏风,隐疹,喉痹,胸胁填满,筋缓,手臂无力,皮肤枯燥:曲池(先泻后补)、肩髃、手三里"。《席弘赋》中先泻后补地五会穴、针刺足三里穴以行气开窍止痛,治疗耳鸣、腰痹、膝痹,"耳内蝉鸣腰欲折,膝下明存三里穴,若能补泻五会间,且莫向人容易说"。

综上所述,历朝历代医家对"平补平泻"的内涵、操作手法及适应证的理解有所不同。席弘学派所述"平补平泻手法"为先泻后补的针法,与现代"平补平泻手法"差异甚大。现代针灸大家蕲瑞认为,补泻应以机体虚实情况为依据,对于一些虚实相兼的疾病,应先补后泻或先泻后补,或补阴泻阳,或补阳泻阴,不可一概认为轻为补,重为泻。如当代针灸医家贾红声等选用双侧足三里穴治疗本虚标实的"胃扭转",常规行针手法治疗效果不佳后选用先泻后补的行针手法治疗,针刺12次后,患者各类症状消失。由此可见,补泻同用,泻在先而补在后的"平补平泻手法"对某些疾病有显著疗效。因此,当代针灸学者在临床上需依据患者的病情虚实、体质强弱、腧穴特征等因素,选择适当的补泻时机,随证变化补泻手法,以免"补泻反则病益笃"。

四、迎随补泻

针刺手法作为针灸学的重要组成部分,是影响针刺疗效的关键因素之一。迎随补泻是针刺重点手法之一,自首载于《灵枢》以来,受到席弘、杨继洲、徐凤、李梴等众多医家的重视。

《席弘赋》开篇即曰:"凡欲行针须审穴,要明补泻迎随诀。"《灵枢·九针十二原》曰:"往者为逆,来者为顺,明知逆顺,正行无问。迎而夺之,恶得无虚?追而济之,恶得无实?迎之随之,以意和之,针道毕矣。"《灵枢·终始》曰:"泻者迎之,补者随之,知迎知随,气可令和。"由此可见,要达到"补"的目的,就要"知随",顺从经气的方向,补益正气,"追而济之",使正虚的形势转化为正实的形势,实现"恶得无实",故谓"补者随之"。要达到泻的目的,就要"知迎",逆着经气的方向,泻其实邪,"迎而夺之",使邪实的形势转化为邪虚(即邪气消散)的形势,实现"恶得无虚",故谓"泻者迎之"。席弘学派重视《灵枢》迎随补泻理论,认为"明补泻"的要领是"明迎随"。《补泻雪心歌》中亦有类似的记载。如"补泻又要识迎随,随则为补迎为泻"。

现代文献认为针尖方向顺着经脉循行方向而刺为补为随,针尖方向逆着经脉循行方向而刺为迎为泻,属于狭义的针向"迎随补泻手法",并非《灵枢》"迎随补泻手法"的本意。而《灵枢》、席弘学派等视"迎随"为针刺补泻法总则,属于广义的"迎随补泻手法"。二者名同实异。作为针刺补泻法的总则,席弘学派认为胸背、左右、呼吸、阴阳、男女等情况不同,"迎随补泻手法"操作亦不相同,即"胸背左右不相同,呼吸阴阳男女别"。

1. 分胸背、左右

历代医家皆以拇指向前、食指向后为补,拇指向后、食指向前为泻。《神应经》云:"世俗所谓补泻之法,补者,以大指向外,泻者,以大指向内……世医之所谓泻,针法之所谓补也;其补者,针法之所谓泻也。"陈会认为此法甚谬,其以手足十二经所属肢体左右的阴阳及转针左右阴阳的顺逆关系为依据,认为左侧属阳,左转顺阳为补,右转逆阳为泻;右侧属阴,右转顺阴为补,左转逆阴为泻,从而提出以拇指向后,食指向前行补法操作时,若针刺患者左侧肢体,则医者取右手;若针刺患者右侧肢体,则医者取左手。反之,以拇指向前,食指向后行泻法操作时,若针刺患者左侧肢体,则医者取右手;若针刺患者右侧肢体,则医者取左手。《神应经》云:"孰不知补泻之法,体之左,有左补泻之法,右有右补泻之法,随气血所行而治之。不合其理,孰为其治?"又云:"泻法,如针左边,用右手大指、食指持针……如针右边,以左手大指、食指持针。"《补泻雪心歌》云:"捻针向外泻之方,捻针向内补之诀。泻左须将大指前,泻右大指当后拽。补左大指向前搓,补右大指向下拽。何如补泻有两般,盖是经络两边发。"由此可见,此种补泻法不但拇指与食指捻动的方向相反,且针刺左右部位与持针左右手相反。任脉、督脉为单行线,无左右之分,但男子背阳腹阴,女子背阴腹阳,故以男女背腹的阴阳、医生的体位角度与转针左右的阴阳顺逆关系为依据,施行不同的迎随补泻手法。席弘针灸学派具体迎随补泻方法与机理,如表3所示。

表3 席弘针灸学派迎随补泻总览表

经脉	补泻	施针部位	医者用手	操作	机理
十二经脉	补	左侧肢体	右手	大指向后,食指向前	左侧转向左(顺阳)
十二经脉	补	右侧肢体	左手	大指向后,食指向前	右侧转向右(顺阴)
十二经脉	泻	左侧肢体	右手	大指向前,食指向后	左侧转向右(逆阳)
十二经脉	泻	右侧肢体	左手	大指向前,食指向后	右侧转向左(逆阴)
任脉	补	前正中线(男子为阴)		大指向后,食指向前	阴与阴相顺
任脉	泻	前正中线(男子为阴)		大指向前,食指向后	阴与阳相逆
督脉	补	后正中线(男子为阳)		大指向前,食指向后	阳与阳相顺
督脉	泻	后正中线(男子为阳)		大指向后,食指向前	阳与阴相逆

注:女性前正中线为阳、后正中线为阴,任脉、督脉上补泻操作与男子正相反。

2. 重呼吸

呼吸补泻手法是一种在进针、出针时配合呼吸施行补泻的操作手法。元代杜思敬《济生拔萃·洁古论诸痛法》首次将呼吸与迎随补泻手法联系起来。其云:"所谓随呼吸出纳,亦名迎随也。"《神应经》中详细论述了呼吸补泻手法,其中泻法有"随咳内针""随咳出针";补法有"令病人吸气一口,随吸转针""令病人吸气一口,随吸出针"。《补泻雪心歌》亦载:"更有补泻定呼吸,吸泻呼补真奇绝。补则呼出却入针,要知针用三飞法。气至出针吸气入,疾而一退急扪穴。泻则吸气方入针,要知阻气通身达。气至出针呼气出,徐而三退穴开捺。莫向人前容易说。"《席弘赋》中在足三里穴施行呼吸补泻手法治疗各种淋证:"气海专能治五淋,更针三里随呼吸"。明代李梴继承发展席弘学派呼吸补泻手法,在《医学入门》中提出"吸而捻针右转,为泻为迎;呼而捻针左转,为补为随"的观点,并强调自然呼吸与着意呼吸相结合,其在入针、出针时,令病者着意呼吸;在转针时,根据患者的呼吸细致地捻转针体,即:"盖有自然之呼吸,有使然之呼吸。入针、出针,使然之呼吸也。转针如待贵客,如握虎尾,候其自然呼吸。"

3. 分阴阳、男女

《素问·阴阳应象大论》云:"阴阳者,血气之男女也。"男子禀阳,女子禀阴,男子阳中有阴,女子阴中有阳。席弘学派受其影响,针刺补泻时根据男女性别的不同,施行不同的补泻手法。《补泻雪心歌》云:"古人补泻左右分,今人乃为男女别。"所说"今人"即指当时席弘一派。席弘学派私淑者李梴则强调早晚、子午时辰及身体部位对于男女针刺补泻操作的影响。其认为男女气机不同:男子的气机,午前在腰以上,午后在腰以下;女子的气机,午前在腰以下,午后在腰以上。午前为早,属阳;午后为晚,属阴。故阴阳、男女不同,经气盛衰不同,迎随补泻手法应有所调整。《针灸大成·神应经补泻》曰:"凡针背腹两边穴,分阴阳经补泻,针男子背上中行,左转为补,右转为泻;腹上中行,右转为补,左转为泻。女人背中行,右转为补,左转为泻;腹中行,左转为补,右转为泻。盖男子背阳腹阴、女子背阴腹阳故也。"由此可见,受席弘学派迎随补泻手法的影响,历代针灸大家通过自己的领悟和临床实践,将男女性别融入针刺补泻操作中,从简单的男女性别不同而采取不同的针向转动,发展到结合子午时辰、呼吸、迎随、左右、腹背等众多因素,不断丰富针刺补泻手法。

　　席弘学派迎随补泻手法影响深远,如现代针灸大家王乐亭的捻转补泻法与《神应经》论述的补泻法大致相同。王乐亭认为手足十二经左右侧经络循行的方向不同,所以补泻手法也不相同。如低血压的患者,应当补手阳明大肠经的曲池,对于左侧曲池穴,医生的大指应向后捻针,针体宜向右逆时针旋转;若针刺右侧曲池穴,医生的大指应向前捻针,针体宜向左顺时针旋转。如果患者是高血压,则应泻手阳明大肠经的曲池,且左、右两侧曲池穴的捻转方向完全相反。南阳针灸名家李传歧家传针灸补泻法亦是依照《神应经》中的迎随补泻之捻转补泻法发展而来,其认为当术者双手大指向前,食指向后,其拇指与食指间所形成的空隙似龙眼,即为泻法;大指向后,食指向前,其拇指与食指间所形成的空隙似凤眼,即为补法,为便于记忆其常用"龙眼泻,凤眼补"来加以形容。现代医家陈少孚嘱患者用补法、泻法的呼吸方式分别连续呼吸20分钟,发现前者的皮温上升较明显,而配合针刺补泻后的温度上升更明显,但泻法呼吸的温度出现了轻微下降,自然呼吸配合常规针刺的温度变化则不明显,证实了呼吸补泻的客观性、真实性。

　　综上所述,席弘学派迎随补泻手法是补泻方法的总则,属于广义的迎随补泻手法。当代众多医家受其影响,在临床工作中广泛运用各种迎随补泻手法。为更好地指导现代针灸临床应用,我们仍需进一步挖掘、整理席弘针灸学派迎随补泻手法的学术思想。

五、针灸并用

灸法主要是借助灸火的热力给人体以温热性刺激,通过经络腧穴的作用,以达到防治疾病目的的一种治疗方法。其与中药、针刺并列为祖国医学的三大重要组成部分,为中华民族的繁衍昌盛作出了巨大的贡献。席弘针灸学派作为我国针灸学史上著名学派之一,常根据病情需要,时针时灸,形成了"针灸并用"的鲜明学术思想。

席氏针灸学派认为针刺、艾灸同中药一样,不可偏废。《神应经》中共记载了 547 个病证,其中单用灸法或针法联合灸法治疗的病证有 107 个,占比为 20%,且这些病证涉及临床各科。如通过艾灸天突穴、尾窍骨尖治疗呼吸科疾病哮证,"灸哮法:天突、尾窍骨尖"。通过艾灸膻中穴治疗消化科疾病咽食不下,"咽食不下:灸膻中"。通过针刺内关穴、曲泽穴、大陵穴、太溪穴、间使穴、太渊穴、神门穴、通谷穴和艾灸心俞穴百壮、巨阙穴七壮治疗心血管科疾病心痛,"心痛:曲泽、间使、内关、大陵、神门、太渊、太溪、通谷、心俞(百壮)、巨阙(七壮)"。通过针刺曲池穴、合谷穴、手三里穴、绝骨穴以及艾灸膝眼穴治疗皮肤科疾病遍身疥癞,"遍身生疥癞:曲池、合谷、三里、绝骨、膝眼(灸二七壮)"。通过针刺百会穴以及艾灸尾窍七壮、神阙穴随年壮治疗外科疾病脱肛,"脱肛:百会、尾窍(七壮)、脐中(随年壮)"。通过艾灸右足小趾尖治疗妇产科疾病横位手先露的胎位异常,"横生手先出:右足小趾尖(三壮)立产,炷如小麦大"。通过艾灸中庭穴治疗小儿疾病吐乳,"吐乳:灸中庭(在膻中下六分)"。通过针刺绝骨穴、囟会穴以及艾灸上星穴治疗五官科疾病鼻衄,"鼻衄:上星(灸二七壮)、绝骨、囟会"。

席弘学派在推崇灸法、针灸并用的同时,还注重特色针法与灸法的运用。如借助火针的热性以温经通络、祛风散寒,治疗痹症及骨关节疾病。《席弘赋》载:"最是阳陵泉一穴,膝间疼痛用针烧。""冷风冷痹疾难愈,环跳腰间针与烧。"再如《神应经》中首创"三角灸法",用绳子量取患者两口角的长度,以此长度作等边三角形,顶角置于脐中,底边成水平线,在两底角处施行三角灸法治疗疝气偏坠,"疝气偏坠:以小绳量患人口两角为一,分作三,折成三角,如△样。以一角安脐心,两角在脐下,两旁尽处是穴"。现代针灸临床不仅使用三角灸法治疗疝气,而且扩大了三角灸法的主治范围,如江淑红并用耳穴点刺与三角灸法治疗黄褐斑;廖小七借助三角灸穴温运脾阳、补益命火的功效治疗反复发作缠绵不愈的慢性肠炎;万大凤运用改良三角灸法以温补元阳治疗小儿下元虚寒型寒疝。

此外,席弘学派还注重辨证施针或灸。宋代之前虽无"辨证论治"一词(该词首见于清代盱江医家陈当务《证治要义》),但席弘学派已将"辨证论治"的思维方法运用到具体疾病的针灸治疗中,即使同一疾病,席弘学派常根据发病部位、病程、症状而选用不同的腧穴、治疗方法。如根据脚转筋的部位、病程长短而艾灸不同的腧穴,《神应经·手足腰腋部》载:"脚转筋,发时不可忍者:脚踝上(一壮)。内筋急,灸内;外筋急,灸外。脚转筋,多年不愈,诸药不效者:灸承山(二七壮)。又如在《神应经·小儿部》中,根据小儿癫痫发作时的叫声及病状,将痫证分为马痫、牛痫、羊痫、猪痫、犬痫、鸡痫六种,并根据不同的癫痫类别选择不同的施灸部位,"羊痫:九椎下节间(灸三壮),又法:大椎上(三壮)""牛痫:鸠尾(三壮),又法:鸠尾、大椎(各三壮)""马痫:仆参(二穴各三壮),又法:风府、脐中(各三壮)""犬痫:两手心、足太阳、肋户(各灸一壮)""鸡痫:足诸阳(各三壮)""猪痫如尸厥吐沫:巨阙(三壮)"。再如《席弘赋》中辨证治疗耳聋,选用听会穴、迎香穴治疗气滞耳聋,"耳聋气痞听会针,迎香穴泻功如神"。选用足三里穴、地五会穴治疗肾虚耳聋,"耳内蝉鸣腰欲折,膝下分明三里穴,若能补泻五会间,切莫逢人容易说"。选用金门穴、听会穴治疗伤寒耳聋,"但患伤寒两耳聋,金门听会疾如风"。

综上所述,席弘学派认可"针灸相得益彰"的说法,推崇灸法,临证治疗过程中常常针灸并重,并注重特色针法与灸法的运用,注重辨证施针或灸。但现有文献记载中关于席氏针灸学派的研究还主要集中在针法上,对其灸法的研究较少,因此现代临床工作者及科研人员还需进一步挖掘、整理席弘针灸学派所蕴藏的灸疗学术思想,以期在临床上更好地运用针灸治疗各类疾病。

(金柳青)

第四章
明清文献对席弘针灸学派内容的载录

席弘本人没有留下什么著作，但是当时席家有一些针灸抄本书在远近流传，这一派的正式著作始于陈会。陈会先编成十二卷的《广爱书》，以歌、赋形式阐述针灸内容，自谓"颇无余蕴"，后又怕内容繁多，不利于学习，而简化为《广爱书括》，最后又进行精简，只选取119穴，有歌括、有图，编辑治病要穴成为一帙。《神应经》系刘瑾受宁献王朱权之命，辑录其师陈会《广爱书》主要内容而成，初刊之后在明代影响很大，各针灸书竞相引用。有的还对席弘一派的针灸著述进行改编，徐凤《针灸大全》所载的《席弘赋》即属此类。

一、《针灸大全》

《针灸大全》，又名《针灸捷法》《徐氏针灸大全》，明代徐凤编著。该书以歌赋体裁编写，集针灸学歌赋之大成。书中有关针法的记载比较多，如《金针赋》中的针灸治病八法，飞经走气加强针感的四法，还有14种辅助手法及手指补泻法。书中首载《席弘赋》，对传承和发扬席弘针灸学派起到重要作用。此外，《长桑君天星秘诀歌》《灵光赋》亦系席弘针灸学派针道歌赋。

长桑君天星秘诀歌

天星秘诀少人知，此法专分前后施。若是胃中停宿食，后寻三里起璇玑。
脾病血气先合谷，后刺三阴交莫迟。如中鬼邪先间使，手臂挛痹取肩髃。
脚若转筋并眼花，先针承山次内踝。脚气酸疼肩井先，次寻三里阳陵泉。
如是小肠连脐痛，先刺阴陵后涌泉。耳鸣腰痛先五会，次针耳门三里内。
小肠气痛先长强，后刺大敦不要忙。足缓难行先绝骨，次寻条口及冲阳。
牙疼头痛兼喉痹，先刺二间后三里。胸膈痞满先阴交，针到承山饮食喜。
肚腹浮肿胀膨膨，先针水分泻建里。伤寒过经不出汗，期门三里先后看。
寒疟面肿及肠鸣，先取合谷后内庭。冷风湿痹针何处，先取环跳次阳陵。
指痛挛急少商好，依法施之无不灵。此是桑君真口诀，时常莫作等闲轻。

灵光赋

黄帝岐伯针灸诀，依他经里分明说。三阴三阳十二经，更有两经分八脉。
灵光典注极幽深，偏正头疼泻列缺。睛明治眼胬肉攀，耳聋气痞听会间。
两鼻齆衄针禾髎，鼻室不闻迎香间。治气上壅足三里，天突宛中治喘痰。
心痛手颤针少海，少泽应除心下寒。两足拘挛觅阴市，五般痛在委中安。

脾俞不动泻丘墟，复溜治肿如神医。犊鼻治疗风邪疼，住喘却痛昆仑愈。
后跟痛在仆参求，承山筋转并久痔。足掌下去寻涌泉，此法千金莫妄传。
此穴多治妇人疾，男蛊女孕两病痊。百会鸠尾治痢疾，大小肠俞大小便。
气海血海疗五淋，中脘下脘治腹坚。伤寒过经期门愈，气刺两乳求太渊。
大敦二穴主偏坠，水沟间使治邪癫。吐而定喘补尺泽，地仓能止口流涎。
劳宫医得身劳倦，水肿水分灸即安。五指不伸中诸取，颊车可灸牙齿愈。
阴跷阳跷两踝边，脚气四穴先寻取。阴阳陵泉亦主之，阴跷阳跷与三里。
诸穴一般治脚气，在腰玄机宜正取。膏肓岂止治百病，灸得玄切病须愈。
针灸一穴数病除，学者尤宜加仔细。悟得明师流注法，头目有病针四肢。
针有补泻明呼吸，穴应五行顺四时。悟得人身终造化，此歌依旧是筌谛。

席弘赋

凡欲行针须审穴，要明补泻迎随诀。胸背左右不相同，呼吸阴阳男女别。
气刺两乳求太渊，未应之时泻列缺。列缺头痛及偏正，重泻太渊无不应。
耳聋气痞听会针，迎香穴泻功如神。谁知天突治喉风，虚喘须寻三里中。
手连肩脊痛难忍，合谷针时要太冲。曲池两手不如意，合谷下针宜仔细。
心疼手颤少海间，若要除根觅阴市。但患伤寒两耳聋，金门听会疾如风。
五般肘痛寻尺泽，太渊针后却收功。手足上下针三里，食癖气块凭此取。
鸠尾能治五般痫，若下涌泉人不死。胃中有积刺璇玑，三里功多人不知。
阴陵泉治心胸满，针到承山饮食思。大杼若连长强寻，小肠气痛即行针。
委中专治腰间痛，脚膝肿时寻至阴。气滞腰疼不能立，横骨大都宜救急。
气海专能治五淋，更针三里随呼吸。期门穴主伤寒患，六日过经尤未汗。
但向乳根二肋间，又治妇人生产难。耳内蝉鸣腰欲折，膝下明存三里穴。
若能补泻五会间，且莫逢人容易说。睛明治眼未效时，合谷光明安可缺。
人中治癫功最高，十三鬼穴不须饶。水肿水分兼气海，皮内随针气自消。
冷嗽先宜补合谷，却须针泻三阴交。牙疼肿痛并咽痹，二间阳溪疾怎逃。
更有三间肾俞妙，善除肩背消风劳。若针肩井须三里，不刺之时气未调。
最是阳陵泉一穴，膝间疼痛用针烧。委中腰痛脚挛急，取得其经血自调。
脚痛膝肿针三里，悬钟二陵三阴交。更向太冲须引气，指头麻木自轻飘。
转筋目眩针鱼腹，承山昆仑立便消。肚疼须是公孙妙，内关相应必然瘳。
冷风冷痹疾难愈，环跳腰间针与烧。风府风池寻得到，伤寒百病一时消。

阳明二日寻风府，呕吐还须上脘疗。妇人心痛心俞穴，男子痃癖三里高。
小便不禁关元好，大便闭涩大敦烧。髋骨腿疼三里泻，复溜气滞便离腰。
从来风府最难针，却用工夫度浅深。倘若膀胱气未散，更宜三里穴中寻。
若是七疝小腹痛，照海阴交曲泉针。又不应时求气海，关元同泻效如神。
小肠气撮痛连脐，速泻阴交莫待迟。良久涌泉针取气，此中玄妙少人知。
小儿脱肛患多时，先灸百会次鸠尾。久患伤寒肩背痛，但针中渚得其宜。
肩上痛连脐不休，手中三里便须求。下针麻重即须泻，得气之时不用留。
腰连膝肿急必大，便于三里攻其隘。下针一泻三补之，气上攻噎只管在。
噎不在时气海灸，定泻一时立便瘥。补自卯南转针高，泻从卯北莫辞劳，
逼针泻气令须吸，若补随呼气自调。左右撚针寻子午，抽针行气自迢迢，
用针补泻分明说，更用搜穷本与标。咽喉最急先百会，太冲照海及阴交。
学者潜心宜熟读，席弘治病名最高。

二、《针灸问对》

《针灸问对》，明代汪机著。该书取《黄帝内经》《难经》《针灸甲乙经》及诸家针灸之书，以问答的形式条析其说，阐发其义。书中亦记述席弘流派学术思想，原文如下。

或曰：针灸书有针法歌括，又有宏纲陈氏针法，今详述之，以求质正。庶使知有所适从也。

歌曰：先说平针法。含针口内温，按揉令气散，掐穴故教深，持针安穴上，令他嗽一声，随嗽归天部，停针再至人，次提针向病，针退天地人（掐穴着力重些最好，令嗽一声，左右用针转入孔穴，则针易入不差，病人亦不知痛）。补必随经刺，令他吹气频，随吹随左转，逐归天地人，待气停针久，三弹更熨温，出针口吸气，急急闭其门，泻欲迎经取，吸则内其针，吸时须右转，依次进天人，转针仍复吸，依法要停针，出针吹出气，摇动大其门（凡出针不可猛出，猛出必见血也，必段作两三次，徐徐转而出之。有晕针者，夺命穴救之，穴在手膊上侧筋骨陷中，从肩至肘，正在当中，即是虾蟆儿上边也）。宏纲陈氏谓：取穴既正，用左手大指掐穴，右手置针穴上，令嗽一声，随嗽内针至分寸，候针数穴毕，停少时，用右手大指及食指，持针细细动摇进退搓，捻如手颤之状，谓之"催气"，约行五六次，觉针下沉紧，却用泻法。令患人呼气一口，随呼转针。

如针左边,以右手大指食指持针,大指推前,食指向后,轻提针头左转,若针数穴俱依此法,转毕仍用右手大指食指持针,却用食指连搓三下,谓之"飞",却轻提住针头左转,略退半分许,谓之"三飞一退"。依此行至五六次,觉针下沉紧,是气至极矣。再轻提住针头,左转一二次,如针右边,以左手大指食指持针,大指向前,食指向后。依前法轻提针头右转,是针右边泻法。欲出针时,令咳一声,随咳出针,此谓之"泻"。补则依前法催气毕,觉针下气至,却行补法,令患人吸气一口,随吸转针,如针左边,捻针头转向右边,以我之右手大指食指持针,以大指向后,食指向前,仍捻针深入一二分,使真气深入肌肉之分,如针右边,捻针头转向左边,以我之左手大指食指持针,食指向前,大指向后,仍捻针深入一二分,若针数穴,俱依此法,行毕停少时,却用手指于针头上轻弹三下,如此三次,仍用我之左手大指食指持针,以大指连搓三下,谓之"飞"。将针深进一二分,轻提针头转向左边,谓之"一进三飞"。依此法行五六次,觉针下沉紧,或针下气热,是气至足矣。令病患吸气一口,随吸出针,急以手按其穴,此谓之"补"。

机按:以上二法。大同小异。但陈氏以搓为飞。他家以进为飞。无从可考。莫知谁是。其余有可议者。详辨于后。兹不复赘。

三、《针灸聚英》

《针灸聚英》,又称《针灸聚英发挥》,明代高武著。该书汇聚各家针灸之说,对后世针灸学影响较大。书中图文并茂,绘制各经腧穴图谱,具体而形象地表现了周身腧穴所在部位。该书在临床治疗上广参博引诸家之说,记载内、外、妇、儿、五官113种病证。本书亦转载有《席弘赋》,另还有《天元太乙歌》《补泻雪心歌》,据述出自《神应经》,而《神应经》现存本中无此文。从《天元太乙歌》与《席弘赋》的对比可知,《席弘赋》是依据《天元太乙歌》改编而成。然《补泻雪心歌》则专论席弘针灸学派补泻手法,提出寒热、迎随、男女、左右、呼吸、开阖、徐疾以及大指向前向后、捻针向内向外等9项补泻内容,并阐明补与泻区分的要点,在论迎随补泻时,着重从经络理论进行分析。

天元太乙歌

先师秘传神应经,太乙通玄法最灵。句句言辞多典妙,万两黄金学也轻。
每每不忘多效验,治病如神记在心。口内将针多温暖,便观患者审浮沉。

阴病用阳阳用阴,分明便取阴阳神。虚则宜补实宜泻,气应真时病绝根。
气至如摆独龙尾,未至停针宜待气。凡用行针先得诀,席弘玄妙分明说。
气刺两乳求太渊,未应之时列缺针。列缺头疼及偏正,重泻太渊无不应。
耳聋气闭听会针,喘绵绵寻三里中。手挛脚背疼难忍,合骨仍须泻太冲。
曲池主手不如意,合谷针时宜仔细。心疼手颤少海间,欲要除根针阴市。
若是伤寒两耳聋,耳门听会疾如风。五般肘疼针尺泽,冷渊一刺有神功。
手三里兮足三里,食癖气块兼能治。鸠尾独治五般痫,若刺涌泉人不死。
大凡疬痞最宜针,穴法从来着意寻,以手按疬无转动,随深随浅向中心。
胃中有积取璇玑,三里功深人不知。阴陵泉主胸中满,若刺承山饮食宜。
大椎若连长强取,小肠气疼立可愈。气冲妙手要推寻,管取神针人见许。
委中穴主腰疼痛,足膝肿时寻至阴,干湿风毒并滞气,玄机如此更尤深。
气攻腰痛不能立,横骨大都宜救急,流血攻注解若迟,变为风证从此得。
气海偏能治五淋,若补三里效如神,冷热两般皆治得,便浊痼疾可除根。
期门穴主伤寒患,七日过经尤未汗,但于乳下双肋间,刺入四分人力健。
耳内蝉鸣腰欲折,膝下分明三里穴,若能补泻五会中,切莫逢人容易说。
牙风头痛孰能调,二间妙穴莫能逃。更有三间神妙穴,若治肩背感风劳。
合谷下针顺流注,脾内随针使气朝。冷病还须针合谷,只宜脚下泻阴交。
背脊俱疼针肩井.不泻三里令人闷,两臂并胛俱疼痛,金针一刺如圣神。
脚膝疼痛委中宜,更兼挛急锋针施,阴陵泉穴如寻得,轻行健步疾如飞。
腰腹胀满治何难,三里腨肚针承山,更向太冲行补泻,指头麻木一时安。
头痛转筋鱼腹肚,又治背疽及便毒,再有妙穴阳陵泉,腿转筋急如神取。
肠中疼痛阴陵沃,耳内蝉鸣听会招,更寻妙穴太溪是,医门行泻实为高。
浮沉腹胀水分泻,气喘息粗泻三里,更于膝中阴谷针,小便淋漓皆消尽。
环跳能除腿股风,冷风膝痹疟疾同,最好风池寻的穴,间使双刺有神功。
伤寒一日调风府,少阳二穴风池取,三五七日病过经,依此针之无不应。
心疼呕吐上脘宜,丰隆两穴更无疑,蛔虫并出伤寒病,金针宜刺显明医。
男子疝癖取少商,女人血气阴交当。虚盗二汗须宜补,委中妙穴可传扬。
项强肿痛屈伸难,更兼体重腰背瘫,宜向束骨三里取,教君顷刻便开颜。
闪挫脊膂腰难转,举步多难行重蹇,遍体游气生虚浮,复溜一刺人健羡。
久患腰痛背胛劳,但寻中注穴中调。行针用心须寻觅,管取从今见识高。
腰背连脐痛不休,手中三里穴堪求,神针未出急须泻,得气之时不用留。

小胀便澼最难医,气海中极间使宜,三里更须明补泻,下针断不失毫厘。

补泻雪心歌

行针补泻分寒热,泻寒补热须分别。捻针向外泻之方,捻针向内补之诀。
泻左须将大指前,泻右大指当后拽。补左次指向前搓,补右大指往上拽。
如何补泻有两般,盖是经从两边发。补泻又要识迎随,随则为补迎为泻。
古人补泻左右分,今人乃为男女别。男女经脉一般生,昼夜循环无暂歇。
两手阳经上走头,阴经胸走手指辍。两足阳经头走足,阴经上走腹中结。
随则针头随经行,迎则针头迎经夺。更有补泻定呼吸,吸泻呼补真奇绝。
补则呼出却入针,要知针用三飞法。气至出针吸气入,疾而一退急扪穴。
泻则吸气方入针,要知阻气通身达。气至出针呼气出,徐而三退穴开捺。
此诀出自梓桑君,我今授汝心已雪。正是补泻玄中玄,莫向人前容易说。

四、《针灸大成》

《针灸大成》,明代杨继洲著。该书集明代以前针灸成就,治学严谨,重视经典,博采众长,融会贯通,起到承前启后的作用,是中国古代一部针灸百科全书。该书自问世以后,流传广泛。书中收载上百篇针灸歌赋,其中席弘流派的有12首。如卷之二的《席弘赋》,卷之三的《百穴法歌》《杂病穴法歌》《长桑君天星秘诀歌》《补泻雪心歌》,卷之四的《神应经补泻》《南丰李氏补泻》,卷之五的《流注开阖》,卷之七的《治病要穴》,卷之八的《穴法》,卷之九的《捷要灸法》《取膏肓穴法》。除《席弘赋》(见"一、《针灸大全》"),《补泻雪心歌》(见"三、《针灸聚英》"),其他详见于下。

百穴法歌(《神应经》)

手之太阴经属肺,尺泽肘中约纹是,列缺侧腕寸有半,经渠寸口陷脉记。
太渊掌后横纹头,鱼际节后散脉里,少商大指内侧寻,爪甲如韭此为的。
手阳明经属大肠,食指内侧号商阳,本节前取二间定,本节后勿三间忘。
岐骨陷中寻合谷,阳溪腕中上侧详,三里曲池下二寸,曲池曲肘外辅当,
肩髃肩端两骨觅,五分侠孔取迎香。足阳明兮胃之经,头维本神寸五分,
颊车耳下八分是,地仓夹吻四分临,伏兔阴市上三寸,阴市膝上三寸针。
三里膝下三寸取,上廉里下三寸主,下廉上廉下三寸,解溪腕上系鞋处,

冲阳陷谷上二寸，陷谷庭后二寸举，内庭次指外间求，厉兑如韭足次趾。
足之太阴经属脾，隐白大趾内角宜，大都节后白肉际，太白后一下一为。
公孙节后一寸得，商丘踝下前取之，内踝三寸阴交穴，阴陵膝内辅下施。
手少阴兮心之经，少海肘内节后明，通里掌后才一寸，神门掌后锐骨精。
手太阳兮小肠索，小指之端取少泽，前谷外侧本节前，后溪节后仍外侧。
腕骨腕前起骨下，阳谷锐下腕中得，小海肘端去五分，听宫耳珠如菽侧。
太阳膀胱何处看，睛明目眦内角畔，攒竹两眉头陷中，络却后发四寸半。
肺俞三椎膈俞七，肝俞九椎之下按，肾俞十四椎下旁，膏肓四五三分算。
委中膝腘约纹中，承山腨下分肉断，昆仑踝下后五分，金门踝下陷中撰。
申脉踝下筋骨间，可容爪甲慎勿乱。少阴肾兮安所觅，然谷踝前骨下识，
太溪内踝后五分，照海踝下四分的。复溜内踝上二寸，向后五分太溪直。
手厥阴兮心包络，曲泽肘内横纹作，间使掌后三寸求，内关二寸始无错，
大陵掌后两筋间，中冲中指之端度。手少阳兮三焦论，小次指间名液门，
中渚次指本节后，阳池表腕有穴存。腕后二寸外关络，支沟腕后三寸闻，
天井肘上一寸许，角孙耳郭开口分。丝竹眉后陷中按，耳门耳缺非虚文。
足少阳胆取听会，耳前陷中分明揣，目上入发际五分，临泣之穴于斯在。
目窗泣上寸半存，风池发后际中论，肩井骨前看寸半，带脉肋下寸八分。
环跳髀枢寻宛宛，风市髀外两筋显，阳陵膝下一寸求，阳辅踝上四寸远。
绝骨踝上三寸从，丘墟踝前有陷中，临泣侠溪后寸半，侠溪小次岐骨缝。
厥阴肝经果何处，大敦拇指有毛聚，行间骨尖动脉中，太冲节后有脉据，
中封一寸内踝前，曲泉纹头两筋著。章门脐上二寸量，横取六寸看两旁，
期门乳旁一寸半，直下寸半二肋详。督脉水沟鼻柱下，上星入发一寸者，
百会正在顶之巅，风府后发一寸把。哑门后发际五分，大椎第一骨上存，
腰俞二十一椎下，请君仔细详经文。任脉中行正居腹，关元脐下三寸录，
气海脐下一寸半，神阙脐中随所欲。水分脐上一寸求，中脘脐上四寸取，
膻中两乳中间索，承浆宛宛唇下搜。

杂病穴法歌（《医学入门》）

杂病随症选杂穴，仍兼原合与八法。经络原会别论详，脏腑俞募当谨始。
根结标本理玄微，四关三部识其处。伤寒一日刺风府，阴阳分经次第取。
伤寒一日太阳风府，二日阳明之荥，三日少阳之俞，四日太阴之井，五日

少阴之俞,六日厥阴之经。在表刺三阳经穴,在里刺三阴经穴,六日过经未汗,刺期门、三里,古法也。唯阴症灸关元穴为妙。

汗吐下法非有他,合谷内关阴交杵。

汗,针合谷入二分,行九九数,搓数十次,男左搓,女右搓,得汗行泻法,汗止身温出针；如汗不止,针阴市,补合谷。吐,针内关入三分,先补六次,泻三次,行子午捣白法三次,提气上行,又推战一次,病人多呼几次,即吐；如吐不止,补九阳数,调匀呼吸,三十六度,吐止,徐出针,急扪穴；吐不止,补足三里。下,针三阴交入三分,男左女右,以针盘旋,右转六阴数毕,用口鼻闭气,吞鼓腹中,将泻插一下,其人即泄,鼻吸手泻三十六遍,方开口鼻之气,插针即泄；如泄不止,针合谷,升九阳数。凡汗、吐、下,仍分阴阳补泻,就流注穴行之尤妙。

一切风寒暑湿邪,头疼发热外关起。头面耳目口鼻病,曲池合谷为之主。
偏正头疼左右针,列缺太渊不用补。头风目眩项捩强,申脉金门手三里。
赤眼迎香出血奇,临泣太冲合谷侣。耳聋临泣与金门,合谷针后听人语。
鼻塞鼻痔及鼻渊,合谷太冲随手取。口噤喎斜流涎多,地仓颊车仍可举。
口舌生疮舌下窍,三棱刺血非粗卤。舌裂出血寻内关,太冲阴交走上部。
舌上生胎合谷当,手三里治舌风舞。牙风面肿颊车神,合谷临泣泻不数。
二陵二蹻与二交,头项手足互相与。两井两商二三间,手上诸风得其所。
手指连肩相引疼,合谷、太冲能救苦。手三里治肩连脐,脊间心后称中渚。
冷嗽只宜补合谷,三阴交泻实时住。
霍乱中脘可入深,三里内庭泻几许。心痛翻胃刺劳宫,寒者少泽细手指。
心痛手战少海求,若要除根阴市睹,太渊列缺穴相连,能祛气痛刺两乳。
胁痛只须阳陵泉,腹痛公孙内关尔。疟疾素问分各经,危氏刺指舌红紫。
足太阳疟,先寒后热,汗出不已,刺金门。足少阳疟,寒热,心惕,汗多,刺侠溪。足阳明疟,寒久乃热,汗出喜见火光,刺冲阳。足太阴疟,寒热善呕,呕已乃衰,刺公孙。足少阴疟,呕吐甚,欲闭户,刺大钟。足厥阴疟,少腹满,小便不利,刺太冲。心疟刺神门,肝疟中封,脾疟商丘,肺疟列缺,肾疟太溪,胃疟厉兑。危氏刺手十指及舌下紫肿筋出血。

痢疾合谷三里宜,甚者必须兼中膂。心胸痞满阴陵泉,针到承山饮食美,
泄泻肚腹诸般疾,三里内庭功无比。水肿水分与复溜。
俱泻水分,先用小针,次用大针,以鸡翎管透之,水出浊者死,清者生,急

服紧皮丸敛之。如乡村无药,粗人体实者针之,若高人则禁针。取血法:先用针补入地部,少停泻出人部,少停复补入地部,少停泻出针,其瘀血自出。虚者只有黄水出,若脚上肿大,欲放水者,仍用此法,于复溜穴上取之。

胀满中脘三里揣。

《内经》针腹以布缠缴。针家另有盘法:先针入二寸五分,退出二寸,只留五分在内盘之。如要取上焦包络之病,用针头迎向上刺入二分补之,使气攻上。若脐下有病,针头向下,退出二分泻之。此特备古法,初学不可轻用。

腰痛环跳委中神,若连背痛昆仑武。腰连腿疼腕骨升,三里降下随拜跪。
腰连脚痛怎生医?环跳行间与风市。脚膝诸痛羡行间,三里申脉金门侈。
脚若转筋眼发花,然谷承山法自古。两足难移先悬钟,条口后针能步履。
两足酸麻补太溪,仆参内庭盘跟楚。
脚连胁腋痛难当,环跳阳陵泉内杵。冷风湿痹针环跳,阳陵三里烧针尾。
七疝大敦与太冲,五淋血海通男妇。大便虚秘补支沟,泻足三里效可拟。
热秘气秘先长强,大敦阳陵堪调护。小便不通阴陵泉,三里泻下溺如注。
内伤食积针三里,璇玑相应块亦消。脾病气血先合谷,后刺三阴针用烧。
一切内伤内关穴,痰火积块退烦潮。吐血尺泽功无比,衄血上星与禾髎。
喘急列缺足三里,呕噎阴交不可饶。劳宫能治五般痫,更刺涌泉疾若挑。
神门专治心痴呆,人中间使祛癫妖。尸厥百会一穴美,更针隐白效昭昭。
妇人通经泻合谷,三里至阴催孕妊。死胎阴交不可缓,胞衣照海内关寻。
小儿惊风少商穴,人中涌泉泻莫深。痈疽初起审其穴,只刺阳经不刺阴。

阳经,谓痛从背出者,当从太阳经至阴、通谷、束骨、昆仑、委中五穴选用。从臀出者,当从少阳经窍阴、侠溪、临泣、阳辅、阳陵泉五穴选用。从髌出者,当从阳明经厉兑、内庭、陷谷、冲阳、解溪五穴选用。从胸出者,则以绝骨一穴治之。凡痈疽已破,尻神朔望不忌。

伤寒流注分手足,太冲内庭可浮沉。熟此筌蹄手要活,得后方可度金针。
又有一言真秘诀,上补下泻值千金。

长桑君天星秘诀歌(《乾坤生意》)

天星秘诀少人知,此法专分前后施。若是胃中停宿食,后寻三里起璇玑。
脾病血气先合谷,后刺三阴交莫迟。如中鬼邪先间使,手臂挛痹取肩髃。
脚若转筋并眼花,先针承山次内踝。脚气酸疼肩井先,次寻三里阳陵泉。

如是小肠连脐痛,先刺阴陵后涌泉。耳鸣腰痛先五会,次针耳门三里内。
小肠气痛先长强,后刺大敦不要忙。足缓难行先绝骨,次寻条口及冲阳。
牙疼头痛兼喉痹,先刺二间后三里。胸膈痞满先阴交,针到承山饮食喜。
肚腹浮肿胀膨膨,先针水分泻建里。伤寒过经不出汗,期门通里先后看。
寒疟面肿及肠鸣,先取合谷后内庭。冷风湿痹针何处,先取环跳次阳陵。
指痛挛急少商好,依法施之无不灵。此是桑君真口诀,时医莫作等闲轻。

《神应经》补泻

泻诀直说

宏纲陈氏曰:取穴既正,左手大指掐其穴,右手置针于穴上,令患人咳嗽一声,随咳纳针至分寸,候数穴针毕,停少时,用右手大指及食指持针,细细动摇,进退搓捻其针,如手颤之状,谓之催气。约行五六次,觉针下气紧,却用泻法。如针左边,用右手大指、食指持针,以大指向前,食指向后,以针头轻提往左转。如有数针,俱依此法。俱转毕,仍用右手大指、食指持针,却用食指连搓三下,谓之"飞"。仍轻提往左转,略退针半分许,谓之"三飞一退"。依此法行至五六次,觉针下沉紧,是气至极矣。再轻提往左转一二次,如针右边,以左手大指、食指持针,以大指向前,食指向后,依前法连搓三下,轻提针头向右转,是针右边泻法。欲出针时,令病人咳嗽一声,随咳出针,此之谓泻法也。

补诀直说

凡人有疾,皆邪气所凑,虽病人瘦弱,不可专行补法。《经》曰:邪之所凑,其气必虚。如患赤目等疾,明见其为邪热所致,可专行泻法。其余诸疾,只宜平补平泻,须先泻后补,谓之先泻邪气,后补真气,此乃先师不传之秘诀也。如人有疾,依前用手法催气取气,泻之既毕,却行补法。令病人吸气一口,随吸转针。如针左边,捻针头转向右边,以我之右手大指、食指持针,以食指向前,大指向后,仍捻针深入一二分,使真气深入肌肉之分;如针右边,捻针头转向左边,以我之左手大指、食指持针,以食指向前,大指向后,仍捻针深入一二分。如有数穴,依此法行之。既毕,停少时,却用手指于针头上,轻弹三下,如此三次,仍用我左手大指、食指持针,以大指连搓三下,谓之"飞"。将针深进二分,以针头向左边,谓之"一进三飞"。依此法行至五六次,觉针下沉紧,或针下气热,是气至足矣。令病人吸气一口,随吸出针,急以手按其穴,此谓之补法也。

凡针背腹两边穴,分阴阳经补泻。针男子背上中行,左转为补,右转为泻。腹上中行,右转为补,左转为泻。女人背中行,右转为补,左转为泻。腹中行,左转为补,右转为泻。盖男子背阳腹阴,女子背阴腹阳故也。

南丰李氏补泻(《医学入门》)

《图注难经》云:手三阳,从手至头,针芒从外,往上为随,针芒从内,往下为迎。足三阳,从头至足,针芒从内,往下为随,针芒从外,往上为迎。足三阴,从足至腹,针芒从外,往上为随,针芒从内,往下为迎。手三阴,从胸至手,针芒从内,往下为随,针芒从外,往上为迎。大要以子午为主,左为阳(从子至午,左行为补),右为阴(从午至子,右行为泻,阳主进,阴主退),手为阳(左手为纯阳),足为阴(右足为纯阴)。左手阳经,为阳中之阳,左手阴经,为阳中之阴。右手阳经,为阴中之阳,右手阴经,为阳中之阴。右足阴经,为阴中之阴,右足阳经,为阴中之阳。左足阴经,为阳中之阴,左足阳经,为阴中之阳。今细分之,病者左手阳经,以医者右手大指进前(盐指退后),呼之为随(午后又以大指退后为随,进前即经之从外,退后即经之从内),退后吸之为迎。病者左手阴经,以医者右手大指退后,吸之为随,进前呼之为迎。病者右手阳经,以医者右手大指退后,吸之为随,进前呼之为迎。病人右手阴经,以医者右手大指进前,呼之为随,退后吸之为迎。病者右足阳经,以医者右手大指进前,呼之为随,退后吸之为迎。病者右足阴经,以医者右手大指退后,吸之为随,进前呼之为迎。病者左足阳经,以医者右手大指退后,吸之为随,进前呼之为迎。病者左足阴经,以医者右手大指进前,呼之为随,退后吸之为迎。男子午前皆然,午后与女人反之。

手上阳进阴退,足上阳退阴进,合六经起止故也。凡针起穴,针芒向上,气顺行之道。凡针止穴,针芒向下,气所止之处。左外右内,令气上行,右外左内,令气下行。或问午前补泻,与午后相反,男子补泻,与女人相反。盖以男子之气,早在上而晚在下;女人之气,早在下而晚在上,男女上下,平腰分之故也。至于呼吸,男女人我皆同,何亦有阴阳之分耶?盖有自然之呼吸,有使然之呼吸,入针出针,使然之呼吸也。转针如待贵人,如握虎尾,候其自然呼吸。若左手足候其呼而先转,则右手足必候其吸而后转之;若右手足候其吸而先转,则左手足必候其呼而后转之,真阴阳一升一降之消息也。故男子阳经午前以呼为补,吸为泻;阴经以吸为补,呼为泻,午后反之。女人阳经午前以吸为补,呼为泻;阴经以呼为补,吸为泻,午后亦反之。或者又曰:补泻必资呼吸,假令尸厥中风,不能使之呼吸者,奈何?曰:候其自然之呼吸而转针,若当吸不转,令人以手掩其口鼻,鼓动其气可也。噫!补泻提插,分男女早晚,其理深微,原为奇经,不拘十二经常度,故参互错综如是。若流注穴,但分左右阴阳可也。尝爱《雪心歌》云:如何补泻有两般,盖是经从两边发,古人补泻左右分,今人乃为男女别。男女经脉一般生,昼夜循环无暂歇,此诀出自梓桑君,我今授汝心已雪。此子午兼八法而后全也。

然补泻之法,非必呼吸出纳针也。有以浅深言者,《经》言:春夏宜浅,秋冬宜深。有以荣卫言者,《经》言:从卫取气,从荣置气。

补则从卫取气,宜轻浅而针,从其卫气随之于后,而济益其虚也。泻则从荣,弃置其气,宜重深而刺,取其荣气迎之于前,而泻夺其实也。然补之不可使太实,泻之不可使反虚,皆欲以平为期耳。又男子轻按其穴,而浅刺之,以候卫气之分。女子重按其穴,而深刺之,以候荣气之分。

有以虚实言者,《经》言:虚则补其母,实则泻其子。此迎随之概也。

凡针逆而迎夺,即泻其子也。如心之热病,必泻于脾胃之分,针顺而随济,即补其母也。如心之虚病,必补于肝胆之分。

飞经走气,亦不外于子午迎随。

凡言九者,即子阳也。六者,即午阴也。但九六数有多少不同,补泻提插皆然。言初九数者,即一九也,少停又行一九,少停又行一九,三次共二十七数,或四九三十六数。言少阳数者,七七四十九数,亦每次七数,略停。老阳数者,九九八十一数,每次二十七数,少停,共行三次。言初六数者,即一六也,少停又行一六,少停又行一六,三次共一十八数。言少阴数者,六六三十六数,每次一十八数,略停再行一次。言老阴数者,八八六十四数,每次八数,略停。或云:子后宜九数补阳,午后宜六数补阴;阴日刺阳经,多用六数补阴。阳日刺阴经,多用九数补阳。此正理也。但见热症即泻,见冷症即补,权也,活法也。

《经》言:知为针者信其左,不知为针者信其右。

先将同身寸法比穴,以墨点记,后令患人饮食端坐,或偃卧。缓病必待天气温晴,则气易行;急病如遇大雷雨,亦不敢针。夜晚非急病,亦不敢针。若空心立针必晕。

当刺之时,必先以左手压按所针荣俞之处。

阳穴,以骨侧陷处,按之酸麻者为真;阴穴,按之有动脉应手者为真。

切而散之,爪而下之。

切者,以手爪掐按其所针之穴,上下四旁,令气血散。爪者,先以左手大指爪,重掐穴上,亦令气血散耳。然后用右手盐指顶住针尾,以中指、大指紧执针腰,以无名指略扶针头,却令患人咳嗽一声,随咳下针,刺入皮内,撒手停针十息,号曰天才。少时再进针,刺入肉内,停针十息,号曰人才。少时再进针至筋骨之间,停针十息,号曰地才。此为极处,再停良久,却令患人吸气一口,随吸退至人部,审其气至未。如针下沉重紧满者,为气已至;若患人觉痛则为实,觉酸则为虚。如针下轻浮虚活者,气犹未至,后用弹努循扪引之。引之气犹不至,针如插豆腐者死。凡除寒热病,宜于天部行气;经络病,宜于人部行气;麻痹疼痛,宜于地部行气。

弹而努之,扪而循之;

弹者补也,以大指与次指爪,相交而叠,病在上,大指爪轻弹向上;病在下,次指爪轻弹向下,使气速行,则气易至也。努者,以大指次指捻针,连搓三下,如手颤之状,谓之飞。补者入针飞之,令患人闭气一口,着力努之;泻者提针飞之,令患人呼之,不必着力,一法二用,气自至者,不必用此弹努。扪者,摩也,如痛处未除,即于痛处扪摩,使痛散也。复以飞针引之,除其痛也。又起针之时,以手按其穴,亦曰扪。循者,用手于所针部分,随经络上下循按之,使气往来,推之则行,引之则至是也。

动而伸之,推而按之;

动者转动也,推者推转也。凡转针太急则痛,太慢则不去疾。所谓推动,即分阴阳左转右转之法也。伸者,提也;按者,插也,如补泻不觉气行,将针提起空如豆许,或再弹二三下以补之。紧战者,连用飞法三下,如觉针下紧满,其气易行,即用通法。若邪盛气滞,却用提插,先去病邪,而后通其真气。提者,自地部提至人部、天部;插者,自天部插至人部、地部。病轻提插初九数,病重者或少阳数、老阳数,愈多愈好。或问:治病全在提插,既云急提慢按如冰冷,慢提急按火烧身。又云:男子午前提针为热,插针为寒,午后提针为寒,插针为热。女人反之,其故何耶?盖提插补泻,无非顺阴阳也。午前顺阳性,提至天部则热;午后顺阴性,插至地部则热。《奇效良方》有诗最明。

补泻提插活法:凡补针,先浅入而后深入;泻针,先深入而后浅。凡提插,急提慢按如冰冷,泻也;慢提急按火烧身,补也。或先提插而后补泻,或先补泻而后提插,可也;或补泻提插同用亦可也。如治久患瘫痪,顽麻冷痹,遍身走痛及癞风寒疟,一切冷症,先浅入针,而后渐深入针,俱补老阳数,气行针下紧满,其身觉热带补,慢提急按老阳数,或三九而二十七数,即用通法,扳倒针头,令患人吸气五口,使气上行,阳回阴退,名曰进气法,又曰烧山火。

治风痰壅盛,中风,喉风,癫狂,疟疾,单热,一切热症,先深入针,而后渐浅退针,俱泻少阴数,得气觉凉带泻,急提慢按初六数;或三六一十八数,再泻再提,即用通法,徐徐提之,病除乃止,名曰透天凉。

治疟疾先寒后热,一切上盛下虚等症,先浅入针,行四九三十六数,气行觉热,深入行三六一十八数。如疟疾先热后寒,一切半虚半实等症,先深入针,行六阴数,气行觉凉渐退,针行九阳数,此龙虎交战法,俾阳中有阴,阴中有阳也。盖邪气常随正气而行,不交战,则邪不退而正不胜,其病复起。

治痃癖症瘕气块,先针入七分,行老阳数,气行便深入一寸,微伸提之,却退至原处,不得气,依前法再施,名曰留气法。

治水蛊膈气胀满,落穴之后,补泻调气均匀,针行上下,九入六出,左右转之,千遭自平,名曰子午捣白。

治损逆赤眼,痛肿初起,先以大指进前捻入左,后以大指退后捻入右,一左一右,三九二十七数,得气向前,推转纳入,以大指弹其针尾,引其阳气,按而提之,其气自行,未应再施,此龙虎交腾法也。

杂病单针一穴,即于得气后行之,起针际行之亦可。

通而取之。

通者通其气也,提插之后用之。如病人左手阳经,以医者右手大指进前九数,却扳倒针头,带补以大指努力,针嘴朝向病处,或上或下,或左或右,执住,直待病人觉热方停。若气又不通,以龙虎龟凤、飞经接气之法,驱而运之。如病人左手阴经,以医者右手大指退后九数,却扳倒针头,带补以大指努力,针嘴朝病,执住,直待病人觉热方停。右手阳经,与左手阴经同法;右手阴经,与左手阳经同法;左足阳经,与右手阳经同法;左足阴经,与右手阴经同法;右足阳经,与左手阳经同法;右足阴经,与左手阴经同法。如退潮,每一次先补六,后泻九,不拘次数,直待潮退为度,止痛同此法。痒麻虚补,疼痛实泻,此皆先正推衍《内经》通气之法,更有取气、斗气、接气之法。取者,左取右,右取左,手取足,足取头,头取手足三阳,胸腹取手足三阴,以不病者为主,病者为应。如两手蜷挛,则以两足为应;两足蜷挛,则以两手为应。先下主针,后下应针,主针气已行,而后针应针。左边左手左足同手法,右边亦然。先斗气、接气,而后取气,手补足泻,足补手泻,如搓索然。久患偏枯蜷挛甚者,必用此法于提插之后。徐氏曰:通气、按气之法,已有定息寸数,手足三阳,上九而下十四,过经四寸;手足三阴,上七而下十二,过经五寸。在乎摇动出纳,呼吸同法,上下通接,立时见功。所谓定息寸数者,手三阴经,从胸走手,长三尺五寸;手三阳经,从手走头,长五尺;足三阳经,从头走足,长八尺;足三阴经,从足走腹,长六尺五寸;阴阳两蹻,从足走目,长七尺五寸;督脉长四尺五寸;任脉长四尺五寸。人一呼气行三寸,一吸气行三寸,一呼一吸,谓之一息。针下随其经脉长短,以息计之,取其气到病所为度。

一曰青龙摆尾:以两指扳倒针头朝病,如扶船舵,执之不转,一左一右,慢慢拨动九数,或三九二十七数,其气遍体交流。

二曰白虎摇头:以两指扶起针尾,以肉内针头轻转,如下水船中之橹,振摇六数,或三六一十八数。如欲气前行,按之在后;欲气后行,按之在前。二法轻病亦可行之,摆动血气。盖龙为气,虎为血,阳日先行龙而后虎,阴日先行虎而后龙。

三曰苍龟探穴:以两指扳倒针头,一退三进,向上钻剔一下,向下钻剔一下,向左钻剔一下,向右钻剔一下,先上而下,自左而右,如入土之象。

四曰赤凤迎源:以两指扶起针,插入地部,复提至天部,候针自摇,复进至人部,上下左右,四围飞旋,如展翅之状。病在上,吸而退之;病在下,呼而进之。又将大指爪从针尾刮至针腰,此刮法也。能移不忍痛,可散积年风,午后又从针腰刮至针尾。又云:病在上刮向上,病在下刮向下。有挛急者,频宜刮切、循摄二法,须连行三五次,气血各循经络,飞走之妙,全在此处,病邪从此退矣。放针停半时辰久,扶起针头,审看针下十分沉紧,则泻九补六;如不甚紧,则泻六补九,补泻后针活即摇而出之。

摄者,用大指随经络上下切之,其气自得通行。

摇而出之,外引其门,以闭其神。

摇者,退也。以两指拿针尾,向上下左右各摇振五七下,提二七下,能散诸风。出针直待微松,方可出针豆许。如病邪吸针,正气未复,再须补泻停待;如再难,频加刮切,刮后连泻三下;次用搜法,不论数横搜,如龙虎交腾,一左一右,但手更快耳,直搜一上一下,如捻法而不转,泻刮同前;次用盘法,左转九次,右转六次,泻刮同前;次用子午捣白,子后慢提,午后略快些,缓缓提插,摇出应针,次出主针。补者吸之,急出其针,便以左手大指按其针穴,及穴外之皮,令针穴门户不开,神气内守,亦不致出血也。泻者呼之,慢出其针,勿令气泄,不用按穴。凡针起速,及针不停久待暮者,其病即复。

一凡针晕者,神气虚也,不可起针,急以别针补之,用袖掩病人口鼻回气,内与热汤饮之即苏,良久再针。甚者,针手膊上侧筋骨陷中,即虾蟆肉上惺惺穴,或足三里穴,即苏。若起针,坏人。

二凡针痛者,只是手粗,宜以左手扶住针腰,右手从容补泻。如又痛者,不可起针,令病人吸气一口,随吸将针捻活,伸起一豆即不痛。如伸起又痛,再伸起又痛,须索入针,便住痛。

三凡断针者,再将原针穴边复下一针,补之即出,或用磁石引针出,或用药涂之。

嗟夫! 神针肇自上古,在昔岐伯已叹失其传矣,况后世乎? 尚赖窦、徐二氏,能因遗文,以究其意,俾来学有所悟,而识其梗概,括为四段,聊为初学开关救危之用,尚期四方智者裁之!

补泻一段,乃庐陵欧阳之后所授,与今时师不同。但考《素问》,不曰针法,而曰针道,言针当顺气血往来之道也。又曰:凡刺者,必别阴阳。再考《难经图注》及徐氏云:左与右不同,胸与背有异。然后知其源流有自。盖左为阳、为升、为呼、为出、为提、为午前、为男子之背;右为阴、为降、为吸、为入、为插、为午后、为男子之腹。所以女人反此者,女属阴,男属阳,女人背阴腹阳,男子背阳腹阴,天地男女阴阳之妙,自然如此。

流注开阖(《医学入门》)

人每日一身周流六十六穴,每时周流五穴(除六原穴,乃过经之所)。相生相合者为开,则刺之;相克者为阖,则不刺。

阳生阴死,阴生阳死。如甲木死于午,生于亥;乙木死于亥,生于午。丙火生于寅,死于酉;丁火生于酉,死于寅。戊土生于寅,死于酉;己土生于酉,死于寅。庚金生于巳,死于子;辛金生于子,死于巳。壬水生于申,死于卯;癸水生于卯,死于申。凡值生我、我生及相合者,乃气血生旺之时,故可辨虚实刺之。克我、我克及阖闭时穴,气血正直衰绝,非气行未至,则气行已过,误刺妄引邪气,坏乱真气,实实虚虚,其害非小。

脏腑十二经穴(《医学入门》)

手太阴肺经穴歌

手太阴肺十一穴,中府云门天府诀,侠白尺泽孔最存,列缺经渠太渊涉,鱼际少商如韭叶。(左右二十二穴)

手阳明大肠经穴歌

手阳明穴起商阳,二间三间合谷藏,阳溪偏历温溜长,下廉上廉手三里,曲池肘髎五里近,臂臑肩髃巨骨当,天鼎扶突禾髎接,鼻旁五分号迎香。(左右四十穴)

足阳明胃经穴歌

四十五穴足阳明,头维下关颊车停,承泣四白巨髎经,地仓大迎对人迎。水突气舍连缺盆,气户库房屋翳屯,膺窗乳中延乳根,不容承满梁门起,关门太乙滑肉门,天枢外陵大巨存,水道归来气冲次,髀关伏兔走阴市,梁丘犊鼻足三里,上巨虚连条口位,下巨虚跳上丰隆,解溪冲阳陷谷中,内庭厉兑经穴终。(左右九十穴)

足太阴脾经穴歌

二十一穴脾中州,隐白在足大趾头,大都太白公孙盛,商丘三阴交可求,漏谷地机阴陵穴,血海箕门冲门开,府舍腹结大横排,腹哀食窦连天溪,胸乡周荣大包随。(左右四十二穴)

手少阴心经穴歌

九穴午时手少阴,极泉青灵少海深,灵道通里阴郄邃,神门少府少冲寻。(左右一十八穴)

手太阳小肠经穴歌

手太阳穴一十九,少泽前谷后溪薮,腕骨阳谷养老绳,支正小海外辅肘,肩贞臑俞接天宗,髎外秉风曲垣首,肩外俞连肩中俞,天窗乃与天容偶,锐骨之端上颧髎,听宫耳前珠上走。(左右三十八穴)

足太阳膀胱经穴歌

足太阳经六十七,睛明目内红肉藏,攒竹眉冲与曲差,五处上寸半承光,通天络却玉枕昂,天柱后际大筋外,大杼背部第二行,风门肺俞厥阴四,心俞督俞膈俞强,肝胆脾胃俱挨次,三焦肾气海大肠,关元小肠到膀胱,中膂白环仔细量,自从大杼至白环,各各节外寸半长,上髎次髎中复下,一空二空腰髁当,会阳阴尾骨外取,附分夹脊第三行,魄户膏肓与神堂,譩嘻膈关魂门九,阳纲意舍仍胃仓,肓门志室胞肓续,二十椎下秩边场。承扶臀横纹中央,殷门浮郄到委阳,委中合阳承筋是,承山飞扬踝附阳,昆仑仆参连申脉,金门京骨束骨忙,通谷至阴小指旁。(一百三十四穴)

足少阴肾经穴歌

足少阴穴二十七,涌泉然谷太溪溢,大钟水泉通照海,复溜交信筑宾实,阴谷膝内跗骨后,以上从足走至膝。横骨大赫联气穴,四满中注肓俞脐,商曲石关阴都密,通谷幽门寸半辟。折量腹上分十一,步廊神封膺灵墟,神藏或中俞府毕。(左右五十四穴)

手厥阴心包络经穴歌

九穴心包手厥阴,天池天泉曲泽深,郄门间使内关对,大陵劳宫中冲侵。(左右一十八穴)

手少阳三焦经穴歌

二十三穴手少阳,关冲液门中渚旁,阳池外关支沟正,会宗三阳四渎长,天井清冷渊消泺,臑会肩髎天髎堂,天牖翳风瘈脉青,颅息角孙丝竹张,和髎耳门听有常。(左右四十六穴)

足少阳胆经穴歌

少阳足经瞳子髎,四十四穴行迢迢,听会上关颔厌集,悬颅悬厘曲鬓翘,率谷天冲浮白次,窍阴完骨本神邀,阳白临泣目窗辟,正营承灵脑空摇,风池肩井渊液部,辄筋日月京门标,带脉五枢维道续,居髎环跳风市招,中渎阳关阳陵穴,阳交外丘光明宵,阳辅悬钟丘墟外,足临泣地五侠溪,第四指端窍阴毕。(左右八十八穴)

足厥阴肝经穴歌

一十三穴足厥阴,大敦行间太冲侵,中封蠡沟中都近,膝关曲泉阴包临,五里阴廉羊矢穴,章门常对期门深。(二十六穴)

任脉经穴歌

任脉三八起会阴,曲骨中极关元锐,石门气海阴交仍,神阙水分下脘配。建里中上脘相连,巨阙鸠尾蔽骨下,中庭膻中慕玉堂,紫宫华盖璇玑夜,天突结喉是廉泉,唇下宛宛承浆舍。(二十四穴)

督脉经穴歌

督脉中行二十七,长强腰俞阳关密,命门悬枢接脊中,筋缩至阳灵台逸,神道身柱陶道长,大椎平肩二十一,哑门风府脑户深,强间后顶百会率,

前顶囟会上星圆,神庭素髎水沟窟,兑端开口唇中央,龈交唇内任督毕。(二十七穴)

治病要穴(《医学入门》)

针灸穴治大同,但头面诸阳之会。胸膈二火之地,不宜多灸。背腹阴虚有火者,亦不宜灸,唯四肢穴最妙。凡上体及当骨处,针入浅而灸宜少;凡下体及肉厚处,针可入深,灸多无害。前经络注《素问》未载针灸分寸者,以此推之。

头部

百会:主诸中风等症,及头风,癫狂,鼻病,脱肛,久病大肠气泄,小儿急慢惊风,痫症,夜啼,百病。

上星:主鼻渊、鼻塞、息肉及头风目疾。

神庭:主风痫,羊癫。

通天:主鼻痔。左臭灸右,右臭灸左;左右臭,左右灸,鼻中去一块如朽骨,臭气自愈。

脑空:主头风,目眩。

翳风:主耳聋及瘰疬。

率谷:主伤酒呕吐,痰眩。

风池:主肺中风,偏正头风。

颊车:主落架风。

腹部

膻中:主哮喘,肺痈,咳嗽,瘿气。

巨阙:主九种心痛,痰饮吐水,腹痛息贲。

上脘:主心痛,伏梁,奔豚。

中脘:主伤暑,及内伤脾胃,心脾痛,疟疾,痰晕,痞满,翻胃,能引胃中生气上行。

水分:主鼓胀绕脐,坚满不食,分利水道,止泄。

神阙:主百病及老人、虚人泄泻如神。又治水肿,鼓胀,肠鸣,卒死,产后腹胀,小便不通,小儿脱肛。

气海:多灸能令人生子。主一切气疾,阴症痼冷,及风寒暑湿,水肿,心腹鼓胀,胁痛,诸虚癥瘕,小儿囟不合。丹溪治痢,昏仆上视,溲注汗泄,脉大,得之酒色,灸此后,服人参膏而愈。

关元:主诸虚肾积及虚,老人泄泻,遗精白浊。令人生子。

中极:主妇人下元虚冷,虚损,月事不调,赤白带下。灸三遍,令生子。

天枢:主内伤脾胃,赤白痢疾,脾泄及脐腹鼓胀,癥瘕。

章门:主痞块,多灸左边;肾积,灸两边。

乳根:主膺肿,乳痈,小儿龟胸。

日月:主呕宿汁,吞酸。

大赫:主遗精。

带脉:主疝气偏坠,水肾,妇人带下。

背部

大杼:主偏身发热,瘴疟咳嗽。

神道:主背上怯怯乏气。

至阳:主五疸痞满。

命门:主老人肾虚腰疼,及诸痔脱肛,肠风下血。

风门:主易感风寒,咳嗽痰血,鼻衄,一切鼻病。

肺俞:主内伤外感,咳嗽吐血,肺痈,肺痿,小儿龟背。

膈俞:主胸胁心痛,痰疟痃癖,一切血疾。

肝俞:主吐血,目暗,寒疝。

长强:主痔漏。

胆俞:主胁满,干呕,惊怕,睡卧不安,酒疸目黄,面发赤斑。

脾俞:主内伤脾胃,吐泄,疟,痢,喘急,黄疸,食癥,吐血,小儿慢脾风。

三焦俞:主胀满积块,痢疾。

胃俞:主黄疸,食毕头眩,疟疾,善饥不能食。

肾俞:主诸虚,令人有子,及耳聋,吐血,腰痛,女劳疸,妇人赤白带下。

小肠俞:主便血下痢,便黄赤。

大肠俞:主腰脊痛,大小便难,或泄痢。

膀胱俞:主腰脊强,便难腹痛。

凡五脏疟,灸五脏俞。

譩嘻:主诸疟,久疟眼暗。

意舍:主胁满呕吐。

手部

曲池:主中风,手挛筋急,痹风,疟疾,先寒后热。

肩井:主肘臂不举,扑伤。

肩髃:主瘫痪,肩肿,手挛。

三里:主偏风,下牙疼。

合谷:主中风,破伤风,痹风,筋急疼痛,诸般头病,水肿,难产,小儿急惊风。

三间:主下牙疼。

二间:主牙疾,眼疾。

支正:主七情气郁,肘臂十指皆挛,及消渴。

阳谷:主头面手膊诸疾,及痔痛,阴痿。

腕骨:主头面、臂腕、五指诸疾。

后溪:主疟疾,癫痫。

少泽:主鼻衄不止,妇人乳肿。

间使:主脾寒症,九种心痛,脾疼,疟疾,口渴。如瘰疬久不愈,患左灸右,患右灸左。

大陵:主呕血,疟。

内关:主气块,及胁痛,劳热,疟疾,心胸痛。

劳宫:主痰火胸痛,小儿口疮,及鹅掌风。

中渚:主手足麻木,战战蜷挛,肩臂连背疼痛,手背痈毒。

神门:主惊悸怔忡,呆痴,卒中鬼邪,恍惚振禁,小儿惊痫。

少冲:主心虚胆寒,怔忡癫狂。

少商:主双鹅风,喉痹。

列缺:主咳嗽风痰,偏正头风,单鹅风,下牙疼。

足部

环跳:主中风湿,股膝挛痛,腰痛。

风市:主中风,腿膝无力,脚气,浑身瘙痒,麻痹。

阳陵泉:主冷痹偏风,霍乱转筋。

悬钟:主胃热腹胀,胁痛,脚气,脚胫湿痹,浑身瘙痒,趾疼。

足三里:主中风中湿,诸虚耳聋,上牙疼,痹风,水肿,心腹鼓胀,噎膈哮喘,寒湿脚气。上、中、下部疾,无所不治。

丰隆：主痰晕，呕吐哮喘。

内庭：主痞满。患右灸左，患左灸右，觉腹响是效。及妇人食蛊，行经头晕，小腹痛。

委中：治同环跳症。

承山：主痔漏，转筋。

飞扬：主行步如飞。

金门：主癫痫。

昆仑：主足腿红肿，齿痛。

申脉：主昼发痉，足肿，牙痛。

血海：主一切血疾及诸疮。

阴陵泉：主胁腹胀满，中、下部疾皆治。

三阴交：主痞满痼冷，疝气，脚气，遗精；妇人月水不调，久不成孕，难产，赤白带下，淋漓。

公孙：主痰壅胸膈，肠风下血，积块，妇人气蛊。

太冲：主肿满，行步艰难，霍乱，手足转筋。

行间：主浑身蛊胀，单腹蛊胀，妇人血蛊。

大敦：主诸疝，阴囊肿，脑衄，破伤风，小儿急慢惊风等症。

隐白：主心脾痛。

筑宾：主气疝。

照海：主夜发痉，大便闭，消渴。

太溪：主消渴，房劳不称心意，妇人水蛊。

然谷：主喉痹，唾血，遗精，温疟，疝气，足心热，小儿脐风。

涌泉：主足心热，疝气，奔豚，血淋，气痛。

穴法（《神应经》）

神庭：在直鼻上，入发际五分。灸七壮，止七七壮。禁针。

上星：在直鼻上，入发际一寸。针三分，以细三棱针，泄诸阳热气。灸三壮，不宜多，多则拔气上，目不明。

囟会：在上星后一寸，有陷可容豆许。灸二七壮。

前顶：在囟会后一寸五分，骨间陷中。针一分，灸三壮。

百会：在顶中陷中，容豆许，去前发际五寸，后发际七寸。针二分，灸七壮,至七七壮。

后顶:在百会后一寸五分,枕骨上。针二分,灸五壮。

风府:在项后发际上一寸,大筋内宛宛中,疾言其肉立起。针四分,禁灸,灸之令人失音。

哑门:在项后入发际五分宛宛中,仰头取之。针三分,禁灸,灸之令人哑。

睛明:在目内眦头外一分许。针一分半,雀目者,久留针,后速出。禁灸。

攒竹:在两眉头小陷宛宛中。针三分,三度刺,目大明,宜用锋针出血。禁灸。

丝竹:在眉后陷中。针三分,宜泻不宜补。禁灸,灸之令人目小无所见。

角孙:在耳郭中间,开口有空。针八分,灸三壮。

络却:在脑后,发际上两旁起肉上各一寸三分,脑后枕骨夹脑户,自发际上四寸半。针三分,灸三壮。

翳风:在耳后尖角陷中,按之耳中痛。针三分,灸七壮。

临泣:在目上,直入发际五分陷中。针三分,不宜灸。

目窗:在临泣后寸半。灸五壮,针三分,三度刺,目大明。

头维:在额角入发际,本神旁一寸五分。针三分,禁灸。

听会:在耳微前陷中,上关下一寸,动脉宛宛中,开口取之。针三分,不补。日灸五壮,止三七壮。

听宫:在耳中珠子,大如赤小豆。针三分,灸三壮。

脑空:在承灵后一寸五分,夹玉枕骨下陷中。针五分,灸三壮。

风池:在脑空下发际陷中。针一寸二分,灸不及针,日七壮,至百壮。炷不用大。

耳门:在耳前起肉当耳缺陷中。针三分,禁灸。病宜灸者,不过三壮。

颊车:在耳下八分,近前曲颊端上陷中,侧卧开口有空。针四分,灸日七壮、至七七壮,炷如大麦。

迎香:在鼻孔旁五分。针三分,禁灸。

地仓:在夹口吻旁四分,外近下有脉微微动是。针三分半,可灸日七壮,二七壮,重者七七壮。

水沟:在鼻柱下沟中央。针四分,灸不及针,水肿唯针此穴。灸日三壮,止二百壮。

承浆:在颐前唇棱下宛宛中,开口取之。针三分,灸日七壮,止七七壮,炷如小箸头大。

以上头面部。

肩井：在缺盆上，大骨前寸半，以三指按，当中指下陷中是。止可针五分，若深，令人闷倒，速补足三里。

肩髃：在肩端两骨间，有陷宛宛中，举臂取之。针八分，灸五壮，或日七壮，至二七壮。

大椎：在脊骨第一椎上陷者宛宛中。针五分，灸随年壮。

陶道：在一椎下，俯而取之。针五分，灸五壮。

身柱：在三椎下，俯而取之。灸二七壮。

风门：在二椎下，两旁各二寸。针五分，灸五壮。

肺俞：在三椎下，两旁各二寸。灸百壮。

膏肓：在四椎下一分，五椎上二分，两旁各三寸半，四肋三间去胛骨容侧指许。灸百壮，止千壮。

心俞：在五椎下，两旁各二寸。灸七壮。

膈俞：在七椎下，两旁各二寸。灸三壮，止百壮。

肝俞：在九椎下，两旁各二寸。灸七壮。

胆俞：在十椎下，两旁各二寸。灸二七壮。

脾俞：在十一椎下，两旁各二寸。灸三壮，针三分。

胃俞：在十二椎下，两旁各二寸。针三分，灸以年为壮。

三焦俞：在十三椎下，两旁各二寸。针五分，灸五壮。

肾俞：在十四椎下，两旁各二寸。前与脐平。灸随年壮。

大肠俞：在十六椎下，两旁各二寸。针三分，灸三壮。

小肠俞：在十八椎下，两旁各二寸。针三分，灸三壮。

膀胱俞：在十九椎下，两旁各二寸。针三分，灸七壮。

白环俞：在二十一椎下，两旁各二寸。针五分，灸三壮。

腰俞：在二十一椎下宛宛中，自大椎至此，折三尺，舒身以腹挺地，两手相重支额，纵四体，后乃取之。针八分，灸七壮，至二十一壮。

长强：在骶骨端下三分。针三分，灸三十壮。

以上肩背部。

乳根：在乳下一寸六分陷中，仰取。针三分，灸三壮。

期门：在乳旁一寸半，直下又一寸半，第二肋端缝中。其寸用胸前寸折量。针四分,灸五壮。

章门:在脐上二寸,两旁各六寸。其寸用胸前两乳间横折八寸,内之六寸,侧卧,屈上足,伸下足,取动脉是。灸日七壮,至二七壮。

带脉:在季肋下一寸八分陷中,脐上二分,两旁各七寸半。针六分,灸七壮。

膻中:在两乳间,折中取之。有陷是穴,仰而取之。禁针。灸七壮,止七七壮。

中庭:在膻中下一寸六分陷中。针三分,灸三壮。

鸠尾:在两岐骨下一寸。针三分,禁灸。

巨阙:在鸠尾下一寸。针六分,灸七壮,止七七壮。

上脘:在巨阙下一寸,脐上五寸。针八分,灸二七壮。

中脘:去蔽骨尖四寸,下至脐四寸。针八分,灸二七壮,至百壮,止四百壮。

下脘:在中脘下二寸,脐上二寸。针八分,灸二七壮。

水分:在脐上一寸。水病灸之大良。禁针,针之水尽即死。其别病针八分,灸七壮,止四百壮。

神阙:当脐中。禁针,针令人脐中疡溃,屎出者死。灸百壮。

气海:在脐下一寸半宛宛中。针八分,灸七壮,止百壮。

石门:在脐下二寸。针六分,灸二七壮,止百壮。

关元:在脐下三寸。针八分,灸百壮,至三百壮。灸不及针,孕妇禁针。

中极:在关元下一寸,脐下四寸。针八分,得气即泻。灸止百壮,或日三七壮。

会阴:在两阴间,灸三壮。以及膺腹部。

以上膺腹部

寅、手太阴肺经

尺泽:在肘中约纹上,两筋间动脉。针三分,不宜深,灸五壮。

列缺:在手侧腕上寸半,以两手交叉,食指尽处,两筋骨罅中。针二分,灸七壮,至七七壮。

经渠:在寸口陷中,动脉应手。针二分,禁灸。

太渊:在掌后内侧,横纹头动脉中。针二分,灸三壮。

鱼际:在大指本节后白肉际。针二分,禁灸。

少商:在大指内侧,去爪甲角如韭叶许。针一分,宜用锋针出血,禁灸。

卯、手阳明大肠经

商阳：在食指内侧去爪角韭叶。针一分，灸三壮。

二间：在食指本节前内侧陷中。针三分，灸三壮。

三间：在食指本节后内侧陷中。针三分，灸三壮。

合谷：在大指次指歧骨间陷中。针三分，灸三壮。孕妇不宜针。

阳溪：在手腕中上侧两筋间陷中。针三分，灸三壮。

三里：在曲池下二寸，按之肉起锐肉端。针二分，灸三壮。

曲池：在肘外辅骨屈肘横纹头陷中，以手拱胸取之。针七分，灸七壮，日可七壮，至二百壮。

辰、足阳明胃经

伏兔：在阴市上三寸，起肉上，正跪坐取之。针五分，禁灸。

阴市：在膝盖上三寸，拜而取之。针三分，禁灸。

三里：在膝盖下三寸，胻骨大筋内，坐取之。针八分，灸止百壮。

上廉：在三里下三寸，两筋骨罅宛宛中，蹲坐取之。

下廉：在上廉下三寸，取法与上廉同。各针三分，灸七壮。

解溪：在冲阳后寸半，腕上系鞋处取之。针五分，灸三壮。

冲阳：在足跗上去陷谷二寸，骨间动脉。针五分，灸三壮。

陷谷：在足大趾次趾外间，本节后陷中，去内庭二寸。针五分，灸三壮。

内庭：在足大趾次趾外间陷中。针三分，灸三壮。

厉兑：在足大趾次趾端，去爪甲韭叶。针一分，灸一壮。

巳、足太阴脾经

隐白：在足大趾内侧，去爪角韭叶。月事不止，刺之立愈。针二分，灸三壮。

大都：在足大趾本节后，内侧肉际陷中。针三分，灸三壮。

太白：在足大趾内侧，内踝前，核骨下陷中。针三分，灸三壮。

公孙：在足大趾本节后一寸，内踝前。针四分，灸三壮。

商丘：在内踝下，微前陷中，前有中封，后有照海，其穴居中。针三分，灸三壮。

三阴交：在内踝上，除踝三寸骨下陷中。针三分，灸三壮。

阴陵泉：在膝内侧辅骨下陷中，屈膝取之，膝横纹头下是穴，与阳陵泉相对，稍高一寸。针五分，灸七壮。

午、手少阴心经

少海：在肘内廉节后，大骨外，去肘端五分，屈肘向头取之。针三分，灸三壮。

灵道：在掌后寸半。针三分，灸三壮。

通里：在掌后一寸陷中。针三分，灸七壮。

神门：在掌后锐骨端陷中。针三分，灸七壮。炷如小麦。

少府：在小指本节后，骨缝陷中，直劳宫。针二分，灸七壮。

少冲：在小指内侧，去爪角韭叶。针一分，灸一壮。

未、手太阳小肠经

少泽：在小指外侧，去爪角一分陷中。针一分，灸一壮。

前谷：在小指外侧，本节前陷中。针一分，灸三壮。

后溪：在小指外侧，本节后陷中。针一分，灸一壮。

腕骨：在手外侧，腕前起骨下陷中，有岐骨罅缝。针二分，灸三壮。

阳谷：在手外侧腕中，锐骨下陷中。针二分，灸三壮。

小海：在肘外大骨外，去肘端五分陷中，屈肘向头取之。针一分，灸二壮。

申、足太阳膀胱经

委中：在腘中央两筋间约纹内，动脉应手。针八分，禁灸。

承山：在腿肚尖下，分肉间陷中。针八分，灸止七七壮。

昆仑：在足外踝后五分，跟骨上陷中。针三分，灸三壮。

申脉：在外踝下五分陷中，容爪甲白肉际，前后有筋，上有踝骨，下有软骨，其穴居中。针三分。

金门：在外踝下少后，丘墟后，申脉前。针一分，灸三壮。

京骨：在足外侧大骨下，赤白肉际陷中。针三分，灸七壮。

束骨：在足小趾外侧，本节后肉际陷中。针一分，灸三壮。

通谷：在足小趾外侧本节前陷中。针二分，灸三壮。

至阴：在足小趾外侧，去爪角韭叶。针二分，灸三壮。

酉、足少阴肾经

涌泉：在足心，屈足蜷趾取之，宛宛中白肉际。针五分，不宜出血，灸三壮。

然谷：在内踝前，大骨下陷中。针三分，不宜见血，灸三壮。

太溪：在内踝后五分，跟骨上，有动脉。针三分，灸三壮。

照海：在内踝下四分，前后有筋，上有踝骨，下有软骨，其穴居中。针三分,灸七壮。

复溜:在内踝上,除踝一寸,踝后五分,与太溪相直。针三分,灸五壮。

阴谷:在膝内辅骨后,大筋下,按之应手,屈膝乃得之。针四分,灸三壮。

戊、手厥阴心包络经

曲泽:在肘内廉,大筋内,横纹中动脉。针三分,灸三壮。

间使:在掌后横纹上三寸,两筋间陷中。针三分,灸五壮。

内关:在掌后横纹上二寸,两筋间。针五分,灸三壮。

大陵:在掌后横纹中,两筋间陷中。针五分,灸三壮。

劳宫:在掌心,屈无名指尖尽处是。针三分,灸三壮。

中冲:在中指端,去爪甲韭叶。针一分,灸一壮。

亥、手少阳三焦经

关冲:在无名指外侧去爪角韭叶。针一分,灸一壮。

液门:在小次指岐骨间,握拳取之。针三分,灸三壮。

中渚:在无名指本节后陷中,液门下一寸。针三分,灸三壮。

阳池:在手表腕上陷中。针二分,禁灸。

外关:在腕后二寸两骨间陷中。针三分,灸五壮。

支沟:在腕后三寸两骨间陷中。针二分,灸二七壮。

天井:在肘后大骨后,肘上一寸两筋间陷中,叉手按膝头取之;屈肘拱胸取之。针一寸,灸三壮。

子、足少阳胆经

环跳:在髀枢中,即砚子骨下宛宛中,侧卧,伸下足,屈上足取之。针二寸,灸五壮,止五十壮。

风市:在膝上外侧两筋间,舒手着腿,中指尽处陷中。针五分,灸五壮。

阳陵:在膝下一寸外廉陷中,外尖骨前。针六分,灸七壮。

阳辅:在外踝上,除踝四寸,辅骨前绝骨端如前三分,去丘墟七寸。针五分,灸三壮。

悬钟(一名绝骨):在外踝上三寸,绝脉处是。针六分,灸五壮。

丘墟:在外踝下,如前陷中,去临泣三寸。针五分,灸三壮。

临泣:在足小趾次趾本节后陷中,去侠溪寸半。针三分,灸三壮。

侠溪:在小趾次趾岐骨间,本节前陷中。针二分,灸三壮。

窍阴:在小趾次趾外侧,去爪角韭叶。针一分,灸三壮。

丑、足厥阴肝经

大敦：在大趾端，去爪甲韭叶。针二分，灸三壮。

行间：在大趾本节前，上下有筋，前后有小骨尖，其穴正居陷中，有动脉应手。针六分，灸三壮。

太冲：在足大趾本节后二寸，有络横连至地五会二寸骨缝罅间，动脉应手陷中。针三分，灸三壮。

中封：在内踝前一寸，贴大筋后宛宛中。针四分，灸三壮。

曲泉：在膝内侧辅骨下，大筋上，小筋下，陷中，屈膝取之，当膝曲腘横纹头，内外两筋宛宛中。针六分，灸三壮。

诸风门

左瘫右痪：曲池，阳溪，合谷，中渚，三里，阳辅，昆仑。

肘不能屈：腕骨。

足无膏泽：上廉。

偏风：列缺，冲阳。

身体反折：肝俞。

中风肘挛：内关。

目戴上：丝竹空。

吐涎：丝竹空，百会。

不识人：水沟，临泣，合谷。

脊反折：哑门，风府。

风痹：天井，尺泽，少海，委中，阳辅。

惊痫：尺泽（一壮），少冲，前顶，束骨。

风痫：神庭，百会，前顶，涌泉，丝竹空，神阙（一壮），鸠尾（三壮）。

风劳：曲泉，膀胱俞（七壮）。

风疰：百会（二壮），肝俞（三壮），脾俞（三壮），肾俞（年为壮），膀胱俞。

风眩：临泣，阳谷，腕骨，申脉。

中风痛：临泣，百会，肩井，肩髃，曲池，天井，间使，内关，合谷，风市。

三里，解溪，昆仑，照海。

喑哑：支沟，复溜，间使，合谷，鱼际，灵道，阴谷，然谷，通谷。

口噤不开：颊车，承浆，合谷。

凡患风痫疾,发则僵仆在地:灸风池,百会。

黄帝灸法:疗中风眼戴上,及不能语者,灸第三椎并五椎上,各七壮,同灸炷如半枣核大。

伤寒门

身热头疼:攒竹,大陵,神门,合谷,鱼际,中渚,液门,少泽,委中,太白。

洒淅恶寒,寒栗鼓颔:鱼际。

身热:陷谷,吕细(足寒至膝,乃出针),三里,复溜,侠溪,公孙,太白,委中,涌泉。

寒热:风池,少海,鱼际,少冲,合谷,复溜,临泣,太白。

伤寒汗不出:风池,鱼际,经渠(各泻),二间。

过经不解:期门。

余热不尽:曲池,三里,合谷。

腹胀:三里,内庭。

阴症伤寒:灸神阙(二三百壮)。

大热:曲池,三里,复溜。

呕哕:百会,曲泽,间使,劳宫,商丘。

腹寒热气:少冲,商丘,太冲,行间,三阴交,隐白,阴陵泉(三壮)。

发狂:百劳,间使,合谷,复溜(俱灸)。

不省人事:中渚,三里,大敦。

秘塞:照海,章门。

小便不通:阴谷,阴陵泉。

痰喘咳嗽门

咳嗽:列缺,经渠,尺泽,鱼际,少泽,前谷,三里,解溪,昆仑,肺俞(百壮),膻中(七壮)。

咳嗽饮水:太渊。

引两胁痛:肝俞。

引尻痛:鱼际。

咳血:列缺,三里,肺俞,百劳,乳根,风门,肝俞。

唾血内损:鱼际(泻),尺泽(补),间使,神门,太渊,劳宫,曲泉,太溪,然谷。

太冲,肺俞(百壮),肝俞(三壮),脾俞(三壮)。

唾血振寒:太溪,三里,列缺,太渊。

呕血:曲泽,神门,鱼际。

呕脓:膻中。

唾浊:尺泽,间使,列缺,少商。

呕食不化:太白。

呕吐:曲泽,通里,劳宫,阳陵,太溪,照海,太冲,大都,隐白,通谷 胃俞,肺俞。

呕逆:大陵。

呕哕:太渊。

喘呕欠伸:经渠。

上喘:曲泽,大陵,神门,鱼际,三间,商阳,解溪,昆仑,膻中,肺俞。

数欠而喘:太渊。

咳喘隔食:膈俞。

喘满:三间,商阳。

肺胀膨膨,气抢胁下热满痛:阴都(灸),太渊,肺俞。

喘息不能行:中脘,期门,上廉。

诸虚百损,五劳七伤,失精劳症:肩井,大椎,膏肓,脾俞,胃俞,肺俞,下脘,三里。

传尸骨蒸,肺痿:膏肓,肺俞,四花穴。

干呕:间使(三十壮),胆俞,通谷,隐白,灸乳下(一寸半)。

噫气:神门,太渊,少商,劳宫,太溪,陷谷,太白,大敦。

痰涎:阴谷,然谷,复溜。

结积留饮:膈俞(五壮),通谷(灸)。

诸般积聚门

气块冷气,一切气疾:气海。

心气痛连胁:百会,上脘,支沟,大陵,三里。

结气上喘及伏梁气:中脘。

心下如杯:中脘,百会。

胁下积气:期门。

奔豚气:章门,期门,中脘,巨阙,气海(百壮)。

气逆:尺泽,商丘,太白,三阴交。

喘逆:神门,阴陵,昆仑,足临泣。

噫气上逆:太渊,神门。

咳逆:支沟,前谷,大陵,曲泉,三里,陷谷,然谷,行间,临泣,肺俞。

咳逆无所出者:先取三里,后取太白,肝俞,太渊,鱼际,太溪,窍阴。

咳逆振寒:少商,天突(灸三壮)。

久病咳:少商,天柱(灸三壮)。

厥气冲腹:解溪,天突。

短气:大陵,尺泽。

少气:间使,神门,大陵,少冲,三里,下廉,行间,然谷,至阴,肺俞 气海。

欠气:通里,内庭。

诸积:三里,阴谷,解溪,通谷,上脘,肺俞,膈俞,脾俞,三焦俞。

腹中气块:块头上一穴,针二寸半,灸二七壮;块中穴,针三寸,灸三七壮;块尾一穴,针三寸半,灸七壮。

胸腹膨胀气喘:合谷,三里,期门,乳根。

灸哮法:天突,尾闾骨尖。

又背上一穴,其法:以线一条套颈上,垂下至鸠尾尖上截断,牵往后脊骨上,线头尽处是穴,灸七壮,其效不可言。

腹痛胀满门

腹痛:内关,三里,阴谷,阴陵,复溜,太溪,昆仑,陷谷,行间,太白 中脘,气海,膈俞,脾俞,肾俞。

食不下:内关,鱼际,三里。

小腹急痛不可忍,及小肠气、外肾吊、疝气、诸气痛、心痛:灸足大趾次指下中节横纹当中,灸五壮,男左女右,极妙。二足皆灸亦可。

小腹胀痛:气海。

绕脐痛:水分,神阙,气海。

小腹痛:阴市,承山,下廉,复溜,中封,大敦,小海,关元,肾俞(随年壮)。

侠脐痛:上廉。

脐痛:曲泉,中封,水分。

引腰痛:太冲,太白。

腹满:少商,阴市,三里,曲泉,昆仑,商丘,通谷,太白,大都,隐白 陷谷,行间。

腹胁满:阳陵,三里,上廉。

心腹胀满:绝骨,内庭。

小腹胀满痛:中封,然谷,内庭,大敦。

腹胀:尺泽,阴市,三里,曲泉,阴谷,阴陵,商丘,公孙,内庭,太溪 太白,厉兑,隐白,膈俞,肾俞,中脘,大肠俞。

胀而胃痛:膈俞。

腹坚大:三里,阴陵,丘墟,解溪,冲阳,期门,水分,神阙,膀胱俞。

寒热坚大:冲阳。

鼓胀:复溜,中封,公孙,太白,水分,三阴交。

腹寒不食:阴陵泉(灸)。

痰癖腹寒:三阴交。

腹鸣寒热:复溜。

胃腹膨胀,气鸣:合谷,三里,期门。

心脾胃门

心痛:曲泽,间使,内关,大陵,神门,太渊,太溪,通谷,心俞(百壮),巨阙(七壮)。

心痛食不化:中脘。

胃脘痛:太渊,鱼际,三里,两乳下(各一寸,各三十壮),膈俞,胃俞,肾俞(随年壮)。

心烦:神门,阳溪,鱼际,腕骨,少商,解溪,公孙,太白,至阴。

烦渴心热:曲泽。

心烦怔忡:鱼际。

卒心痛不可忍,吐冷酸水:灸足大趾次指内纹中各一壮,炷如小麦大,立愈。

思虑过多,无心力,忘前失后:灸百会。

心风:心俞(灸),中脘。

烦闷:腕骨。

虚烦口干:肺俞。

烦闷不卧:太渊,公孙,隐白,肺俞,阴陵,三阴交。

烦心喜噫:少商,太溪,陷谷。

心痹悲恐:神门,大陵,鱼际。

懈惰:照海。

心惊恐:曲泽,天井,灵道,神门,大陵,鱼际,二间,液门,少冲,百会,厉兑,通谷,巨阙,章门。

嗜卧:百会,天井,三间,二间,太溪,照海,厉兑,肝俞。

嗜卧不言:膈俞。

不得卧:太渊,公孙,隐白,肺俞,阴陵,三阴交。

支满不食:肺俞。

振寒不食:冲阳。

胃热不食:下廉。

胃胀不食:水分。

心恍惚:天井,巨阙,心俞。

心喜笑:阳溪,阳谷,神门,大陵,列缺,鱼际,劳宫,复溜,肺俞。

胃痛:太渊,鱼际,三里,肾俞,肺俞,胃俞,两乳下(灸一寸,各二十一壮)。

翻胃:先取下脘,后取三里泻,胃俞,膈俞(百壮),中脘,脾俞。

噎食不下:劳宫,少商,太白,公孙,三里,中魁(在中指第二节尖),膈俞,心俞,胃俞,三焦俞,中脘,大肠俞。

不能食:少商,三里,然谷,膈俞,胃俞,大肠俞。

不嗜食:中封,然谷,内庭,厉兑,隐白,阴陵泉,肺俞,脾俞,胃俞,小肠俞。

食气,饮食闻食臭:百会,少商,三里,灸膻中,。

食多身瘦:脾俞,胃俞。

脾寒:三间,中渚,液门,合谷,商丘,三阴交,中封,照海,陷谷,太溪,至阴,腰俞。

胃热:悬钟。

胃寒有痰:膈俞。

脾虚腹胀谷不消:三里。

脾病溏泄:三阴交。

脾虚不便:商丘,三阴交(三十壮)。

胆虚呕逆,热,上气:气海。

心邪癫狂门

心邪癫狂:攒竹,尺泽,间使,阳溪。

癫狂:曲池(七壮),小海,少海,间使,阳溪,阳谷,大陵,合谷,鱼际,腕骨,神门,液门,冲阳,行间,京骨(以上俱灸),肺俞(百壮)。

癫痫:攒竹,天井,小海,神门,金门,商丘,行间,通谷,心俞(百壮),后溪,鬼眼穴。

鬼击:间使,支沟。

癫疾:上星,百会,风池,曲池,尺泽,阳溪,腕骨,解溪,后溪,申脉,昆仑,商丘,然谷,通谷,承山(针三分,速出,灸百壮)。

狂言:太渊,阳溪,下廉,昆仑。

狂言不乐:大陵。

多言:百会。

癫狂,言语不择尊卑:灸唇里中央肉弦上一壮,炷如小麦大;又用钢刀割断更佳。

狂言数回顾:阳谷,液门。

喜笑:水沟,列缺,阳溪,大陵。

喜哭:百会,水沟。

目妄视:风府。

鬼邪:间使(仍针后十三穴,穴详见九卷)。

见鬼:阳溪。

魇梦:商丘。

中恶不省:水沟,中脘,气海。

不省人事:三里,大敦。

发狂:少海,间使,神门,合谷,后溪,复溜,丝竹空。

狂走:风府,阳谷。

狐魅神邪迷附癫狂:以两手、两足大拇趾,用绳缚定,艾炷着四处尽灸,一处灸不到,其疾不愈,灸三壮(即鬼眼穴)。小儿胎痫、奶痫、惊痫,亦依此法灸一壮,炷如小麦大。

卒狂:间使,后溪,合谷。

痃疵指挛:哑门,阳谷,腕骨,带脉,劳宫。

呆痴:神门,少商,涌泉,心俞。

发狂,登高而歌,弃衣而走:神门,后溪,冲阳。

瘈惊:百会,解溪。

暴惊:下廉。

癫疾:前谷,后溪,水沟,解溪,金门,申脉。

霍乱门

霍乱:阴陵,承山,解溪,太白。

霍乱吐泻:关冲,支沟,尺泽,三里,太白,先取太溪,后取太仓。

霍乱呕吐转筋:支沟。

逆数:关冲,阴陵,承山,阳辅,太白,大都,中封,解溪,丘墟,公孙。

疟疾门

疟疾:百会,经渠,前谷。

温疟:中脘,大椎。

痎疟:腰俞。

疟疾发寒热:合谷,液门,商阳。

痰疟寒热:后溪,合谷。

疟疾振寒:上星,丘墟,陷谷。

头痛:腕骨。

寒疟:三间。

心烦:神门。

久疟不食:公孙,内庭,厉兑。

久疟:中渚,商阳,丘墟。

热多寒少:间使,三里。

脾寒发疟:大椎,间使,乳根。

肿胀门(附:红疸,黄疸)

浑身浮肿:曲池,合谷,三里,内庭,行间,三阴交。

水肿:列缺,腕骨,合谷,间使,阳陵,阴谷,三里,曲泉,解溪,陷谷 复溜,公孙,厉兑,冲阳,阴陵,胃俞,水分,神阙。

四肢浮肿:曲池,通里,合谷,中渚,液门,三里,三阴交。

风浮身肿:解溪。

肿水气胀满:复溜,神阙。

腹胀胁满:阴陵泉。

遍身肿满,食不化:肾俞(百壮)。

鼓胀:复溜,公孙,中封,太白,水分。

消瘅:太溪。

伤饱身黄:章门。

红疸:百会,曲池,合谷,三里,委中。

黄疸:百劳,腕骨,三里,涌泉,中脘,膏肓,大陵,劳宫,太溪,中封 然谷,太冲,复溜,脾俞。

汗门

多汗:先泻合谷,次补复溜。

少汗:先补合谷,次泻复溜。

自汗:曲池,列缺,少商,昆仑,冲阳,然谷,大敦,涌泉。

无汗:上星,哑门,风府,风池,支沟,经渠,大陵,阳谷,腕骨,然骨 中渚,液门,鱼际,合谷,中冲,少商,商阳,大都,委中,陷谷,厉兑,侠溪。

汗不出:曲泽,鱼际,少泽,上星,曲泉,复溜,昆仑,侠溪,窍阴。

痹厥门

风痹:尺泽,阳辅。

积痹、痰痹:膈俞。

寒厥:太渊,液门。

痿厥:丘墟。

尸厥如死,及不知人事:灸厉兑(三壮)。

身寒痹:曲池,列缺,环跳,风市,委中,商丘,中封,临泣。

逆厥:阳辅,临泣,章门。如脉绝,灸间使,或针复溜。

尸厥:列缺,中冲,金门,大都,内庭,厉兑,隐白,大敦。

四肢厥:尺泽,小海,支沟,前谷,三里,三阴交,曲泉,照海,太溪,内庭,行间,大都。

肠痔大便门

肠鸣:三里,陷谷,公孙,太白,章门,三阴交,水分,神阙,胃俞,三焦俞。

肠鸣而泻:神阙,水分,三间。

食泄:上廉,下廉。

暴泄:隐白。

洞泄:肾俞。

溏泄:太冲,神阙,三阴交。

泄不止:神阙。

出泄不觉:中脘。

痢疾:曲泉,太溪,太冲,丹田,脾俞,小肠俞。

便血:承山,复溜,太冲,太白。

大便不禁:丹田,大肠俞。

大便不通:承山,太溪,照海,太冲,小肠俞,太白,章门,膀胱俞。

大便下重:承山,解溪,太白,带脉。

闭塞:照海,太白,章门。

泄泻:曲泉,阴陵,然谷,束骨,隐白,三焦俞,中脘,天枢,脾俞,肾俞,大肠俞。

五痔:委中,承山,飞扬,阳辅,复溜,太冲,侠溪,气海,会阴,长强。

肠风:尾闾骨尽处,灸百壮即愈。

大小便不通:胃脘(灸三百壮)。

肠痈痛:太白,陷谷,大肠俞。

脱肛:百会,尾闾(七壮),脐中(随年壮)。

血痔泄,腹痛:承山,复溜。

痔疾,骨疽蚀:承山,商丘。

久痔:二白(在掌后四寸),承山,长强。

阴疝小便门

寒疝腹痛:阴市,太溪,肝俞。

疝瘕:阴蹻(此二穴,在足内踝陷中。主卒疝,小腹疼痛。左取右,右取左,灸三壮。女人月水不调,亦灸)。

卒疝:丘墟,大敦,阴市,照海。

癫疝:曲泉,中封,太冲,商丘。

㿗癖(小腹下痛):太溪,三里,阴陵,曲泉,脾俞,三阴交。

疝瘕:阴陵,太溪,丘墟,照海。

肠癖,㿗疝,小肠痛:通谷(灸百壮),束骨,大肠俞。

偏坠木肾:归来,大敦,三阴交。

阴疝:太冲,大敦。

㿗瘕膀胱小肠:燔针刺五枢,气海,三里,三阴交,气门(百壮)。

阴肾偏,大小便数,或阴入腹:大敦。

阴肿:曲泉,太溪,大敦,肾俞,三阴交。

阴茎痛:阴陵,曲泉,行间,太冲,阴谷,三阴交,大敦,太溪,肾俞,中极。

阴茎痛,阴汗湿:太溪,鱼际,中极,三阴交。

转胞不溺,淋沥:关元。

肾脏虚冷,日渐羸瘦,劳伤,阴疼凛凛,少气遗精:肾俞。

遗精白浊:肾俞,关元,三阴交。

梦遗失精:曲泉(百壮),中封,太冲,至阴,膈俞,脾俞,三阴交,肾俞,关元,三焦俞。

寒热气淋:阴陵泉。

淋癃:曲泉,然谷,阴陵,行间,大敦,小肠俞,涌泉,气门(百壮)。

小便黄赤:阴谷,太溪,肾俞,气海,膀胱俞,关元。

小便五色:委中,前谷。

小便不禁:承浆,阴陵,委中,太冲,膀胱俞,大敦。

小便赤如血:大陵,关元。

妇人胞转,不利小便:灸关元(二七壮)。

遗溺:神门,鱼际,太冲,大敦,关元。

阴痿丸骞:阴谷,阴交,然谷,中封,大敦。

阴挺出:太冲,少府,照海,曲泉。

疝气偏坠:以小绳量患人口两角,为一分,作三折,成三角,如△样,以一角安脐心,两角在脐下两旁,尽处是穴。患左灸右,患右灸左,二七壮立愈。二穴俱灸亦可。

膀胱气攻两胁脐下，阴肾入腹：灸脐下六寸，两旁各一寸，炷如小麦大，患左灸右，患右灸左。

头面门

头痛：百会，上星，风府，风池，攒竹，丝竹空，小海，阳溪，大陵，后溪，合谷，腕骨，中冲，中渚，昆仑，阳陵。

头强痛：颊车，风池，肩井，少海，后溪，前谷。

头偏痛：头维。

脑泻：囟会，通谷。

头风：上星，前顶，百会，阳谷，合谷，关冲，昆仑，侠溪。

脑痛：上星，风池，脑空，天柱，少海。

头风，面目赤：通里，解溪。

头风牵引脑顶痛：上星，百会，合谷。

偏正头风：百会，前顶，神庭，上星，丝竹空，风池，合谷，攒竹，头维。

醉后头风：印堂，攒竹，三里。

头风眩晕：合谷，丰隆，解溪，风池。垂手着两腿，灸虎口内。

面肿：水沟，上星，攒竹，支沟，间使，中渚，液门，解溪，行间，厉兑，懿嘻，天牖，风池。

面痒肿：迎香，合谷。

头项俱痛：百会，后顶，合谷。

头风冷泪出：攒竹，合谷。

头痛项强，重不能举，脊反折，不能回顾：承浆（先泻后补），风府。

脑昏目赤：攒竹。

头旋：目窗，百会，申脉，至阴，络却。

面肿项强，鼻生息肉：承浆（三分，推上复下）。

头肿：上星，前顶，大陵（出血），公孙。

颊肿：颊车。

颐颔肿：阳谷，腕骨，前谷，商阳，丘墟，侠溪，手三里。

风动如虫行：迎香。

颈项强急：风府。

头目浮肿：目窗，陷谷。

眼睑瞤动:头维,攒竹。

脑风而疼:少海。

头重身热:肾俞。

眉棱痛:肝俞。

毛发焦脱:下廉。

面浮肿:厉兑。

面肿:灸水分。

头目眩疼,皮肿生白屑:灸囟会。

咽喉门

喉痹:颊车,合谷,少商,尺泽,经渠,阳溪,大陵,二间,前谷。

鼓颔:少商。

咽中如梗:间使,三间。

咽肿:中渚,太溪。

咽外肿:液门。

咽食不下:灸膻中。

咽中闭:曲池,合谷。

咽喉肿痛,闭塞,水粒不下:合谷,少商,兼以三棱针刺手大指背,头节上甲根下,排刺三针。

双鹅:玉液,金津,少商。

单鹅:少商,合谷,廉泉。

咽喉肿闭甚者:以细三棱针藏于笔尖中,戏言以没药调点肿痹处,乃刺之。否则病人恐惧,不能愈疾。

咽痛:风府。

耳目门

耳鸣:百会,听宫,听会,耳门,络却,阳溪,阳谷,前谷,后溪,腕骨,中渚,液门,商阳,肾俞。

聍生疮,有脓汁:耳门,翳风,合谷。

重听无所闻:耳门,风池,侠溪,翳风,听会,听宫。

目赤:目窗,大陵,合谷,液门,上星,攒竹,丝竹空。

目风赤烂:阳谷。

赤翳:攒竹,后溪,液门。

目赤肤翳:太渊,侠溪,攒竹,风池。

目翳膜:合谷,临泣,角孙,液门,后溪,中渚,晴明。

白翳:临泣,肝俞。

睛痛:内庭,上星。

冷泪:睛明,临泣,风池,腕骨。

迎风有泪:头维,睛明,临泣,风池。

目泪出:临泣,百会,液门,后溪,前谷,肝俞。

风生卒生翳膜,两目疼痛不可忍者:睛明,手中指本节间尖上三壮。

眼睫毛倒:丝竹空。

青盲无所见:肝俞,商阳(左取右,右取左)。

目眦急痛:三间。

目昏:头维,攒竹,睛明,目窗,百会,风府,风池,合谷,肝俞,肾俞 丝竹空。

目眩:临泣,风府,风池,阳谷,中渚,液门,鱼际,丝竹空。

目痛:阳溪,二间,大,三间,前谷,上星。

风目眶烂,风泪出:头维,颧髎。

眼痒眼疼:光明泻,五会。

目生翳:肝俞,命门,瞳子髎(在目外眦五分,得气乃泻),合谷,商阳。

小儿雀目,夜不见物:灸手大指甲后一寸,内廉横纹头白肉际,各一壮。

鼻口门

鼻有息肉:迎香。

衄血:风府,风池,合谷,三间,二间,后溪,前谷,委中,申脉,昆仑 厉兑,上星,隐白。

鼽衄:风府,二间,迎香。

鼻塞:上星,临泣,百会,前谷,厉兑,合谷,迎香。

鼻流清涕:人中,上星,风府。

脑泻,鼻中臭涕出:曲差,上星。

鼻衄:上星(灸二七壮),绝骨,囟会。又一法:灸项后发际两筋间宛宛中。

久病流涕不禁:百会(灸)。

口干:尺泽,曲泽,大陵,二间,少商,商阳。

咽干:太渊,鱼际。

消渴:水沟,承浆,金津,玉液,曲池,劳宫,太冲,行间,商丘,然谷 隐白(百日以上者,切不可灸)。

唇干有涎:下廉。

舌干涎出:复溜。

唇干饮不下:三间,少商。

唇动如虫行:水沟。

唇肿:迎香。

口㖞眼㖞:颊车,水沟,列缺,太渊,合谷,二间,地仓,丝竹空。

口噤:颊车,支沟,外关,列缺,内庭,厉兑。

失音不语:间使,支沟,灵道,鱼际,合谷,阴谷,复溜,然谷。

舌缓:太渊,合谷,冲阳,内庭,昆仑,三阴交,风府。

舌强:哑门,少商,鱼际,二间,中冲,阴谷,然谷。

舌黄:鱼际。

齿寒:少海。

齿痛:商阳。

齿龋恶风:合谷,厉兑。

齿龋:少海,小海,阳谷,液门,二间,内庭,厉兑。

龈痛:角孙,小海。

舌齿腐:承浆,劳宫(各一壮)。

牙疼:曲池,少海,阳谷,阳溪,二间,液门,颊车,内庭,吕细(在内踝骨尖上,灸二七壮)。

上牙疼:人中,太渊,吕细,灸臂上起肉中,五壮。

下牙疼:龙玄(在侧腕交叉脉),承浆,合谷,腕上五寸,两筋中间,灸五壮。

不能嚼物:角孙。

牙㽲蚀烂,生疮:承浆(壮如小箸头大,灸七壮)。

胸背胁门

胸满:经渠,阳溪,后溪,三间,间使,阳陵,三里,曲泉,足临泣。

胸痹:太渊。

胸膊闷:肩井。

胸胁痛:天井,支沟,间使,大陵,三里,太白,丘墟,阳辅。

胸中澹澹:间使。

胸满支肿:内关,膈俞。

胸胁满引腹:下廉,丘墟,侠溪,肾俞。

胸烦:期门。

胸中寒:膻中。

肩背酸疼:风门,肩井,中渚,支沟,后溪,腕骨,委中。

心胸痛:曲泽,内关,大陵。

胸满血膨有积块,霍乱肠鸣,善噫:三里,期门(向外刺二寸,不补不泻)。

胁满:章门。

胁痛:阳谷,腕骨,支沟,膈俞,申脉。

缺盆肿:太渊,商阳,足临泣。

胁与脊引:肝俞。

背膊项急:大椎。

腰背强直,不能动侧:腰俞,肺俞。

腰脊痛楚:委中,复溜。

腰背伛偻:风池,肺俞。

背拘急:经渠。

肩背相引:二间,商阳,委中,昆仑。

偏胁背痛痹:鱼际,委中。

背痛:经渠,丘墟,鱼际,昆仑,京骨。

脊膂强痛:委中。

腰背牵疼难转:天牖,风池,合谷,昆仑。

脊内牵疼不能屈伸:合谷,复溜,昆仑。

脊强浑身痛,不能转侧:哑门。

胸连胁痛:期门先针,章门,丘墟,行间,涌泉。

肩痹痛:肩髃,天井,曲池,阳谷,关冲。

手足腰腋门

手臂痛不能举:曲池,尺泽,肩髃,三里,少海,太渊,阳池,阳溪,阳谷前谷,合谷,液门,外关,腕骨。

臂寒:尺泽,神门。

臂内廉痛:太渊。

臂腕侧痛:阳谷。

手腕动摇:曲泽。

腋痛:少海,间使,少府,阳辅,丘墟,足临泣,申脉。

肘劳:天井,曲池,间使,阳溪,中渚,阳谷,太渊,腕骨,列缺,液门。

手腕无力:列缺。

肘臂痛:肩髃,曲池,通里,手三里。

肘挛:尺泽,肩髃,小海,间使,大陵,后溪,鱼际。

肩臂酸重:支沟,肘臂。

手指不能屈:曲池,三里,外关,中渚。

手臂麻木不仁:天井,曲池,外关,经渠,支沟,阳溪,腕骨,上廉,合谷。

手臂冷痛:肩井,曲池,下廉。

手指拘挛筋紧:曲池,阳谷,合谷。

手热:劳宫,曲池,曲泽,内关,列缺,经渠,太渊,中冲,少冲。

手臂红肿:曲池,通里,中渚,合谷,手三里,液门。

风痹肘挛不举:尺泽,曲池,合谷。

两手拘挛,偏风瘾疹,喉痹,胸胁填满,筋缓手臂无力,皮肤枯燥:曲池(先泻后补),肩髃,手三里。

肩膊烦疼:肩髃,肩井,曲池。

五指皆疼:外关。

手挛指痛:少商。

掌中热:列缺,经渠,太渊。

腋肘肿:尺泽,小海,间使,大陵。

腋下肿:阳辅,丘墟,足临泣。

腰痛:肩井,环跳,阴市,三里,委中,承山,阳辅,昆仑,腰俞,肾俞。

两腿如冰:阴市。

挫闪腰疼,胁肋痛:尺泽,曲池,合谷,手三里,阴陵,阴交,行间,足三里。

腰疼难动:风市,委中,行间。

腰脊强痛:腰俞,委中,涌泉,小肠俞,膀胱俞。

腰脚痛：环跳，风市，阴市，委中，承山，昆仑，申脉。

股膝内痛：委中，三里，三阴交。

腿膝酸疼：环跳，阳陵，丘墟。

脚膝痛：委中，三里，曲泉，阳陵，风市，昆仑，解溪。

膝胻股肿：委中，三里，阳辅，解溪，承山。

腰如坐水：阳辅。

足痿不收：复溜。

风痹，脚胻麻木：环跳，风市。

足麻痹：环跳，阴陵，阳辅，太溪，至阴。

脚气：肩井，膝眼，风市，三里，承山，太冲，丘墟，行间。

髀枢痛：环跳，阳陵，丘墟。

足寒热：三里，委中，阳陵，复溜，然谷，行间，中封，大都，隐白。

脚肿：承山，昆仑，然谷，委中，下廉，髋骨，风市。

足寒如冰：肾俞。

浑身战掉，胻酸：承山，金门。

足胻寒：复溜，申脉，厉兑。

足挛：肾俞，阳陵，阳辅，绝骨。

诸节皆痛：阳辅。

腨肿：承山，昆仑。

足缓：阳陵，冲阳，太冲，丘墟。

脚弱：委中，三里，承山。

两膝红肿疼痛：膝关，委中，三里，阴市。

穿跟草鞋风：昆仑，丘墟，商丘，照海。

足不能行：三里，曲泉，委中，阳辅，三阴交，复溜，冲阳，然谷，申脉 行间，脾俞。

脚腕酸：委中，昆仑。

足心疼：昆仑。

脚筋短急，足沉重，鹤膝历节风肿，恶风，发不能起床：风市。

腰痛不能久立，腿膝胫酸重，及四肢不举：附阳。

腰重痛不可忍，及转侧起卧不便，冷痹，脚筋挛急，不得屈伸：灸两脚曲瞅两纹头四处各三壮，一同灸，用两人两边同吹，至火灭。若午时灸了，至晚或脏腑鸣,或行一二次,其疾立愈。

腰痛不能举:仆参(二穴,在跟骨下陷中,拱足取之,灸二壮)。

膝以上病:灸环跳、风市。

膝以下病:灸犊鼻、膝关、三里、阳陵。

足踝以上病:灸三阴交、绝骨、昆仑。

足踝以下病:灸照海、申脉。

腿痛:髋骨。

脚气:一风市(百壮或五十壮),二伏兔(针三分,禁灸),三犊鼻(五十壮),四膝眼,五三里(百壮),六上廉,七下廉(百壮),八绝骨。

脚转筋,发时不可忍者:脚踝上(一壮),内筋急灸内,外筋急灸外。

脚转筋多年不愈,诸药不效者:灸承山(二七壮)。

妇人门

月脉不调:气海,中极,带脉(一壮),肾俞,三阴交。

月事不利:足临泣,三阴交,中极。

过时不止:隐白。

下经若冷,来无定时:关元。

女人漏下不止:太冲,三阴交。

血崩:气海,大敦,阴谷,太冲,然谷,三阴交,中极。

瘕聚:关元。

赤白带下:带脉,关元,气海,三阴交,白环俞,间使(三十壮)。

小腹坚:带脉。

绝子:商丘,中极。

因产恶露不止:气海,关元。

产后诸病:期门。

乳痈:下廉,三里,侠溪,鱼际,委中,足临泣,少泽。

乳肿痛:足临泣。

难产:合谷(补),三阴交(泻),太冲。

横生死胎:太冲,合谷,三阴交。

横生手先出:右足小趾尖(灸三壮立产,炷如小麦大)。

子上逼心,气闷欲绝:巨阙,合谷(补),三阴交(泻)。如子手掬母心,生下男左女右手心,有针痕可验,不然,在人中或脑后有针痕。

产后血晕不识人:支沟,三里,三阴交。

坠胎后,手足如冰,厥逆:肩井(五分,若觉闷乱,急补三里)。

胎衣不下:中极,肩井。

阴挺出:曲泉,照海,大敦。

无乳:膻中(灸),少泽(补),此二穴神效。

血块:曲泉,复溜,三里,气海,丹田,三阴交。

妇人经事正行,与男子交,日渐羸瘦,寒热往来,精血相竞:百劳,肾俞,风门,中极,气海,三阴交。若以前症作虚劳治者,非也。

女子月事不来,面黄干呕,妊娠不成:曲池,支沟,三里,三阴交。

经水过多:通里,行间,三阴交。

欲断产:灸右足内踝上一寸,合谷。又一法,灸脐下二寸三分,三壮,肩井。

一切冷惫:灸关元。

不时漏下:三阴交。

月水不调,因结成块:针间使。

小儿门

大小五痫:水沟,百会,神门,金门,昆仑,巨阙。

惊风:腕骨。

瘛疭,五指掣:阳谷,腕骨,昆仑。

摇头张口,反折:金门。

风痫,目戴上:百会,昆仑,丝竹空。

脱肛:百会,长强。

卒疝:太冲。

角弓反张:百会。

泻痢:神阙。

赤游风:百会,委中。

秋深冷痢:灸脐下二寸及三寸动脉中。

吐乳:灸中庭(在膻中下一寸六分)。

羊痫及猪痫:巨阙(灸三壮)。

口有疮蚀龈,臭秽气冲人:灸劳宫二穴,各一壮。

卒患腹痛,肚皮青黑:灸脐四边各半寸,三壮;鸠尾骨下一寸,三壮。

惊痫:顶上旋毛中(灸三壮),耳后青络(灸三壮,炷如小麦大)。

风痫,手指屈如数物者:鼻上发际宛宛中灸三壮。

二三岁两目眦赤:大指次指间后一寸五分灸三壮。

囟门不合:脐上、脐下各五分二穴各三壮。灸疮未发,囟门先合。

夜啼:灸百会三壮。

肾胀偏坠:关元(灸三壮),大敦(七壮)。

猪痫如尸厥,吐沫:巨阙(三壮)。

食痫先寒热,洒淅乃发:鸠尾上五分三壮。

羊痫:九椎下节间灸三壮。又法:大椎三壮。

牛痫:鸠尾(三壮)。又法:鸠尾、大椎各三壮。

马痫:仆参(二穴,各三壮)。又法:风府、脐中(各三壮)。

犬痫:两手心,足太阳,肋户(各一壮)。

鸡痫:足诸阳(各三壮)。

牙疳蚀烂:承浆(针灸皆可)。

疮毒门

遍身生疮:曲池,合谷,三里,绝骨,膝眼。

腋肿,马刀疡:阳辅,太冲。

热风瘾疹:肩髃,曲池,曲泽,环跳,合谷,涌泉。

疡肿振寒:少海。

疥癣疮:曲池,支沟,阳溪,阳谷,大陵,合谷,后溪,委中,三里,阳辅,昆仑,行间,三阴交,百虫窠。

疔疮生面上与口角:灸合谷。

疔疮生手上:曲池(灸)。

疔疮生背上:肩井,三里,委中,临泣,行间,通里,少海,太冲。

瘰疬:少海(先针皮上,候三十六息,推针入内,须定浅深,追核大小,勿出核,三上三下,乃出针),天池,章门,临泣,支沟,阳辅(灸百壮),肩井(随年壮),手三里。

痈疽发背:肩井,委中。又以蒜片贴疮上灸之。如不疼,灸至疼;如疼,灸至不疼,愈多愈好。

溺水死者，经宿可救：即解死人衣带，灸脐中。

狂犬咬伤人：即灸咬处疮上。

蛇咬伤人：灸伤处三壮，仍以蒜片贴咬处，灸蒜上。

人脉微细不见，或有或无：宜于少阴经复溜穴上，用圆利针针至骨处，顺针下刺，候回阳脉，阳脉生时，方可出针。

痈疽疮毒：同杨氏骑竹马灸法。

捷要灸法（《医学入门》）

鬼哭穴：治鬼魅狐惑，恍惚振噤。以患人两手大指相并缚定，用艾炷于两甲角及甲后肉四处骑缝着火灸之，则患者哀告我自去，为效。

灸卒死：一切急魇暴绝，灸足两大趾内去甲一韭叶。

灸精宫：专主梦遗。十四椎下各开三寸，灸七壮，效。

鬼眼穴：专祛痨虫。令病人举手向上，略转后些，则腰上有两陷可见，即腰眼也。以墨点记，于六月癸亥夜亥时灸，勿令人知。四花、膏肓、肺俞、亦能祛虫。

痞根穴：专治痞块。十三椎下各开三寸半，多灸左边。如左右俱有，左右俱灸。

又法：用秆心量患人足大趾齐，量至足后跟中截断，将此秆从尾骨尖量至秆尽处，两旁各开二韭叶许，在左灸右，在右灸左，针三分，灸七壮，神效。

又法：于足第二趾岐骨处灸五七壮，左患灸右，右患灸左，灸后一晚夕，觉腹中响动，是验。

肘尖穴：治瘰疬。左患灸右，右患灸左，如初生时，男左女右，灸风池。

又法：用秆心比患人口两角为则，折作两段，于手腕窝中量之，上下左右四处尽头是穴，灸之亦效。

灸痃忤：尸疰客忤、中恶等症。乳后三寸，男左女右灸之。或两大拇指头。

灸疝痛偏坠：用秆心一条，量患人口两角为则，折为三段，如△字样，以一角安脐中心，两角安脐下两旁，尖尽处是穴。左患灸右，右患灸左，左右俱患，左右俱灸。炷艾如粟米大，灸四十壮神效。

又法：取足大趾次趾下中节横纹当中，男左女右灸之。兼治诸气，心腹痛，外肾吊肿，小腹急痛。

灸翻胃：两乳下一寸，或内踝下三指，稍斜向前。

灸肠风诸痔：十四椎下各开一寸，年深者最效。

灸肿满：两大手指缝，或足二趾上一寸半。

灸瘰风：左右手指节宛宛中。凡赘疣诸痣，灸之无不立效。

取膏肓穴法（《医学入门》）

主治阳气亏弱，诸风痼冷，梦遗上气，呃逆膈噎，狂惑妄误百症。取穴须令患人就床平坐，曲膝齐胸，以两手围其足膝，使胛骨开离，勿令动摇，以指按四椎微下一分，五椎微上二分，点墨记之，即以墨平画相去六寸许，四肋三间，胛骨之里，肋间空处，容侧指许，摩膂肉之表，筋骨空处，按之患者觉牵引胸肋中手指痛，即真穴也。灸至百壮、千壮，灸后觉气壅盛，可灸气海及足三里，泻火实下。灸后令人阳盛，当稍息以自保养，不可纵欲。

五、《针方六集》

《针方六集》，明代吴昆撰，是针灸学的重要参考文献。该书在总结前贤针灸理论的同时，汇辑了作者的临证经验和见解。书中亦收有《天元太乙歌》，内容为《针灸聚英·天元太乙歌》与《针灸大全·席弘赋》改编而成。具体内容如下。

天元太乙歌

先师秘传神应经，太乙通玄法最灵。句句言辞多典妙，万两黄金学也轻。
熟记不忘多效验，治病如神了在心。口内将针多温暖，便观患者审浮沉。
阴病用阳阳用阴，分明便取阴阳神。虚则宜补实宜泻，气应真时病绝根。
气至如摆独龙尾，未至停针宜待气。气刺两乳求太渊，未应之时列缺针。
列缺头疼及偏正，重泻太渊无不应。耳聋气闭听会针，迎重穴泻功如神。
谁知天突治喉风，虚喘须寻三里中。手挛肩脊痛难忍，合骨仍须泻太冲。
曲池主手不如意，合谷针时宜仔细。心疼手颤少海间，若要除根针阴市。
但患伤寒两耳聋，耳门听会疾如风。五般肘疼针尺泽，冷渊一刺有神功。
手三里兮足三里，食痞气块兼能治。鸠尾独治五般痫，若刺涌泉人不死。
大凡疣痣最宜针，穴法从来着意寻。以手按疣无转动，随深随浅向中心。
胃中有积取璇玑，三里功多人不知。阴陵泉治心胸满，针到承山饮食思。
大椎若连长强取，小肠气痛即行针。委中专治腰间痛，脚膝肿时寻至阴。

气滞腰痛不能立,横骨大都宜救急。气海专能治五淋,更针三里随呼吸。
期门穴主伤寒患,六日过经尤未汗。但向乳根二肋间,又治妇人生产难。
耳内蝉鸣腰欲折,膝下明存三里穴。若能补泻五会间,且莫逢人容易说。
睛明治眼未效时,合谷光明安可缺。人中治癫功最高,十三鬼穴不须饶。
水肿水分兼气海,皮内随针气自消。冷嗽先宜补合谷,却须针泻三阴交。
牙疼肿痛并咽痹,二间阳溪疾怎逃。更有三间肾俞妙,善除肩背消风劳。
若针肩井须三里,不刺之时气未调。最是阳陵泉一穴,膝间疼痛用针烧。
委中腰痛脚挛急,取得其经血自调。脚痛膝肿针三里,悬钟二陵三阴交。
更向太冲须引气,指头麻木自轻飘。转筋目眩针鱼腹,承山昆仑立便消。
肚疼须是公孙妙,内关相应必然瘳。冷风冷痹疾难愈,环跳腰间针与烧。
风府风池寻得到,伤寒百病一时消。阳明二日寻风府,呕吐还须上脘疗。
妇人心痛心俞穴,男子疝癖三里高。小便不禁关元好,大便闭涩大敦烧。
髋骨腿疼三里泻,复溜气滞便离腰。从来风府最难针,却用工夫度浅深。
倘若膀胱气未散,更宜三里穴中寻。若是七疝小腹痛,照海阴交曲泉针。
又不应时求气海,关元同泻效如神。小肠气撮痛连脐,速泻阴交莫待迟。
良久涌泉针取气,此中玄妙少人知。小儿脱肛患多时,先灸百会次鸠尾。
久患伤寒肩背痛,但针中渚得其宜。肩上痛连脐不休,手中三里便须求。
下针麻重即须泻,得气之时不用留。腰连胯痛不大便,即于三里攻其隘。
气上攻噎不住时,气海针之立便瘥。补自卯南转针高,泻从卯北莫辞劳,
逼针泻气令须吸,若补随呼气自调。左右捻针寻子午,抽针行气自迢迢,
用针补泻分明说,更用搜穷本与标。咽喉最急先百会,太冲照海及阴交。
学者潜心宜熟读,席弘治病名最高。

六、《类经附翼》

《类经附翼》共4卷,明代张介宾撰,内容包括医易、律原、求正录、针灸赋等,阐述了张介宾"医易相通,理无二致"的学术思想,其中有《三焦包络命门辨》《大宝论》《真阴论》等名篇,是体现景岳学说的重要代表作。《类经附翼·附针灸诸赋》记载席弘针灸学派的歌赋有《天元太乙歌》《灵光赋》《席弘赋》《长桑君天星秘诀》,以上针灸歌赋分别列《针灸大全》《针方六集》,故本处不详述歌诀内容。

七、《经穴汇解》

《经穴汇解》，日本水藩侍医原昌克（子柔）撰。全书共八卷，系在其舅氏淡园碕《经穴汇解》二卷的基础上，搜集中国历代医籍及部分朝鲜、日本医籍中20余种有关腧穴的论述而成，是一部重要的针灸穴位考证文献。

头面部第一

本神：《医学入门》作临泣外一寸半。

头维：《神应经》……作入发际。非矣。《神应经》曰："取曲鬓一寸。"非也。

上星：《入门》……作神庭上五分。

囟会：禁刺（《入门》）。《入门》"后"作"上"（即上星上一寸）。

百会：《神应经》作去前发际五寸，后发际七寸。是以骨度折量也。然脑户在枕骨上，妄用折量多差谬。

后顶：《入门》"百会后"之"后"作"下"。

风府：《入门》作脑户下一寸半。

五处：《入门》"五"作"巨"。字误。

承光：五处后二寸……《入门》作"巨处后"。字误。

络却：禁刺（《入门》）。《神应经》云："脑后发际上，两旁起肉上各一寸三分；脑后枕骨，挟脑户，自发际上四寸半。"然玉枕挟脑户，盖此说非也。

玉枕：作络却后一寸五分……《入门》……从之。

喑门：《入门》作哑。《神应》……曰："入发际五分。"

风池：《入门》曰："耳后一寸半。"拘矣。

天冲：《入门》作承灵后一寸半。

角孙：禁刺（《入门》）。《神应》作耳郭中间上。《入门》作耳郭上，中间发际下，得之。

曲鬓：《入门》曰以耳掩前尖处是穴。

颅息：禁刺（《入门》）。《入门》"息"作"囟"。

瘈脉：禁刺（《入门》）。

翳风：《入门》作耳珠后。并非。

窍阴：《入门》……作摇耳有空。

素髎:陷中(《入门》)。

水沟:鼻柱下,沟中央(《神应》)。

兑端:上唇中央,尖尖上(《入门》)。

攒竹:禁刺灸(《入门》)。

睛明:禁刺(《入门》)。《入门》曰红肉陷中。并非也。

迎香:《入门》作禾髎上一寸。《神应经》作鼻孔旁五分,皆非。

禾髎:禁灸(《入门》)。《神应》……迎香注曰:鼻孔旁五分者,误矣。

阳白:《入门》"阳"作"杨"。字误。

四白:禁灸(《入门》)。

丝竹空:眉尾骨后(《入门》)。《入门》脱"空"字。

瞳子髎:禁针灸(《入门》)。

颧髎:禁针灸(《入门》)。

颔厌:《入门》作对耳额角外。

悬颅:《入门》作斜上额角。

悬厘:《入门》作从额斜上头角下陷。误。

上关:《入门》……作起骨上廉。

下关:《入门》……无"下空"二字(即"耳前动脉下廉")。

颊车:《入门》作耳下八分。

和髎:耳门前(《入门》)。《甲乙》作"禾",《入门》……作"和",今从之。

听会:耳珠前(《入门》)。《神应》……作上关下一寸,非矣。

听宫:《入门》作耳前珠子旁,是耳门穴也。

项颈部第二

廉泉:《入门》……下作间(即"舌本间")。

人迎:《入门》作结喉侧一寸五分。

水突:人迎下,气舍上,二穴之中(《入门》)。

气舍:《入门》……作挟旁,拘矣。

天鼎:侧颊(《入门》)。

天窗:《入门》曰:"完骨下发际上,颈上大筋处。"误也。

天容:颊车后陷中(《入门》)。

天牖:《千金》作发际上一寸,《入门》从之。《入门》作耳下大筋外。

缺盆：《入门》作"前"（即"肩上横骨陷者前"）。

肩部第三

肩井：（大骨前）一寸半，……《入门》皆同。不可，必拘也。

肩外俞：《入门》作去大杼旁三寸。

天髎：《入门》……作上毖骨。

秉风：《入门》曰："天宗前。"

肩贞：禁灸（《入门》）。《入门》作"罅"（即"肩髃后罅者中"）。

肩髃：肩端外陷（《入门》）。《入门》曰："臑会上。"

背腰部第四

《神应经》曰：如背俞，前贤书中皆云挟脊各寸半，是共折三寸，分两旁取之。殊不知言挟脊，其"挟"字是除骨而言。若带脊骨当以两旁各二寸，共折四寸分两旁。此说虽得折为四寸者不是，后世又用两乳八寸之说度背腰，故云去脊中二寸，或一寸五分．共不可从也。

神道：禁刺（《入门》）。

灵台：禁刺（《入门》）。

筋缩：《入门》作筋束，字误。

脊中：禁刺（《入门》）。

腰俞：《神应经》作自大椎至此折三尺，舒身以腹挺地。

大杼：《入门》作第一节外，下诸穴皆作几节外。

心俞：禁刺（《入门》）。

中膂俞：《外台》以下诸书皆作中膂内俞。《甲乙》《千金》《千金翼》并无"内"字，《入门》……从之。

白环俞：禁针灸（《入门》）。

上髎：《入门》曰上阔下狭。

会阳：骨外各开一寸半（《入门》）。《入门》作阴．误也。

附分：陷中（《入门》）。

膏肓俞：《神应经》作第五椎下两旁各三寸半。

譩譆：《入门》作指下动。

阳纲：《入门》作刚。

肓门:《入门》载痞根穴,盖指此穴,详于奇穴部。

志室:《入门》作堂,误。

秩边:《入门》……通注一说。

胸部第五

《神应经》曰:横寸为定法。

天突:颈结喉下二寸……《入门》……作一寸。《入门》作低针取之,字误。

华盖:璇玑下一寸……《入门》……作一寸六分,共非矣。

中庭:《入门》……作鸠尾上一寸,此自天突至岐骨际,作八寸四分之,误也。

灵墟:《入门》作虚。

步廊:《入门》曰:去中庭外,非也。横对中庭,稍下六分许。

乳中:即乳头上(《入门》)。《宝鉴》引《入门》曰:针宜浅刺二分,今本不见。

云门:禁针(《入门》)。

中府:禁灸(《入门》)。

周荣:禁灸(《入门》)。

腹部第六

建里:鸠尾下四寸(《入门》)。禁灸(《入门》)。

下脘:鸠尾下五寸(《入门》)。

水分:鸠尾下六寸(《入门》)。

幽门:巨阙两旁各五分……《入门》……作一寸半。

中注:《入门》……从《资生》(即"肓俞下一寸")。

横骨:禁刺(《入门》)。《入门》作如仰月,陷中,曲骨外一寸半。

不容:《入门》作平巨阙三寸。

气冲:《入门》作天枢下八寸。夫脐下至横骨六寸半,骨度为然,何得八寸。

腹哀:禁针灸(《入门》)。《入门》作日月下一寸,非也。说见期门。

府舍:《入门》……作大横下三寸。

侧胁部第七

渊腋：禁刺（《入门》）。

辄筋：渊腋前一寸（《入门》）。

大包：侧胁（《入门》）。

天池：侧胁陷中（《入门》）。

章门：《入门》作横取六寸。

五枢：水道旁……《入门》作外，自章门至居髎，凡八寸三分。骨度季胁至髀六寸间，不可容此四穴。

手部第八

鱼际：禁灸（《入门》）。

按：即《入门》所谓"鱼际在大指二节后内侧散脉中"是也。

经渠：《入门》云："寸口下，近关上脉中。"非矣。

列缺：《神应经》作手侧腕上寸半，以手交中指头末，两筋两骨罅中。《入门》作盐指。

孔最：《入门》……作腕侧上。

尺泽：大筋外（《入门》）。

天府：《入门》作举手以鼻取之。

劳宫：《入门》曰：屈中指取之。皆捷法也。

内关：大陵后二寸（《入门》）。

间使：大陵后三寸（《入门》）。

郄门：大陵后五寸（《入门》）。

曲泽：大筋内侧，横纹中，动脉（《神应》）。《入门》作肘腕内横纹中央，非也。

少海：《入门》云肘内大骨外，去肘端五分。

青灵：禁刺（《入门》）。《入门》作青灵泉。

极泉：入胸中……《入门》……中作处。

商阳：禁灸（《入门》）。大指次指……《入门》作盐指。

温溜：《入门》作流。

下廉：《入门》……作曲池前五寸，并非也。《入门》作斜（即"其分外斜"）。

上廉:《入门》……作曲池前四寸,非也。

手三里:《神应》《入门》……作曲池下三寸。是上廉穴,不可从也。

曲池:《入门》取横纹头者,误也。

肘髎:近大筋(《入门》)。

五里:行向里大脉中央……脉,《入门》作筋。

关冲:《入门》小指次指作四指。

液门:本节前陷(《入门》)。

中渚:握掌取之(《入门》)。

阳池:《入门》作手掌背横纹陷中。

支沟:《入门》曰:"阳池后三寸。"无异义。

会宗:支沟外旁一寸(《入门》)。

三阳络:阳池后四寸(《入门》)。

清冷渊:肘上二寸……《入门》……三寸。

少泽:去爪甲角如韭叶(《入门》)。

腕骨:《入门》作掌后外侧,高骨下。不知而臆断,可笑也。

足部第九

隐白:禁灸(《入门》)。

公孙:《入门》作太白后一寸。

商丘:前有中封,后有照海,此穴居中(《神应》)。《入门》作圻。

三阴交:骨后筋前(《入门》)。

漏谷:禁灸(《入门》)。

地机:《入门》作箕,盖以音通。

阴陵泉:禁灸(《入门》)。

血海:骨后筋前(《入门》)。《入门》……作三寸(即"膝膑上内廉.白肉际三寸")。

箕门:血海上六寸(《入门》)。禁刺(《入门》)。

阴廉:《入门》载羊矢穴,详于奇穴部。

大钟:《入门》作太溪下五分,拘矣。

照海:前后有筋,上有踝骨,下有软骨,其穴居中(《神应》)。《神应经》曰:"内踝下四分。"

复溜：《神应经》作踝后五分，与太溪相直，且有除踝语，然踝上，皆除踝而言，骨度分寸固然。

交信：复溜前(《入门》)。

筑宾：《入门》作滨。《入门》曰："骨后大筋上，小筋下，屈膝取之。"是阴谷之注误，不可从。

阴谷：《甲乙》作膝下内……《入门》……无下字，是也。

内庭：《入门》作次指三指岐骨陷中。

陷谷：《入门》作骨陷中。

冲阳：内庭上五寸(《入门》)。《神应》……作二寸……共非也。

解溪：去内庭上六寸半(《入门》)。

巨虚下廉：三里下六寸(《入门》)。

巨虚上廉：两筋两骨罅陷宛宛中，蹲坐取(《神应》)。

三里：《入门》作犊鼻下三寸，非也。

犊鼻：膝头眼外侧(《入门》)。禁灸(《入门》)。

阴市：《入门》作伏兔陷中。

伏兔：膝髀罅上六寸向里(《入门》)。

髀关：跨骨横纹中(《入门》)。

窍阴：第四指外侧(《入门》)。

地五会：禁刺(《入门》)。《入门》……作去侠溪一寸，拘矣。《入门》脱"会"字。

丘墟：《入门》丘作坵。

悬钟：《神应经》云："虽曰外踝上除踝三寸，必以绝陇处为穴。"此说为得。

外丘：骨陷中(《入门》)。

阳交：与外丘并(《入门》)。

阳陵泉：《神应经》无"泉"字，盖脱字也。《入门》作膝品骨下一寸，外廉两骨陷中。《神应经》作膝下外骨前六分，拘矣。《入门》……作蹲坐取，是原于《脏腑病形篇》阳陵泉者，正竖膝予之，齐取之说也。

阳关：禁针(《入门》)。阳陵泉上三寸……《入门》作二寸。

中犊：禁刺灸(《入门》)。《入门》作下渎，字误。又作大骨外。

环跳：《入门》作碾子骨。

金门：《神应经》作外踝下少后，丘墟后，申脉前，可谓欠其详。外踝下，可容爪甲,而定申脉,当其下,摸索骨空而得之。

申脉:禁灸(《入门》)。《入门》作白肉际,恐非。此穴,外踝下五分所,容爪甲许则不至白肉际,故不取。

昆仑:《入门》作仑昆,误。

跗阳:飞扬下(《入门》)。《入门》……作附。

飞扬:骨后(《入门》)。

承山:《入门》作拱足去地一尺取之。

承筋:《千金》曰:胫后,从脚跟上七寸……《入门》……从之。

合阳:膝约纹中央下二寸……《入门》……作一寸,并非也。

委中:两筋间(《神应》)。

委阳:膝腕横纹尖(《入门》)。《入门》作委中外二寸,凿矣。

殷门:禁灸(《入门》)。

承扶:禁灸(《入门》)。《入门》作扶承。承扶、扶承,混称通用。《入门》作横纹中。

八、《针灸逢源》

《针灸逢源》,清代李学川著,该书内容丰富,采撷多种医籍、针籍并掺以己见而成。卷三荟萃诸家医论、针论之精华,其中转载席弘流派内容有《流注开阖》《杂病穴法歌》(转自《医学入门》),《席弘赋》(转自《针灸大全》),《泻诀补诀》(转自《神应经》)。

杂病穴法歌(《医学入门》)

杂病随宜选杂穴,仍兼原合与八法。经络交会别论详,藏府俞募当谨始。

根结标本理元微,四关三部识其处。伤寒一日刺风府,阴阳分经次第取。

伤寒一日,太阳经取风府,在表刺三阳经穴,在里刺三阴经穴,过经未汗刺期门、三里,唯阴症灸关元穴为妙。

汗吐下法非有他,合谷内关阴交杵。

汗法,刺合谷,行九九数,搓数十次,得汗。行泻法,汗止身温出针。如汗不止,针阴市、复溜、合谷。吐法,刺内关,补之提上行,又推战一次,病人多呼几次即吐。如吐不止,补足三里。下法,刺三阴交,行六阴数毕,口鼻闭气,吞鼓腹中,将泻,插一下即泻。如泻不止,针合谷,行九阳数。

一切风寒暑湿邪,头疼发热外关起。头面耳目口鼻病,曲池合谷为之主。
偏正头疼左右针,列缺太渊不用补。头风目眩项掀强,申脉金门手三里。
赤眼迎香出血奇,临泣太冲合谷侣。耳聋侠溪与金门,合谷针之能听语。
鼻塞鼻渊并鼻痔,合谷太冲随手取。口噤喎斜流涎多,地仓颊车仍可举。
口舌生疮舌下窍,三棱刺血非粗卤。舌裂出血刺内关,太冲阴交走上部。
舌上生苔合谷当,手三里治舌风舞。牙风面肿颊车神,合谷临泣泻不数。
二陵二跷阴阳交,头项手足互相与。两井两商二三间,手上诸风得其所。
手指连肩相引疼,合谷太冲能救苦。手三里治肩连脐,脊间心后称中渚。
冷嗽只宜补合谷,三阴交泻即时住。霍乱中脘可刺深,三里内庭泻几许。
心痛翻胃刺劳宫,少泽上中二脘侣。心疼手颤少海求,两足拘挛阴市睹。
太渊列缺穴相连,能祛气痛刺两乳。胁痛只须阳陵泉,公孙内关腹痛止。
六经疟疾素问详,又刺指端舌下紫。

危氏刺手十指,及舌下紫肿出血。

痢疾合谷三里宜,

邪干气分为白痢,针此。

甚者必须兼中膂。

邪干血分为赤痢,针小肠俞。

心胸痞满阴陵泉,针到承山饮食美,泄泻肚腹诸般疾,三里内庭功无比。
水肿水分与复溜,

一云泻水分,先用小针,次用大针,次鸡翎管透之,水出浊者死,清者生,急服紧皮丸敛之。若脚肿欲放水者,于复溜穴取之。水分针不及灸。

胀满中脘三里揣。

腰痛环跳委中神,若连背痛昆仑武。腰连腿疼髋骨升,三里降下随拜跪。
腰连脚痛怎主医,环跳行间与风市。脚膝诸痛取行间,三里申脉金门侈。
脚若转筋眼发花,然谷承山法自古。两足难移先悬钟,条口后针能步履。
膝下酸麻补太溪,仆参内庭盘跟楚。

脚盘痛,刺内庭;脚跟痛,刺仆参。

脚连胁腋痛难当,环跳阳陵泉内杵。冷风湿痹针环跳,阳陵三里烧针尾。

用燔针,知痛即止。

七疝大敦与太冲,男妇五淋血海通。大便虚秘补支沟,泻足三里效可拟。
热秘气秘先长强,大敦阳陵堪调护。小便不通阴陵泉,三里泻下溺如注。

内伤食积针三里,璇玑相应块亦消。脾病气血先合谷,后刺三阴针用烧。
一切内伤内关穴,痰火积块退烦潮。吐血尺泽功无比,衄血上星与禾髎。
喘急列缺足三里,呕噎阴交不可饶。劳宫能治五般痫,更刺涌泉疾若挑。
神门专治心痴呆,人中间使祛癫妖。尸厥鬼迷百会穴,更针隐白与神门。
《缪刺论》又以竹管吹两耳。

妇人经闭泻合谷,三里至阴催孕妊。

虚者更补合谷。

死胎胞衣不得下,阴交照海内关寻。

泻。

小儿惊风少商穴,人中涌泉泻莫深。痈疽初起审其穴,只刺阳经不刺阴。
伤寒流注分手足,太冲内庭可浮沉。

九、《针灸易学》

《针灸易学》,清代李守先著。全书共二卷,卷上为针灸源流、手法和认症三部分,重点介绍了针灸的方法及要穴的应用,符合中医辨证论治的基本法则;卷下记述十四经穴及奇穴。《针灸易学·针灸源流》中载有:"《神应经》一卷,乃宏纲陈会所撰。先著《广爱书》十二卷,虑其浩瀚,独取一百一十九穴,总成一帙,以为学者守约之规,南昌刘瑾校。"另载有《〈神应经〉转针泻法》和《长桑君天星秘诀歌认症定穴治法》。

《神应经》转针泻法

针男女左边,医用右手大指向前,食指向后。针男女右边,医用左手大指向前,食指向后,皆外转为泻。补法:针男女左边,医以右手食指向前,大指向后。针男女右边,医以左手食指向前,大指向后,皆内转为补。至于男背上中行左转为补,右转为泻,腹中行右转为补,左转为泻。女背中行右为补而左为泻。腹中行左为补而右为泻,盖男子背阳腹阴,女子背阴腹阳,男女不同,唯此耳。

凡泻皆以六数,一六、二六、三六、四六、五六、六六,有用三六,有用六六,不同。凡补皆以九数,一九、二九、三九、四九、五九、六九、七九、八九、九九,一次三九,二次三九,三次三九,九九八十一数。又治热针去疾,治寒针久留。提针为补为热,插针为泻为寒。

长桑君天星秘诀歌认症定穴治法

胃中宿食:三里、璇玑。

脾病:气,合谷;血,阴交。

小肠连脐痛:阴陵泉、涌泉。

手臂拘挛:肩。

肚腹浮肿:水分、建里。

寒疟面肿肠鸣:合谷、内庭。

胸膈痞满:阴交、承山。

小肠气痛:长强、大敦。

牙疼头疼喉痹:三间、三里。

冷风湿痹:环跳、阳陵。

指痛挛急:少商。

脚气酸疼:肩井、三里、阳陵泉。

转筋眼花:承山、内踝。

鬼邪:间使。

足缓难行:绝骨、条口、冲阳。

十、《针灸集成》

《针灸集成》又名《勉学堂针灸集成》,清代医家廖润鸿编撰。该书采辑清同治以前50余种医学文献中有关针灸的论述,包括《黄帝内经》《难经》《铜人腧穴针灸图经》《针灸甲乙经》《千金方》《医学入门》《医学纲目》《类经图翼》等等,博采诸家之说,内容丰富。其中与席弘针灸学派相关的转载有以下几种。

针刺浅深法

凡上体及当骨处,针入浅而灸宜少;凡下体及肉厚处,针可入深,灸多无害。(《入门》)

点穴法

凡点穴,坐点则坐灸,立点则立灸,卧点则卧灸。坐立皆宜端直,若一动,

则不得真穴。(《入门》)

吴蜀多行灸法,有阿是穴之法,言人有病即令捏其上,若果当其处,不问孔穴,下手即得便快,即云阿是,灸刺皆验。(《入门》)

量分寸法

手足部并用同身寸取之。(《神应》)

头部寸:前发际至后发际,折作十二节,为一尺二寸。前发际不明者,取眉心上行三寸。后发际不明者,取大椎上行三寸。前后发际不明者,共折作一尺八寸。(《神应》)

头部横寸,以眼内眦角至外角为一寸,并同此法。神庭至曲差、曲差至本神、本神至头维,各一寸半,自神庭至头维,共四寸半。(《神应》)

膺腧部寸:两乳横折作八寸,并用此法取之。自天突至膻中,直折作六字八分。下行一寸六分为中庭。上取天突、下至中庭,共折作八寸四分。(《神应》)

背部寸:大椎穴下至尾骶骨,共二十一椎,通折作三尺。上七椎,每椎一寸四分一厘,共九寸八分七厘。中七椎,每椎一寸六分一厘。十四椎,前与脐平,共二尺一寸一分四厘。下七椎,每一寸二分六厘。背第二行,挟脊各一寸半。除脊一寸,共折作四寸,分两旁。背第三行,挟脊各三寸。除脊一寸,共折作七寸,分两旁。(《神应》)

腹部寸:自中行心蔽骨下至脐,共折作八寸。人若无心蔽骨者,取岐骨下至脐心,共折作九寸。脐中至毛际横骨,折作五寸取之。膺部、腹部横寸,并用乳间八寸法取之。(《神应》)

制艾法

艾叶主灸百病。三月三日、五月五日,采叶暴干,覆道者为佳,经陈久方可用。(《入门》)

艾熟捣,去青取白,入硫黄揉之用尤妙。(《入门》)

作艾炷法

艾炷依小竹箸头作之。其病脉,粗细状如巨线,但令当脉灸之,艾炷虽小,亦能愈疾。如腹内疝瘕、痃癖、气块、伏梁等疾,唯须大艾炷也。(《入门》)

灸法

凡病药之不及,针之不到,必须灸之。(《入门》)

虚者灸之,使火气以助元阳也;实者灸之,使实邪随火气而发散也;寒者灸之,使其气之复温也;热者灸之,引郁热之气外发,火就燥之义也。(《入门》)

头面诸阳之会,胸膈二火之地,不宜多灸。背腹虽云多灸,阴虚有火者不宜。唯四肢穴最妙。(《入门》)

灸则先阳后阴,先上后下,先少后多。(《入门》)

调养法

凡灸,预却热物,服滋肾药。及灸,选其要穴,不可太过,恐气血难当。灸气海及炼脐,不可卧灸。素火盛者,虽单灸气海,亦必灸三里泻火。灸后未发,不宜热药;已发,不宜凉药,常须调护脾胃,俟其自发,不必外用药物。发时或作寒热,亦不可妄服药饵。落痂后,用竹膜纸贴三五日,次以麻油、米粉煎膏贴之。脓多者,一日一易,脓少者,二日一易,使脓出多而疾除也。务宜撙节饮食,戒生冷、油腻、鱼虾、笋蕨,量食牛肉、少鸡。长肉时,方可量用猪肚、老鸭之类。谨避四气、七情、六欲。(《入门》)

针灸不可并施

《内经》言:针而不灸,灸而不针;庸医针而复灸,灸而复针。后之医者,不明轩岐之道,针而复灸,灸而复有之。殊不知书中所言某穴在某处或针几分或灸几壮,此言若用针当用几分,若用灸当用几壮,谓其穴灸者不可复针,针者不可复灸矣。今之医者,凡灸,必先灸三壮乃用针,复灸数壮,谓之透火艾之说,是不识书中轩岐之旨也。《神应》

昔宏纲先生尝言:唯腹上用针随灸数壮,以固其穴,他处忌之。云此,亦医家权变之说也。《神应》

灸而勿针,针而勿灸,《针经》为此常叮咛庸医,针灸一齐用,徒施患者炮烙刑。(《入门》)

针法有泻无补

针刺虽有补泻之法，予恐但有泻而无补焉。经谓：泻者迎而夺之，以针迎其经脉之来气而出之，固可以泻实也。谓补者，随而济之，以针随其经脉之去气而留之，未必能补虚也。不然《内经》何以曰无刺熇熇之热，无刺浑浑之脉，无刺大劳人，无刺大饥人，无刺大渴人，无刺新饱人，无刺大惊人。又曰：形气不足，病气不足。此阴阳皆不足，不可刺，刺之则重竭其气，老者绝灭，壮者不复矣。若此等语，皆有泻无补之谓也。凡虚损、危病、久病，俱不宜用针。（《入门》）

十五络所生病

手太阴络、足太阴络、手少阴络、足少阴络、手厥阴络、足厥阴络、手太阳络、足太阳络、手少阳络、足少阳络、手阳明络、足阳明络、任脉之络、督脉之络、脾之大络，合为十五络，自经分派而别走他经者也。（《入门》）

脉有经脉、络脉、孙络脉

经，径也，径直者为经，经之支派旁出者为络。（《入门》）

络穴俱在两经中间，乃交经过络之处也。（《入门》）

针法有巨刺、缪刺、散刺

经曰：左盛则右病，右盛则左病，右痛未已而左脉先病，左痛未已而右脉先病，如此者必巨刺之。此五穴（井、荥、输、经、合）临时变合刺法之最大者也。巨刺者刺经脉也。（《入门》）

经曰：邪气大络者，左注右，右注左，上下左右，其气无常不入经腧，命曰缪刺。缪刺者，刺络脉也，言络脉与经脉缪处。身有蜷挛疼痛而脉无病，刺其阴阳交贯之道也。（《入门》）

散刺者，散针也。因杂病而散用其穴，因病之所宜而针之。初不拘于流注，即天应穴，《资生经》所谓阿是穴是也。（《入门》）

奇经八脉

督、冲、任三脉，并起而异行，皆始于气冲（穴名），一源而分三歧。督脉行背而应乎阳，任脉行腹而应乎阴，冲脉自足至头若冲，冲而直行于上。上为十

二经脉之海,总领诸经气血。三脉皆起于气冲,气冲又起于胃脉,其源如此,则知胃气为本矣。(《入门》)

阳维,起于金门(穴名),以阳交为郄,与手足太阳及蹻脉会于肩腧,与手足少阳会于天髎及会肩井,与足少阳会于阳白、上本神、下至风池,与督脉会于哑门。此阳维之脉,起于诸阳之交会也。(《入门》)

阴维,起于之郄曰筑宾(穴名),与足太阴、厥阴会于府舍、期门,又与任脉会于廉泉、天突。此阴维起于诸阴之交会也。(《入门》)

阳蹻,阳蹻脉者,起于跟中,循外踝上行(申脉穴)入风池。阳蹻之病,阳急而狂奔。(《入门》)

蹻者捷也,言此脉之行,如蹻捷者之举动手足也。(《入门》)

阴蹻,阴蹻脉者,亦起于跟中,循内踝上行(照海穴)至咽喉交贯冲脉。阴蹻之病,阴急而足直。(《入门》)

带脉,经云:带脉周回季胁间。注云:回绕周身,总束诸脉如束带然,起于季胁,即章门穴,乃胁下接腰骨之间也。(《入门》)

带脉为病,腹满溶溶若坐水中。(《入门》)

子午八法

子者阳也,午者阴也。不曰阴阳而曰子午者,正以见人身任督与天地子午相为流通,故地理南针,不离子午,乃阴阳自然之妙用也。八法者,奇经八穴为要,乃十二经之大会也。(《入门》)

公孙(冲脉)、内关(阴维)、临泣(带脉)、外关(阳维)、后溪(督脉)、申脉(阳蹻)、列缺(任脉)、照海(阴蹻)。其阳蹻、阳维并督脉属阳,主肩背腰腿在表之病;其阴蹻、阴维、任、冲、带属阴,主心腹胁肋在里之病。(《入门》)

周身三百六十穴注于手足六十六穴,六十六穴又统于八穴,故谓之奇经八穴。(《入门》)

子午流注

流者往也,注者住也,神气之流行也。十二经,每经各得五穴、井、荥、输、经、合也。手不过肘,足不过膝,阳于三十六穴,阴于三十穴,共成六十六穴。阳于多六穴者,乃原穴也。(《入门》)

五脏六腑有疾当取十二原

四关者,合谷、太冲穴也,十二经原,皆出于四关。(《入门》)

主病要穴

大概上部病多取手阳明,中部病取足太阴,下部病取足厥阴,前膺取足阳明,后背取足太阳,因各经之病而取各经之穴者最为要诀。百病一针为率,多则四针,满身针者,可恶。(《入门》)

膏肓俞、三里、涌泉、百病无所不治。(《入门》)

奇穴

取膏肓腧穴法:此穴主阳气亏弱,诸虚痼冷,梦遗,上气咳逆,噎膈,狂惑忘误百病,尤治痰饮诸疾。须令患人就床平坐,曲膝齐胸,以两手围其足膝,使胛骨开离,勿令动摇,以指按四椎微下一分,五椎微上二分,点墨记之,即以墨平画相去二寸许,四肋三间,胛骨之里,肋间空处,容侧指许,摩臍肉之表,筋骨空处,按之,患者觉牵引胸户,中手指痹即直穴也。灸后觉气壅盛,可灸气海及足三里,泻火实下;灸后令人阳盛,当消息以自保养,不可纵欲。(《入门》)

取患门穴法:主少年阴阳俱虚,面黄体瘦,饮食无味,咳嗽遗精,潮热盗汗,心胸背引痛,五劳七伤等证无不效。先用蜡绳一条,以病人男左女右脚板,从足大拇趾头齐量起,向后随脚板当心贴肉直上至膝腕大横纹中截断,次令病人解发匀分两边,平身正立,取前绳子从鼻端齐引绳向上循头缝下脑后贴肉随脊骨垂至绳尽处,以墨点记(此不是灸穴也),别用秆心按于口上,两头至吻却钩起秆心中心至鼻端根,如人字样齐两吻截断,将此秆展直,于先点墨处取中横量,勿令高下,于秆心两头尽处以墨记之,此是灸穴。初灸七壮,累灸至百壮,初只灸此两穴。(《入门》)

取四花穴法:治病同患门,令病人平身正立,稍缩臂膊,取蜡绳绕项,向前平结喉骨、后大杼骨俱墨点记,向前双垂与鸠尾穴齐即切断,却翻绳向后以绳原点大杼墨放在结喉墨上,结喉墨放大杼骨上,从背脊中双绳头贴肉垂下至绳头尽处以墨点记(不是灸穴)。别取秆心,令病人合口,无得动喉,横量齐两吻切断,还于背上墨记处折中横量两头尽处点之(此是灸穴)。又将循脊直量上下点之(此是灸穴)。初灸七壮。累灸百壮,迨疮愈。病未愈,依前法复灸,故云累灸百壮。但当灸脊上两穴,切宜少灸;凡一交可灸三五壮,多灸恐人蜷背。灸此等穴,亦要灸足三里,以泻火气为妙。(《入门》)

此灸法皆阳虚所宜。华佗云:风虚冷热,惟有虚者不宜灸,但方书又云:虚损劳瘵,只宜早灸膏肓、四花,乃虚损未成之际,如瘦弱兼火,虽灸亦只宜灸内关、三里以散其痰火,早年欲作阴火不宜灸。(《入门》)

骑竹马穴:专主痈疽、发背、肿毒、疮疡、瘰疬、疠风诸风,一切无名肿毒,灸之疏泻心火。先从男左女右臂腕中横纹起,用薄篾条量至中指齐肉尽处切断,却令病人脱去上下衣裳,以大竹杠一条跨定,两人徐徐扛起,足要离地五寸许,两旁更以两人扶定,勿令动摇不稳,却以前量竹篾贴定竹杠竖起,从尾骶骨贴脊量至篾尽处,以墨点记(不是穴也)。却比病人同身寸篾二寸,平折放前点墨上,自中横量两旁各开一寸方是灸穴。可灸三七壮,极效。(《入门》)

别穴

不出于《铜人》,而散见诸书,故谓之别穴。(《入门》)

诸药灸法

隔蒜灸法:治痈疽肿毒大痛或不痛麻木。先以湿纸覆其上,候先干处为疮,以独头蒜切片三分厚,安疮头上,艾炷灸之;每五炷换蒜片。如疮大有十余头作一处生者,以蒜捣烂,摊患处,铺艾灸之。若痛灸至不痛,不痛灸至痛。此援引郁毒之法,有回生之功。若疮色白,不起发,不作脓,不问日期,最宜多灸。(《入门》)

桑枝灸法:治发背不起发不腐。桑枝燃着吹息火焰,以火头灸患处,日三五次,每次片时,取瘀肉腐动为度。若腐肉已去,新肉生迟,宜灸四围。如阴疮、臁疮、瘰疬、流注久不愈者,尤宜灸之。(《入门》)

逐日人神所在(出《神应经》)

一日在足大趾厥阴分	二日在足外踝少阳分
三日在股内少阴分	四日在腰太阳分
五日在口舌太阴	六日在手阳明分
七日在足内踝少阴分	八日在手腕太阳分
九日在尻厥阴分	十日在腰背太阴分

十一日在鼻柱阳明分　　　　十二日在发际少阳分
十三日在牙齿少阴分　　　　十四日在胃脘阳明分
十五日在遍身针灸大忌　　　十六日在胸乳太阴分
十七日在气冲阳明分　　　　十八日在股内少阴分
十九日在足跗阳明分　　　　二十日在足内踝少阴分
二十一日在手小指太阳分　　二十二日在足外踝少阳分
二十三日在肝俞厥阴分　　　二十四日在手阳明分
二十五日在足阳明分　　　　二十六日在胸太阴分
二十七日在膝阳明分　　　　二十八日在阴少阴分
二十九日在膝胫厥阴分　　　三十日在足跗阳明分

针灸吉日

春甲乙、夏丙丁、四季戊己、秋庚辛、冬壬癸、皆吉。男喜破日，男女俱宜开日。(《入门》)

针灸忌日

凡针灸必忌人神尻神、血支血忌、瘟瘅之类，急病则一日上忌一时。(《入门》)

辛未日，针药俱忌，扁鹊死日也。(《入门》)

男忌除日及戌日，女忌破日及巳日，男女俱忌满日。(《入门》)

壬辰、甲辰、己巳、丙午、丁未日男忌针灸。甲寅、乙卯、乙酉、乙巳、丁巳日女忌针灸。(《入门》)

坐向法

春东坐向西，夏南坐向北，秋西坐向东，冬北坐向南。(《入门》)

内景篇针灸

气

针灸法：一切气疾，取气海；气逆，取尺泽、商丘、太白、三阴交；噫气上逆，取太渊、神门；短气，取大陵、尺泽；少气，取间使、神门、大陵、少冲、足三里、下廉、行间、然谷、至阴、肝俞、气海。(《神应》)

虫

针灸法：骨蒸传尸劳瘵，宜早灸崔氏四花穴，晚则无及矣。(《入门》)

瘵虫居肺间、蚀肺系，故咯血声嘶。此所谓膏之上、肓之下，针之不到，药之不及，宜早灸膏肓俞、肺俞、四花穴为佳。(《入门》)

骨蒸劳热，灸膏肓、三里。

劳瘵骨蒸或板齿干燥，大椎、鸠尾各灸二七壮；又膏肓、肺俞、四花、大椎等穴，若灸之早，百发百中。

传尸劳瘵，涌泉针三分、泻六吸，有血可治，无血必危。丰隆治痰针入一寸、泻十吸。丹田治气喘，针入三分、补二呼。(以上《入门》)

皮

灸法：癜风及疬疡风，灸左右手中指节宛宛中，灸三五壮，凡赘疣、诸痣皆效。(《入门》)

后阴

针灸法：治诸痔及肠风，取脊十四椎下各开一寸灸之，久痔尤效。(《入门》)

杂病篇针灸

虚劳

针灸法：虚劳百证，宜灸膏肓俞穴、患门穴、崔氏四花穴，无所不疗。此等灸法皆阳虚所宜。华佗云：风虚冷热，唯有虚者不宜灸。但方书云：虚损劳瘵，只宜早灸膏肓四穴。云乃虚损未成之际，如瘦弱兼火，虽灸亦只宜灸内关、三里，以散其痰火。早年欲作阴火不宜灸。(《入门》)

积聚

针灸法：专治痞块，取痞根穴，穴在十三椎下各开三寸半。多灸左边，如左右俱有，左右俱灸。又法：用秆心量患人足大趾齐，量至足后跟中住，将此秆从尾骨尖量至秆尽处，两旁各开一韭叶许，在左灸右，在右灸左，针三分、灸七壮，神效。又法：于足第二趾歧叉处，灸五七壮，左患灸右、右患灸左，灸后一晚夕觉腹中响动，是验也。(《入门》)

邪祟

针灸法：治鬼魅狐惑、恍惚振噤，以患人两手大指相并缚定，用大艾炷于两甲角及甲后肉四处骑缝着火灸之，若一处不着火即无效。灸七壮，病者哀

告我自去,神效。(《入门》)

十二经脉流注腧穴

手太阴肺经

尺泽:治五般肘痛,又须针清冷渊,以收功。(《席弘赋》)

列缺:气刺两乳求太渊,未应,须泻此穴;偏正头痛求此,又须重泻太渊,无不应。(《席弘赋》)

太渊:治气刺两乳求太渊,未应之时针列缺。偏正头痛寻列缺,重泻太渊无不应;五般肘痛寻尺泽,太渊针后却收功。(《席弘赋》)

鱼际:针二分、留三呼,灸三壮。主治酒病身热恶风寒,虚热,舌上黄,头痛咳嗽,伤寒汗不出,痹走胸背,痛不得息,目眩烦心,少气寒慄,喉咽干燥,呕血吐血,心痹悲恐,腹痛食不下,乳痈,肢满肘挛,溺出及疟方欲寒,针手足太阴、阳明出血。兼承山、昆仑,治转筋目眩。(《席弘赋》)

少商:专治指痛挛急。(《天星秘诀》)

男子痃癖,取少商。(《太乙歌》)

手太阴肺经流注

每朝寅时,从中府起,循臂下行,至少商穴止。(《入门》)

手太阴肺经左右凡二十二穴

鱼际二穴:在手大指本节后、风侧散脉中。手太阴脉之所溜为荣。针入二分、留三呼,禁不可灸。(《入门》)

尺泽:一云:不宜灸。(《入门》)

手阳明大肠经

二间:兼阳溪、治牙疼、腰痛、咽痹。(《席弘赋》)

兼三里,治牙疼、头痛、喉痹。(《天星秘诀》)

三间:兼肾俞,善除背痛、风劳。(《席弘赋》)

合谷:兼太冲,治手连肩脊痛难忍;兼曲池,治两手不如意;睛明治眼若未效,合谷光明不可缺;冷嗽先宜补合谷,又须针泻三阴交。(《席弘赋》)

兼三阴交,治脾病血气;兼内庭,治寒疟面肿及肠鸣。(《天星秘诀》)

阳溪:兼二间,治牙疼、腰痛、喉痹。(《席弘赋》)

三里:此穴治腰背痛、连脐不休,下针麻重,须泻得气不用留,手足上下针

三里,食癖气块凭此取。(《席弘赋》)

曲池:兼合谷,治两手不如意。(《席弘赋》)

肩髃:手臂挛痛取肩髃。(《天星秘诀》)

迎香:耳聋气痞针听会,更泻此穴。(《席弘赋》)

手阳明大肠经流注

卯时自少商穴起至迎香穴止。(《入门》)

手阳明大肠经左右凡四十穴

下廉二穴:在曲池前五寸兑肉分外斜。(《入门》)

上廉二穴:在曲池前四寸。(《入门》)

曲池二穴:在肘外辅屈肘两骨中纹头尽处,以手拱胸取之。(《入门》)

足阳明胃经

人迎:耳鸣腰痛,先此,后耳门及三里。(《天星秘诀》)

气户:此穴攻噎,若不愈,兼灸气海。(《席弘赋》)

阴市:心疼手颤少海间,若要除根觅阴市。(《席弘赋》)

三里:兼束骨针治项强肿痛体重腰瘫(《太乙歌》)

治手足上下疾,亦治食癖气块虚喘,宜寻三里中。胃中有积,璇玑,此穴功亦多。又气海专治五淋,又须针三里。又治耳内蝉鸣,腰欲折,须兼五会补泻之始妙。若针肩井须三里,不针之时气未调。治腰连胯痛,治脚肿脚痛,须兼悬钟、阳陵、阴陵、三阴交、太冲行气,并治指头麻木。又髋骨腿疼,泻此穴。又兼风府针度浅深,更寻三里,治膀胱气未散。(《席弘赋》)

耳鸣腰痛,先五会后耳门、三里;又胃停宿食,后寻三里起璇玑;又兼二间,治牙疼头痛并喉痹;又兼期门,治伤寒过经不出汗。(《天星秘诀》)

条口:兼冲阳、绝骨,治足缓难行。(《天星秘诀》)

丰隆:专治妇人心痛。(《席弘赋》)

内庭:兼合谷,治寒疟、面肿及肠鸣。(《天星秘诀》)

足阳明胃经流注

辰时自迎香穴交于承泣穴,上行至头维对人迎,循胸腹下至足趾厉兑穴上。(《入门》)

足阳明胃经左右凡九十穴

内庭二穴:在足次趾与三趾岐骨间陷中。(《入门》)

冲阳二穴:在内庭上五寸骨间动脉。(《入门》)

下巨虚二穴:在三里下六寸,当举足取之。(《入门》)

条口二穴:在三里下五寸,举足取之。(《入门》)针入三分,禁不可灸。(《入门》)

三里二穴:在犊鼻下三寸,骱骨外廉分入肉间。(《入门》)

犊鼻二穴:在膝头眼外侧大筋陷中。针入六分,禁不可灸。(《入门》)

伏兔二穴:在膝髀罅上六寸向里,正跪正坐而取之。(《入门》)

髀关二穴:在膝上伏兔后胯骨横纹中。(《入门》)

气冲二穴:在天枢下八寸动脉。(《入门》)

归来二穴:在天枢下七寸。(《入门》)

天枢二穴:平脐旁各三寸。(《入门》)

不容二穴:平巨阙旁三寸,挺身取之。(《入门》)

乳根二穴:在当乳下一寸六分。(《入门》)

颊车二穴:在耳下八分,小近前曲颊端陷中,开口有空。(《入门》)

足太阴脾经

大都:兼横骨,治气滞腰痛不能立。(《席弘赋》)

公孙:治肚疼,须兼内关相应。(《席弘赋》)

三阴交:冷嗽宜补合谷,却须泻此穴。又脚痛膝肿,针三里,又须兼悬钟、二陵、三阴交、太冲,引气并治指头麻木。(《席弘赋》)兼合谷,治脾病血气;又兼承山,治胸膈痞满,饮食自喜。(《天星秘诀》)

阴陵泉:肠中切痛阴陵调。(《太乙歌》)治心胸满,兼承山,饮食自思;又脚痛膝肿,针三里,又须兼悬钟、二陵、三阴交,太冲行气并治指头麻木。(《席弘赋》)若是小肠连脐痛,先针阴陵后涌泉。(《天星秘诀》)

足太阴脾经流注

巳时自冲阳过交与隐白,循腿腹上行至腋下大包穴止。(《入门》)

足太阴脾经左右凡四十二穴

公孙二穴:在太白后一寸陷中《入门》

三阴交二穴:在骨后筋前。(《入门》)

阴陵泉二穴：屈膝取之。(《入门》)足太阴脉之所合。针入五分、留七呼，禁不可灸。(《入门》)

箕门二穴：在血海上六寸，阴股内动脉应手筋间。(《入门》)可灸三壮，禁不可针。(《入门》)

大横二穴：平脐旁四寸半。(《入门》)

手少阴心经

少海：心疼手颤少海间，若要除根觅阴市。(《席弘赋》)

手少阴心经流注

午时自大包交与极泉，循臂行至小指少冲穴止。(《入门》)

手少阴心经左右凡一十八穴

阴郄二穴：在掌后五分动脉中。手少阴郄。针入三分，可灸七壮。(《入门》)

少海二穴：肘内廉横纹头尽处陷中，曲手向头取之。(《入门》)

手太阳小肠经流注

未时自少冲交与少泽，循肘上行至听宫穴止。(《入门》)

手太阳小肠经左右凡三十八穴

后溪二穴：本节后横纹尖尽处，气不掌取之。(《入门》)

腕骨二穴：在掌后外侧高骨下陷中，握掌向内取之。(《入门》)

小海二穴：屈手向头取之，又云：屈肘得之。(《入门》)

肩贞二穴：在肩髃后两骨罅间。(《入门》)：针入八分，禁不可灸。(《入门》)

秉风二穴：在天宗前小髃后。(《入门》)

肩外俞二穴：去大杼旁三寸。(《入门》)

肩中俞二穴：去大杼旁二寸。(《入门》)

天窗二穴：在完骨下、发际下、颈上大筋处动脉陷中。(《入门》)

颧髎二穴：在面颊锐骨下、下廉陷中。(《入门》)

听宫二穴：在耳前珠子旁。(《入门》)

足太阳膀胱经

睛明:治眼若未效,并合谷、光明不可缺。(《席弘赋》)

大杼:大杼若连长强寻,小肠气痛即行针。(《席弘赋》)

委中:此穴主泻四肢之热。委中者,血也,凡热病汗不出、小便难、衄血不止、脊强反折、瘈疭、癫疾、足热、厥逆不得屈伸,取其经血立愈。虚汗盗汗补委中。(《太乙歌》)

承山:阴陵泉治心胁满,兼此穴而饮食自思;又兼鱼际、昆仑,治转筋目眩立消。(《席弘赋》)兼内踝尖,治转筋并眼花;又兼阴交,治胸膈痞满,自喜饮食。(《天星秘诀》)

昆仑:兼鱼际、承山,治转筋目眩立消。(《席弘赋》)

束骨:兼三里针,治项强肿痛体重腰瘫。(《太乙歌》)

至阴:专治脚膝肿。(《席弘赋》)

足太阳膀胱经流注

申时自听宫交与睛明,循头颈,下背、腰、臀、腿至足至阴穴止。(《入门》)

足太阳膀胱经左右凡一百二十六穴

承山二穴:在腨股分肉间,拱足举地一尺取之。(《入门》)

承筋二穴:在胫后腨股中央,从脚跟上七寸。(《入门》)

合阳二穴:在膝约纹中央下三寸,一云:二寸;在直委中下一寸。(《入门》)

委中二穴:在膝腕内、腘横纹中央动脉。(《入门》)

委阳二穴:在膝腕横纹尖外廉两筋间,委中外二寸,屈伸取之。(《入门》)

承扶二穴:在尻臀下,阴股上横纹中。(《入门》)针入五分,禁不可灸。(《入门》)

魄户二穴:在三节外三寸。(《入门》)

附分二穴:在第二节外三寸,附项内廉陷中,正坐取之。(《入门》)

会阳二穴:在阴尾骨外各开一寸半。(《入门》)

下髎二穴:在第四空、挟脊陷中。针入二寸、留十呼,可灸三壮。(《入门》)

中髎二穴:在第三空、挟脊陷中。针入二寸、留十呼,可灸三壮。(《入门》)

次髎二穴:在第二空、挟脊陷中。针入二寸,可灸三壮。(《入门》)

上髎二穴：在腰髁骨下第一空，挟脊两旁陷中，余三髎少斜，上阔下狭。针入一寸，可灸七壮。（《入门》）

天柱二穴：在颈大筋外挟后发际陷中。针入五分，可灸三壮。（《入门》）

睛明二穴：在目内眦红肉陷中。（《入门》）

足少阴肾经

涌泉：鸠尾能治五般痫，若下涌泉人不死。又小气结连脐痛，速泻阴交，良久针涌泉，取气甚妙。（《席弘赋》）兼阴陵，治小肠连脐痛。（《天星秘诀》）

照海：兼百会、太冲、阴交，治咽喉疾；又兼阴交、曲泉、关元、气海同泻，治七疝如神。（《席弘赋》）

复溜：针治腰脊闪挫疼痛，游风遍体。（《太乙歌》）此穴专治气滞在腰。（《席弘赋》）

阴谷：兼水分、三里，利小便消肿胀。（《太乙歌》）

横骨：兼大都，治气滞腰痛不能立。（《席弘赋》）

足少阴肾经流注

酉时自至阴与涌泉循膝上行至胸俞府穴止。（《入门》）

足少阴肾经左右凡五十四穴

涌泉二穴：在脚掌中心。（《入门》）

太溪二穴：在内踝后五分跟骨间动脉陷中。（《入门》）

照海二穴：在内踝下四分微前小骨下。（《入门》）

复溜二穴：在内踝后上二寸动脉中。（《入门》）

交信二穴：在内踝上二寸，复溜前、三阴交后筋骨间陷中。（《入门》）

筑宾二穴：在骨后大筋上、小筋下，屈膝取之。针二分，可灸五壮。（《入门》）

横骨二穴：在横骨中央宛曲如仰月陷中，曲骨外一寸半。（《入门》）

四满二穴：针入一寸，可灸五壮。（《入门》）

肓俞二穴：平神阙外一寸半为正。（《入门》）

幽门二穴：平巨阙外一寸半。（《入门》）

步廊二穴：去中庭外二寸。（《入门》）

手厥阴心包络经

间使：兼风池、环跳，治疟疾。又兼气海、中极、三里，针小腹便澼(《太乙歌》)

内关：兼公孙治肚痛。(《席弘赋》)

手厥阴心包经流注

戌时自俞府交与天池，从手臂下行至中冲穴止。(《入门》)

手厥阴心包经左右凡一十八穴

劳宫二穴：在手掌横纹中心，屈中指取之。(《入门》)

大陵二穴：在掌后横纹两筋两骨陷中。(《入门》)

内关二穴：在大陵后二寸。(《入门》)

间使二穴：在大陵后三寸，又云：去腕三寸。(《入门》)

曲泽二穴：在肘腕内横纹中央动脉，曲肘取之。(《入门》)

天池二穴：在乳外二寸侧胁陷中。(《入门》)

手少阳三焦经

中渚：针久患腰疼背痛(《太乙歌》)治久患伤寒肩背痛。(《席弘赋》)

清冷渊：五般肘痛寻尺泽，冷渊针后即收功。(《席弘赋》)

耳门：但患伤寒两耳聋，耳门听会疾如风。(《席弘赋》)

耳鸣腰痛，先五会后此穴及三里。(《天星秘诀》)

手少阳三焦经流注

亥时自中冲交与关冲，循臂上行至耳门穴止。(《入门》)

手少阳三焦经左右凡四十六穴

会宗二穴：在支沟外旁一寸空中。(《入门》)

三阳络二穴：在阳池后四寸。(《入门》)

肩髎二穴：在肩端外陷臑会上斜。(《入门》)

天牖二穴：在耳下颈大筋外发际上一寸。(《入门》)

颅息二穴：在耳后上青脉间。(《入门》)

丝竹空二穴：在眉尾骨后陷中。(《入门》)

角孙二穴：在耳郭上，中间发际下。(《入门》)：可灸三壮，禁不可针。(《入门》)

足少阳胆经

听会：耳聋，针听会，更泻迎香，功如神；兼金门，治伤寒两耳聋。(《席弘赋》)

风池：兼环跳、间使，治疟疾。又兼风府，取之治伤寒。(《太乙歌》)寻到风府、风池，治伤寒百病。(《席弘赋》)

肩井：针肩井，须针三里，方可使气调。(《席弘赋》)兼三里、阳陵，治脚气酸痛。(《天星秘诀》)

环跳：兼风池、间使，能除冷风膝痹并疟疾。(《太乙歌》)兼阳陵，治冷风湿痹。(《天星秘诀》)兼腰俞用烧针，治冷风冷痹。(《席弘赋》)

阳陵泉：专治膝间疼痛，宜用针烧；又脚痛膝肿针三里，又须绝骨、二陵、三阴交，更兼太冲以行气。(《席弘赋》)兼环跳，治冷风湿痹；又兼肩井、三里，治脚气酸痛。(《天星秘诀》)

光明：睛明治眼未效时，合谷、光明不可缺。(《席弘赋》)

悬钟：脚气膝肿，针三里，又须此穴兼二陵、三阴交及太冲行气。(《席弘赋》)兼条口、冲阳，治足缓难行。(《天星秘诀》)

地五会：兼三里，治耳内蝉鸣腰欲折。(《席弘赋》)耳内蝉鸣，先五会，次针耳门、三里内。(《天星秘诀》)

足少阳胆经流注

子时自耳门交与瞳子髎，循头耳侧胁下行至足窍阴穴止。(《入门》)

足少阳胆经左右凡九十穴

风市二穴：在膝上外廉两筋间，正立以两手着腿中指尽处是穴。(《入门》)：针入五分，可灸五壮。(《入门》)

环跳二穴：在髀枢碾子骨(一作砚子)后宛宛中。(《入门》)

日月二穴：在乳下二肋端。(《入门》)

辄筋二穴：在渊腋前一寸。(《入门》)

风池二穴：在耳穴后一寸半，横挟风府。(《入门》)

脑空二穴：挟玉枕旁枕骨下陷中，摇耳有空。(《入门》)

本神二穴：在临泣外一寸半。(《入门》)

曲鬓二穴：以耳掩前尖处是穴。(《入门》)

悬厘二穴：从额斜上头角下陷。(《入门》)

悬颅二穴：斜上额角中，在悬厘间。(《入门》)

颔厌二穴:对耳额角外。(《入门》)

足厥阴肝经

大敦:大便秘结宜烧此。(《席弘赋》)兼长强,治小肠气痛。(《天星秘诀》)

太冲:兼合谷,治手连肩脊痛难忍;又兼百会、照海、阴交,治咽喉疾;又脚痛膝肿,针三里、悬钟、三阴交、二陵,更向太冲引气。(《席弘赋》)

曲泉:兼照海、阴交,更求气海、关元同泻,治七疝小腹痛神效。(《席弘赋》)

期门:期门穴主伤寒患,六日过经犹未汗,但向乳根二肋间;又妇人坐产难。(《席弘赋》)

兼三里,治伤寒过经不出汗。(《天星秘诀》)

足厥阴肝经流注

丑时自窍阴交与大敦,循膝股上行至期门穴止。(《入门》)

足厥阴肝经左右凡十六穴

大敦二穴:在足大趾端去爪甲如韭叶后三毛中。(《入门》)

行间二穴:在大趾次趾岐骨间动脉陷中。(《入门》)

曲泉二穴:在辅骨下横纹尖陷中。(《入门》)

阴廉二穴:羊矢二穴在气冲外一寸。(《入门》)

章门二穴:在脐上二寸,横取六寸,侧胁季胁端陷中。(《入门》)

任脉

中极:兼气海、中极、三里,针治小腹便澼。(《太乙歌》)

关元:治小便不禁;又云:兼照海、阴交、曲泉、气海同泻,治七疝痛如神。(《席弘赋》)

气海:治五淋须更针三里,又兼照海、阴交、曲泉、关元同泻,治七疝小腹痛如神。(《席弘赋》)

阴交:兼照海、曲泉、关元、气海同泻,治七疝小腹痛如神;又云:治小肠气撮痛连脐,急泻此穴,更于涌泉取气甚妙;又云:兼百会、太冲、照海,治咽喉疾。(《席弘赋》)

水分:腹胀泻此。兼三里、阴谷,利水消肿。(《太乙歌》)兼气海,治水肿。

(《席弘赋》)兼建里,治肚腹浮肿胀膨膨。(《天星秘诀》)

建里:兼水分,治肚腹肿胀。(《天星秘诀》)

鸠尾:鸠尾能治五般痫,若下涌泉人不死。(《席弘赋》)

璇玑:治胃中有积,兼三里功多。(《席弘赋》)

任脉流注及孔穴

任即妊也,所谓生养之源,女子之主。(《入门》)

膻中一穴:可灸七壮至七七壮止,禁不可针。(《入门》)

中庭一穴:在鸠尾上一寸。(《入门》)

气海一穴:针入一寸二分,灸三十壮,年高者百壮。(《入门》)

关元一穴:一云:针入二寸,可灸三十壮至三百壮。(《入门》)

中极一穴:一云:针入一寸二分,日灸三十壮至二百壮。(《入门》)

曲骨一穴:在中极下一寸,脐下五寸。(《入门》)一云:针入一寸半,灸五壮。(《入门》)

督脉

长强:连大杼行针,治小肠气痛;又云:小儿脱肛患多时,先灸百会后长强。(《席弘赋》)兼大敦,治小肠疝气。(《天星秘诀》)

百会:小儿脱肛患多时,先灸百会后尾骶;又云:兼太阳、照海、阴交,治咽喉疾。(《席弘赋》)

水沟:人中治癫功最高,十三鬼穴不须饶。(《席弘赋》)

督脉流注及孔穴

督之为言都也,阳脉都会,男子之主也。(《入门》)

龈交一穴:针入三分,可灸三壮。(《入门》)

额上神庭一穴:在客前直鼻上入发际五分。可灸七壮,禁不可针。(《入门》)

背脊大椎一穴:椎皆作节,下皆作外。(《入门》)

十一、《重楼玉钥》

《重楼玉钥》2卷(又有1卷本及4卷本),喉科专著。因道家称咽喉为"十二重楼",故名。清代郑宏纲(字纪原,号梅涧)撰,后其子郑承瀚加以补充而成。载有《附纂＜神应经＞用针咒法》《论泻要诀》《论补要诀》等席弘针灸学派相关内容。

附纂《神应经》用针咒法

咒曰：天灵节荣，愿保长生，太玄之一，守其真形，五脏神君，各保安宁，针一下，万毒潜形，急急如令敕。凡摄针默念咒一遍，吹气在针上，想针如火龙，从病患心腹中出，其病速愈。

按针用咒法。非出《素问》意。但使针时，专心于内，不致外驰也。

论泻要诀

《神应经》云：取穴既正，左手大指掐其穴，右手置针于穴上，令患人咳嗽一声，随咳内针至分寸。候数穴针毕，停少时，用右手大指及食指持针，细细摇动，进退搓捻，其针如手颤之状，谓之催气。约行五六次，觉针下气紧却用泻法，如针左边，用右手大指食指持针，以大指向前，食指向后，以针头轻提往左转，如有数针，候根据此法。俱转毕，仍用右手大指食指持针，却用食指连搓三下（谓之飞）。仍轻提往左转，略退针半许（谓之三飞），依此法行至五六次，觉针下沉紧，是气至极矣，再轻提往左转，一二次。欲出时，令病人咳嗽一声，随咳出声，此之谓泻法也。（《大成》）

论补要决

凡人有疾，皆邪气所凑，虽病人瘦弱，不可专行补法。经曰：邪之所凑，其气必虚。如患目赤等疾，明是邪热所致，可专行泻法治之。其余诸疾，只宜平补平泻。须先泻后补，谓之先泻邪气，后补真气，此乃先师不传之秘也。今行补法者，令病人吸气一口，随吸转针，如针左边，捻针头转向右边，以我之右手大指、食指持针，以食指向前，大指向后，仍捻针深入一二分，使真气深入肌肉之分，如有数穴，依此法行之既毕。停少时，却用手指于针头上，轻弹三下，如此三次，仍用我左手大指、食指持针，以大指连搓三下（谓之飞）。将针深进一二分，以针头向左边（谓之三进三飞）。依此法行至五六次，觉针下沉紧，或针下气热，是气至足矣。令病人吸气一口，随吸出针，急以手按扪其穴，此谓之补法也。（《大成》）

（徐春娟）

第五章
席弘针灸学派著作的现代研究

席弘针灸学派弟子众多,学术思想集中体现在针刺手法上。如高希然主编的《针灸流派概论》将席弘针灸学派归为针刺手法派,并将之学术思想归纳为倡导捻转手法、阐述"补泻迎随、倡平补平泻"说。席弘针灸学派思想通过其现存著作《席弘赋》《补泻雪心歌》《天元太乙歌》《长桑君天星秘诀歌》《杂病穴法歌》等歌赋及《神应经》可见一斑。现代针灸书籍仍有转载,如陈以国、王淑娟、成泽东主编的《针灸歌赋注释发挥》中载录有《席弘赋》《长桑君天星秘诀歌》《百穴歌》。又如方慎庵《金针秘传》在《论针灸学之渊源及真传之难得》中认为元明之间,针灸之学益微,历代传习不废者,只有席氏一家。考明陈会著有《神应经》一卷,卷首列有宗派图,称梓桑君席宏达得针灸真传,世世专精,九传而至席叔华,十传而至席信卿,十一世始传于陈会。会即广传其术,共授二十四人,得其真传者有二人,一为康叔达,一为刘瑾。书中有席宏达传授誓词,谓传道者必盟天歃血,立誓以传,当于宗派图下注其姓名。如或妄传非人,私相付度,阴有天刑,明有阳谴云云,此针灸家誓守秘密之明证。但《内经》即有"勿传非人"之语,当以针法易习难精,深恐无识之徒,得其皮毛,肆意图利,贻害病患,故郑重传授,借以垂戒耳。

一、《席弘赋》现代研究

南宋著名针灸学家席弘在中国针灸史上具有重要的影响和地位。自席弘迁居江西临川后,其后代以针灸薪火相传,据记载传有十二代。当传至第十代孙时,于传子之外又传徒陈会,由家传变为师传,形成了席弘针灸学派。针灸歌赋《席弘赋》是席弘学术思想的代表作,系由席弘门徒根据席弘学术思想补辑或编写而成。该赋在针法应用和针灸配穴方面有特色,赋中的针灸学术思想与治疗方法至今仍被针灸临床广泛应用。

(一)《席弘赋》文献渊源考证

1.《席弘赋》创作年代研究

《席弘赋》,始见于明代徐凤编写的《针灸大全》,后来各针灸书多加以转载。而该歌赋创作年代、作者不详。黄剑煜根据赋中的疾病选穴、避讳字等对《席弘赋》的创作年代进行考证。

(1) 从疾病选穴考《席弘赋》创作年代

《席弘赋》载有足三里穴治疗耳内蝉鸣,"耳内蝉鸣腰欲折,膝下明存三里穴。若能补泻五会间,且莫逢人容易说"。《长桑君天星秘诀歌》亦载:"耳鸣腰痛先五会,次针耳门三里内。"

经考证,《黄帝内经》《针灸甲乙经》等宋代以前的医学文献中未见足三里配伍治疗耳疾的记载。可见,《席弘赋》中用足三里配伍治疗耳疾的方法,应形成在宋代或宋以后,也间接证明《席弘赋》成书于宋代或宋以后。

(2) 从避讳字考《席弘赋》创作年代

宋代的医官要参与政府的考试,当朝皇帝的相关避讳应得到重视。从避讳姓名的角度分析,北宋宋太祖赵匡胤的父亲叫赵弘殷,因此这一时期创作的文献中"弘"多因避讳改为"洪"等,而《席弘赋》中有"席弘治病名最高"。从避讳字眼的角度分析,北宋宋哲宗时要避讳"休"字,而《席弘赋》中有"肩上痛连脐不休"。可见《席弘赋》中无论姓名,还是字眼,均未避讳,可间接证明《席弘赋》是席弘的先祖在北宋时家传下来的可能性比较低。

明代,从避讳字眼的角度分析:明仁宗朱高炽(1424年~1425年)时期,须避讳"高""炽"两字,而《席弘赋》中有"席弘治病名最高"。《席弘赋》首见于明正统四年(1439年)出版的徐凤《针灸大全》,明宪宗朱见深(1447年~1487年)时期,须避讳"见""深"字,而《席弘赋》有"却用工夫度浅深"。因此《席弘赋》出现于明代"公元1424年到公元1487年"可能性比较低。

从避讳姓名的角度分析,如果只避讳姓名,那《席弘赋》可能出现于明代。

综上,或有一种可能,《席弘赋》,为南宋席弘所著,明代徐凤转载时加上了"席弘治病名最高"一句。

以上问题仍待考究,但通过研究避讳,可以缩小寻找《席弘赋》成赋年代的范围,有很大的意义。

2.《席弘赋》作者研究

黄剑煜通过对《席弘赋》现有研究进行分析考证,将其可能的作者情况归纳为五种。一是席弘本人所著;二是席弘门人对席弘学术思想和临床经验补辑或编写而成;三是席家之作;四是徐凤获得《席弘赋》初稿,然后加以修改、整理、补充而成;五是作者徐凤首创。并认为第四个可能性高。分析过程如下。

可能一:《席弘赋》是其本人为教学目的而创作,以歌赋形式简便化,该赋总结席弘个人的临床经验,故可能用自己的名字命名。但对比《金针赋》的命名,又好像这种概率不大。

可能二:《席弘赋》由席弘门人总结而成,正如叶天士门人根据叶天士的学术思想和临床经验整理出《温热论》《临证指南医案》,这说法很有可能,但目前缺乏有力证据,且有与《席弘赋》类似的歌赋,属同源文献,难以断定《天元太乙歌》来自《席弘赋》,或《席弘赋》来自《天元太乙歌》等等。

《席弘赋》作为歌赋本身又不必刊出,无法证明《席弘赋》刊于某某年。正如徐凤《针灸大全》曰:"此《金针赋》乃先师秘传之要法。得之者每每私藏而不以示人,必待价之千金乃可得也。"

可能三:《席弘赋》是席家之作,可能性不明显,席家本身已有《席横家针灸书》,而且根据《席横家针灸书》有带"髎"字的穴位,与《席弘赋》文中无带"髎"字的穴位,推想出《席弘赋》不大可能为《席横家针灸书》的简化版。

可能四:徐凤获得《席弘赋》初稿,然后加以修改、整理、补充,可能性高。

可能五:徐凤首创,《针灸大全》是以收录为主,自创为次,故《席弘赋》作者为徐凤可能性不大。

3.《席弘赋》与有关文献的比较研究

(1)《席弘赋》与《备急千金要方》的比较研究

通过原文对比,如审穴思想与补泻方法,可见《席弘赋》与《备急千金要方》有一定的传承关联。详见表4。

表4 《席弘赋》《备急千金要方》相似内容比较表

内容	《席弘赋》	《备急千金要方》
审穴	凡欲行针须审穴。	夫用针刺者,先明其孔穴。
补泻	要明补泻迎随诀,呼吸阴阳男女别。	补虚泻实,送坚付濡,以急随缓,荣卫常行,勿失其理。针入二分,知呼吸出入,上下水火之气。针入三分,知四时五行、五脏六腑、顺逆之气。凡用针之法,以补泻为先,呼吸应江汉,补泻校升斗,经纬有法则。

(2)《席弘赋》与《灵光赋》的比较研究

《席弘赋》《灵光赋》均收载《针灸大全》,约出于明成化九年至正德年间(1473年-1521年)。通过歌赋内容对比,两赋有不少重复之处(详见表5),

且行文相似,属同源歌赋,可推测均系席弘针灸学派的经验。两赋内容又有区别,如从配穴法角度分析,两赋中均有"气刺两乳求太渊",而《席弘赋》中后接"未应之时泻列缺",体现临证治疗有加减取穴法,而《灵光赋》强调的是远道取穴和呼吸补泻。

表5 《席弘赋》《灵光赋》相似内容比较表

《席弘赋》	《灵光赋》
气刺两乳求太渊,未应之时泻列缺。列缺头痛及偏正,重泻太渊无不应。	气刺两乳求太渊。
谁知天突治喉风,虚喘须寻三里中。	天突宛中治喘痰。
心疼手颤少海间,若要除根觅阴市。	心痛手颤针少海,少泽应除心下寒,两足拘挛觅阴市。
委中专治腰间痛,脚膝肿时寻至阴。	五般痛在委中安。
气海专能治五淋,更针三里随呼吸。	气海血海疗五淋。
期门穴主伤寒患,六日过经尤未汗。但向乳根二肋间,又治妇人生产难。	伤寒过经期门愈。
人中治癫功最高,十三鬼穴不须饶。	水沟间使治邪癫。
转筋目眩针鱼腹,承山昆仑立便消。	承山筋转并久痔。

(3)《席弘赋》与《长桑君天星秘诀歌》的比较研究

《长桑君天星秘诀歌》见于《针灸大全》,出于《乾坤生意》,亦属同时代针灸歌赋。"长桑君"指的是"梓桑君","梓桑君"是席弘的别号。《席弘赋》载有"学者潜心宜熟读,席弘治病名最高",而《长桑君天星秘诀歌》为"此是桑君真口诀",可见两赋系同源歌赋,均属席弘针灸学派之作。

《长桑君天星秘诀歌》中配穴时,主要为前后配穴法,强调施针先后顺序。歌赋中共载有20余种以疼痛为主的病证,每个病证均以标本缓急而定取穴先后、主次。如清代李守先《针灸易学》中转载的《长桑君天星秘诀歌认症定穴治法》有云:"胸膈痛满先阴交,针到承山饮食喜。"明确提出针刺治疗"胸膈痞满"时,宜用三阴交配承山,且是先针三阴交,次针承山的秩序。详见表6

表6 《席弘赋》与《长桑君天星秘诀歌》相似内容比较

《席弘赋》	《长桑君天星秘诀歌》
冷风冷痹疾难愈,环跳腰间针与烧。	冷风湿痹针何处,先取环跳次阳陵。

续表

《席弘赋》	《长桑君天星秘诀歌》
期门穴主伤寒患,六日过经尤未汗。	伤寒过经不出汗,期门三里先后看。
水肿水分兼气海,皮内随针气自消。	肚腹浮肿胀膨膨,先针水分泻建里。
牙疼肿痛并咽痹,二间阳溪疾怎逃。	牙疼头痛兼喉痹,先刺二间后三里。
大杼若连长强寻,小肠气痛即行针。	小肠气痛先长强,后刺大敦不要忙。
耳内蝉鸣腰欲折,膝下明存三里穴。	耳鸣腰痛先五会,次针耳门三里内。
阴陵泉治心胸满,针到承山饮食思。	胸膈痞满先阴交,针到承山饮食喜。
小肠气撮痛连脐,速泻阴交莫待迟。良久涌泉针取气,此中玄妙少人知。	如是小肠连脐痛,先刺阴陵后涌泉。
转筋目眩针鱼腹,承山昆仑立便消。	脚若转筋并眼花,先针承山次内踝。
胃中有积刺璇玑,三里功多人不知。肩上痛连脐不休,手中三里便须求。	若是胃中停宿食,后寻三里起璇玑。

(4)《席弘赋》与《天元太乙歌》的比较研究

《天元太乙歌》见于高武《针灸聚英》,据述出自《神应经》,为"臞仙所撰",而现存《神应经》版本中无此文。比较《席弘赋》"学者潜心宜熟读,席弘治病名最高"与《天元太乙歌》"凡用行针先得诀,席弘玄妙分明说",可见均属席弘针灸学派的针灸歌赋,体现席弘的针灸思想,为同源歌赋。从《歌》到《赋》的对比可知,《席弘赋》是依据《天元太乙歌》改编而成。详见表7。

表7 《席弘赋》《天元太乙歌》相似内容比较表

《席弘赋》	《天元太乙歌》
席弘治病名最高。	席弘玄妙分明说。
冷风冷痹疾难愈,环跳腰间针与烧。	环跳能除腿股风,冷风膝痹疟疾同。
期门穴主伤寒患,六日过经尤未汗。	期门穴主伤寒患,七日过经尤未汗。
牙疼肿痛并咽痹,二间阳溪疾怎逃。	牙风头痛孰能调,二间妙穴莫能逃。
大杼若连长强寻,小肠气痛即行针。	大椎若连长强取,小肠气疼立可愈。
耳内蝉鸣腰欲折,膝下明存三里穴。	耳内蝉鸣腰欲折,膝下分明三里穴。
阴陵泉治心胸满,针到承山饮食思。	阴陵泉主胸中满,若刺承山饮食宜。

续表

《席弘赋》	《天元太乙歌》
转筋目眩针鱼腹,承山昆仑立便消。	腰腹胀满治何难,三里腨肚针承山,头痛转筋鱼腹肚,又治背疽及便毒。
胃中有积刺璇玑,三里功多人不知。肩上痛连脐不休,手中三里便须求。	胃中有积取璇玑,三里功深人不知。腰背连脐痛不休,手中三里穴堪求。
脚痛膝肿针三里,悬钟二陵三阴交。更向太冲须引气,指头麻木自轻飘。	脚膝疼痛委中宜,更兼挛急锋针施,阴陵泉穴如寻得,轻行健步疾如飞。更向太冲行补泻,指头麻木一时安。
鸠尾能治五般痫,若下涌泉人不死。	鸠尾独治五般痫,若刺涌泉人不死。
心疼手颤少海间,若要除根觅阴市。	心疼手颤少海间,欲要除根针阴市。
列缺头痛及偏正,重泻太渊无不应。	列缺头疼及偏正,重泻太渊无不应。
虚喘须寻三里中。	喘绵绵寻三里中。
手连肩脊痛难忍,合谷针时要太冲。	手挛脚背疼难忍,合骨仍须泻太冲。
但患伤寒两耳聋,金门听会疾如风。	若是伤寒两耳聋,耳门听会疾如风。

(5)《席弘赋》与《杂病穴法》的比较研究

《杂病穴法》载于明代李梴《医学入门》,内容多处袭用席弘针灸学派针灸歌赋的句子。详见表8。

表8 《席弘赋》《杂病穴法》相似内容比较表

《席弘赋》	《杂病穴法》
冷风冷痹疾难愈,环跳腰间针与烧。	冷风湿痹针环跳,阳陵、三里,烧针尾。
期门穴主伤寒患,六日过经尤未汗。	六日过经未汗,刺期门、三里,古法也。
水肿水分兼气海,皮内随针气自消。	水肿水分与复溜。
阴陵泉治心胸满,针到承山饮食思。	心胸痞满阴陵泉,针到承山饮食美。
转筋目眩针鱼腹,承山昆仑立便消。	脚若转筋眼发花,然谷承山法自古。
胃中有积刺璇玑,三里功多人不知。肩上痛连脐不休,手中三里便须求。	内伤食积针三里,璇玑相应块亦消。手三里治肩连脐,脊间心后称中渚。
脚痛膝肿针三里,悬钟二陵三阴交。更向太冲须引气,指头麻木自轻飘。	脚连胁腋痛难当,环跳阳陵内杵。

续表

《席弘赋》	《杂病穴法》
鸠尾能治五般痫，若下涌泉人不死。	劳宫能治一般痫，更刺涌泉疾若逃。
心疼手颤少海间，若要除根觅阴市。	心痛手战少海求，若要除要阴市睹。
气刺两乳求太渊，未应之时泻列缺。	太渊列缺穴相连，能祛气痛刺两乳。
列缺头痛及偏正，重泻太渊无不应。	偏正头疼左右针，列缺太渊不用补。
虚喘须寻三里中。	喘急列缺足三里。
睛明治眼无效时，合谷光明安可缺。	赤眼迎香出血奇，临泣太冲合谷侣。
手连肩脊痛难忍，合谷针时要太冲。	手指连肩相引疼，合谷太冲能救苦。
但患伤寒两耳聋，金门听会疾如风。	耳聋临泣与金门，合谷针后听人语。

(6)《席弘赋》与《补泻雪心歌》的比较研究

《针灸聚英》《针灸大成》中还载有《补泻雪心歌》，专论行针补泻要区分左右、男女，说"此诀出自梓桑君，我今授汝心已雪"。可见《补泻雪心歌》系席弘针灸学派补泻手法的简要概括。

表9 《席弘赋》《补泻雪心歌》相似内容比较

《席弘赋》	《补泻雪心歌》
要明补泻迎随诀。	补泻又要识迎随，随则为补迎为泻。 随则针头随经行，迎则针头迎经夺。
胸背左右不相同，呼吸阴阳男女别。	古人补泻左右分，今人乃为男女别。 男女经脉一般生，昼夜循环无暂歇。
呼吸阴阳男女别。	更有补泻定呼吸，吸泻呼补真奇绝。
补自卯南转针高，泻从卯北莫辞劳， 逼针泻气便须吸，若补随呼气自调。 左右撚针寻子午，抽针行气自迢迢，	行针补泻分寒热，泻寒补热须分别。 捻针向外泻之方，捻针向内补之诀。 泻左须将大指前，泻右大指当后拽。 补左次指向前搓，补右大指往上拽。
逼针泻气便须吸，若补随呼气自调。	补则呼出却入针，要知针用三飞法。 气至出针吸气入，疾而一退急扪穴。 泻则吸气方入针，要知阻气通身达。 气至出针呼气出，徐而三退穴开捺。

(7)《席弘赋》及同源歌赋载本情况

公元 1300 年前后：据述有《席横家针灸书》（约出现于 1127 年 – 1341 年前后）、《席弘赋》。元代滑寿看过《席横家针灸书》，曾在《十四经发挥》有记载："江西席横家针灸书中，诸'髎'字皆作窌。"

公元 1406 年，明代永乐四年：朱权《乾坤生意》载有《长桑君天星秘诀歌》，但《乾坤生意》仅存目录。

公元 1425 年，明代洪熙元年：陈会撰、刘瑾补辑《神应经》。据说载有《天元太乙歌》，但现有版本未见全文。

公元 1473~1521 年，明成化九年至正德年间：徐凤《针灸大全》载有《席弘赋》《灵光赋》《长桑君天星秘诀歌》，其中《席弘赋》为首载。

公元 1529 年，明代嘉靖八年：高武《针灸聚英》载有《灵光赋》《席弘赋》《补泻雪心歌》《天元太乙歌》。

公元 1575 年，明代万历三年：李梴《医学入门》载有《补泻雪心歌》《杂病穴法》。

公元 1591 年，明代万历十九年：陈言《杨敬斋针灸全书》载有《席弘赋》。

公元 1618 年，明代万历四十六年：吴崑《针方六集》载有《天元太乙歌》。其内容与《席弘赋》无大出入，与《神应经》的《天元太乙歌》内容不同。但学者认为《天元太乙歌》是吴崑吸取《席弘赋》的精华重新撰定而成，因此两赋有相似之处。

公元 1618 年，明代万历四十六年：据《针灸大全》载述，《针灸六赋》转载了《席弘赋》。

公元 1654~1722 年，约清代康熙年间：《凌门传授铜人指穴》载有《补泻雪心歌》。

公元 1817 年，清代嘉庆二十二年：清代李学川《针灸逢源》载有《席弘赋》《补泻雪心歌》《神应经》的泻诀补诀。

公元 1850 年，清代道光三十年：清代王锡鑫《针灸便览》载有《长桑君天星秘诀歌》《天元太乙歌》《补泻雪心歌》。

公元 1875 年，清代光绪元年：清代冯文轩抄录而成的《针灸穴法》载有《席弘赋》节选、《灵光赋》节选、《天星秘诀先后歌》（与《长桑君天星秘诀歌》内容很相似）。

(二)《席弘赋》学术思想评析

《席弘赋》首载于《针灸大全》,其后《针灸大成》《针灸全书》《针灸聚英》皆有转载,是席弘针灸学术思想的重要反映。赋文仅61句,共854字,但字简义宏,内容博大精深。其内容包括补泻针法、针灸配穴,以及作者对配穴选穴和使用经外奇穴的经验。该赋不仅反映了南宋以前的针灸学术成就,而且集中体现了当时江西地区针灸学术特色及其家学特点。现将宋晓平、潘思安、潘鑫等对《席弘赋》的学术思想总结评析汇总于下。

1. 辨证求本,依法施术

《灵枢·官能》曰:"用针之服,必有法则。"针灸发展到南宋时期,在针灸著作中虽没有见到"辨证施治"这一重要概念的明确表述,但用辨证施治的思想指导针灸临床治疗的实例却屡见不鲜。《席弘赋》开宗明义指出:"凡欲行针须审穴,要明补泻迎随诀,胸背左右不相同,呼吸阴阳男女别。"这就是辨证施治思想在《席弘赋》中指导针灸临床实践的高度概括。这句歌诀虽然只有28个字,却简明扼要、提纲挈领地将针灸治疗疾病须从审穴、迎随、胸背左右及呼吸、阴阳、男女等方面进行辨别的重要性做了明确的阐述。

(1)审穴

"审穴"不单单是对拟治疗的腧穴进行筛选取舍,也是对腧穴部位、取法及其针刺深度,艾灸壮数,针灸宜忌的审察。同时,还是对腧穴是否有酸胀、痛点、条索状物、热或冷等一系列反应诊察。根据患者的病情、体质再结合四诊合参,就能对患者的病机有全面了解,遂以审穴之法临证加减,依此便能辨证求本了。

(2)迎随

"迎随"的概念最早出现在《灵枢·九针十二原》,其曰:"迎而夺之,恶得无虚,追而济之,恶得无实,迎之随之,以意和之,针道毕矣。"迎随是补泻的总则,而补泻又是施治的关键。气血的运行有顺有逆,分布部位有浅有深,变化有盛有衰,根据不同情况采用或顺(随)或逆(迎)的方法,都可达到补虚泻实的作用。迎随是指要对经气逆顺、正邪盛衰虚实作出判断,要明确疾病发展的趋势,给予相应的治疗。

(3)胸背左右

胸背左右,即按人体部位分阴阳:胸腹为阴,背为阳;右为阴,左为阳。在辨证论治时明确了疾病的患病部位及所属经络的循行部位,以更准确地比较、鉴别疾病的临床表现,以明确疾病的诊断。

(4)呼吸、阴阳、男女之别

《席弘赋》云:"呼吸阴阳男女别。"《素问·调经论》以吸气时进针为泻,呼气时进针为补,并以"针与气俱内""针与气俱出"和"气出针入""气入针出"来区分针刺呼吸补泻的不同。同时,在诊察患者时也可以根据患者呼吸动静状态来对疾病动态做出判断。《医学入门·杂病穴法》载:"凡针背腹两边穴,分阴阳经补泻,针背上中行左转,腹上中行右转。女人背中行右转,腹中行左转为补。盖男子背阳腹阴,女子背阴腹阳故也。"可见呼吸、阴阳、男女在临床的诊治过程各有不同,须详细辨证区别对待。

综上所述,席氏在赋首强调的正是辨证求本、依法施术的全过程和首要原则。

2. 谨守病机,辨证施治

《席弘赋》中不仅强调辨证施治这一原则的重要,而且在治疗上,处处体现了谨守病机变化,依病机之变化而灵活遣方配穴,同病异治。席氏在赋中对耳鸣耳聋、咽喉肿痛、腰痛等疾病,根据病机特点采用迥然不同的治疗方案。

(1)耳鸣耳聋

《席弘赋》云:"耳聋气痞听会针,迎香穴泻功如神。"气痞,指耳内气满、闭塞无闻。这是由于肝气郁滞、邪热互结、三焦不利致气机不畅,经络闭塞而出现耳聋,故取听会穴。听会穴为足少阳胆经腧穴,又是三焦脉气所发之处。胆经、三焦经均行于耳前、耳中、耳后,因此听会穴成为治疗耳疾常用穴,用以泻上焦与肝胆经之郁热。迎香属大肠经而位于鼻旁,取迎香穴以宣通肺气,泻中、下焦阳明邪热,使邪去热清,则耳聋自愈。"但患伤寒两耳聋,金门听会疾如风"。在治疗感受风寒之邪导致的耳聋时,应取金门、听会穴。太阳主一身之表,取足太阳膀胱经郄穴金门穴,可清热泄邪通窍,配以局部选取听会穴,可治疗因外感风邪所引起的耳聋。"耳内蝉鸣腰欲折,膝下明存三里穴,若能补泻五会间,且莫向人容易说"。肾主藏精,开窍于耳,腰为肾之府,所以肾精亏虚可见耳内蝉鸣、腰痛欲折等症。肾藏先天之精,赖后天之水谷精微以充养,故治疗肾虚导致的耳鸣、腰痛可取胃经合穴足三里以养气血、充肾精治本。再配合地五会治标,标本兼治,诸证去矣。

(2)咽喉肿痛

《席弘赋》云:"谁知天突治喉风。""牙疼腰痛并咽痹,二间阳溪疾怎逃。""咽喉最急先百会,太冲照海及阴交。"咽喉肿痛不外乎虚实两端,实者多由于外感风热,或胃火炽盛;虚者多因阴虚火旺。天突属任脉,有清热解毒、消肿利咽之功效,为咽喉病症局部常用穴位;二间为手阳明大肠经荥穴,有"荥主身热"之功效;阳溪则为手阳明大肠经经穴,天突、二间、阳溪相配有疏散风热之邪,利咽消肿之功。而阴虚火旺的咽喉肿痛则应该用百会、太冲、三阴交、照海各穴,百会属督脉,为督脉、膀胱经、胆经、三焦经、肝经交会之处,可治咽喉之疾;太冲为肝经输穴,肝经入顽颡(即鼻咽部);照海为肾经上的八脉交会穴,主治咽喉疾患;三阴交为足三阴经交会穴。三穴合用,滋阴降火、清利咽喉。

(3)腰痛

《席弘赋》云:"委中专治腰间痛,脚膝肿时寻至阴。""委中腰痛脚挛急,取得其经血自调。"《四穴总歌》有"腰背委中求"之说,《内经》常用委中刺络放血治疗腰痛。"委中"又名"血郄",为足太阳膀胱经之合穴,能疏通膀胱经之气血,固有"血自调"之功,为治疗腰痛常用穴。当腰痛、脚膝肿时,又配至阴,刺井穴以增强疏通经气、行气消肿之功。"气滞腰疼不能立,横骨大都宜急救"。对湿阻经络、经气运行不畅之腰痛,取横骨、大都穴治疗,横骨为肾经腧穴,有宣通气化、通利小便,令邪从小便去之功;大都为脾经荥穴,有益火生土、健脾运湿之功,两穴相配,健脾利湿,行气利尿止痛。"耳内蝉鸣腰欲折,膝下明存三里穴。若能补泻五会间,且莫逢人容易说"。耳鸣腰痛,多为肾虚,席氏用足三里配地五会治疗,组方特殊。足三里有补益脾胃,助气血生化,让肾精生化有源的作用,地五会为足少阳胆经腧穴,胆经与膀胱经相交且与耳有联系,能平肝潜阳、通经止痛。两穴相配,以健脾胃,益肾精,从而治肾虚腰痛。"髋骨腿疼三里泻,复溜气滞便离腰"。复溜为足少阴肾经母穴,能补益肾经,滋阴降火,故可治疗肾虚腰痛。"腰连胯痛急必大,便于三里攻其隘,下针一泻三补之,气上攻噎只管在,噎不住时气海灸,定泻一时立便瘥"。"急必大"指大便闭塞不通;"隘",险要之处,引申为关键所在;"噎"指吞咽困难。腰胯痛、食不下、大便闭塞不通是由于瘀血内结、肠燥津枯、经络不通所致,当泻足三里以健脾调肠胃,疏导气机。足阳明之别络上通于心,助心气推动血液运行,祛瘀破结,即"攻其隘"之谓,再加灸气海,大补元气,诸穴合用共治上症。若为气虚阳微之证,当补足三里。可见席氏辨证选穴,针灸并用,补虚泻实,从而获得最佳的治疗效果。

3. 精于穴性,灵活施用

《席弘赋》论述病证50余种,所用腧穴共计100余穴次,其妙用根结理论,善用经脉起止穴,重视使用五输穴,脏腑病多选俞募穴,因此治疗各科疾病和疑难病症均收到了良好的疗效。

(1) 妙用根结理论

《标幽赋》中指出:"更穷四根三结,依标本而刺无不痊。""四根三结"是指四肢与头身之间经脉、穴位的相互联系。四根,即十二经脉以四肢为根;"根"的部位在下,皆经气始生始发之地,为经气所出之处。三结,即指经脉以头、胸、腹三部为结;"结"部位在上,皆为经气所结、所聚之处,经气所归之处。"根结"理论强调经气两极之间的联系。临床上取四肢部位的腧穴治疗头、胸和腹的疾病,即根据根结的关系,体现局部取穴与循经取穴法的配穴特点。《席弘赋》中运用根结理论治疗疑难杂证颇多,如"气刺两乳求太渊""鸠尾能治五般痫,若下涌泉人不死""睛明治眼未效时,合谷光明安可缺""但患伤寒两耳聋,金门听会疾如风"。歌赋中所使用的膻中配太渊、鸠尾配涌泉、睛明配合谷、金门配听会,都是根结相配。这对当今临床颇有借鉴意义。

(2) 善用经脉起止穴

《席弘赋》中所使用的经脉起止穴有迎香、涌泉、长强、至阴、期门、睛明、大敦7个,共使用11穴次。歌赋中的经脉起止穴多用于急、难、危、重的病证,以激发和振奋经气,起着力挽危难的作用。如"鸠尾能治五般痫,若下涌泉人不死""期门穴主伤寒患,六日过经犹未汗,但向乳根二肋间,又治妇人生产难""大便闭涩大敦烧"等。而今之医者则鲜用经脉起止穴治疗危重病证,或不明穴性,或技法已疏。重温席弘此法,对今后临床治疗急、难、危、重病证有着很好的启示作用。

(3) 重视使用五输穴

五输穴首见于《灵枢·九针十二原》,其曰:"所出为井,所溜为荥,所注为输,所行为经,所入为合。"《席弘赋》共载有19个五输穴,分别为至阴、大敦、涌泉3个井穴,二间、大都2个荥穴,三间、太冲、中渚3个输穴,阳溪、昆仑、复溜3个经穴,尺泽、曲池、委中、足三里、阳陵泉、曲泉、阴陵泉、少海8个合穴。

赋中的五输穴有单独使用。如"最是阳陵泉一穴,膝间疼痛用针烧",仅用胆经合穴阳陵泉一穴治疗膝关节疼痛;"大便闭涩大敦烧",用肝经井穴大敦一穴治疗便秘。亦有两个或两个以上五输穴配合使用。如"五般肘痛寻尺泽,太渊针后却收功",取肺经合穴尺泽配合输穴太渊针刺,有效治疗由风、寒、湿、火、痰等邪侵犯所致的肘部疼痛。又如"脚痛膝肿针三里,悬钟二陵三阴交。更向太冲须引气,指头麻木自轻飘",针对膝踝关节肿胀疼痛可刺胃经合穴三里、脾经合穴阴陵泉、胆经合穴阳陵泉、肝经输穴太冲。

(4) 脏腑病多选俞募穴

募穴与俞穴都是脏腑之气输注的地方,因此募穴与俞穴在治疗脏腑疾病有重要的作用。《席弘赋》云:"妇人心痛心俞穴。"指妇女心胸部疼痛不适应当取心俞穴治疗。云:"小便不禁关元好。"是说肾虚不固导致的小便失禁,可取小肠的募穴关元以温肾固涩。又云:"期门穴主伤寒患,六日过经犹未汗,但向乳根二肋间,又治妇人生产难。"伤寒不解传经,可以刺肝之募穴使之不再传,且该穴还可治疗难产。"以上皆是歌赋中取俞募穴治疗脏腑病的实例。

(5) 原络配穴应用佳

原穴是脏腑原气所经过和留止的部位,是十二经脉在腕踝关节附近的一种重要腧穴。络穴是络脉属的腧穴,也是经脉别出联系表里两经的部位。元代窦默《针经指南》曰:"络穴正在两经中间……若刺络穴,表里同治。"《灵枢·九针十二原》曰:"五脏有疾也,应出十二原。十二原各有所出,明知其原,睹其应,而知五脏之害矣。"因此,脏腑发生病变时,就会相应地反映在原穴上,诊察十二原穴的行气变化,便可推断脏腑的病情。原络配穴法能通达内外、贯穿上下,对内脏、体表疾患均有较好的治疗效果,临床运用多见。如"气刺两乳求太渊,未应之时泻列缺"。气病刺原穴太渊和络穴列缺有理气通络之功。"肚疼须是公孙妙,内关相应必然瘳"。对于腹中绞痛之症可取络穴公孙和合谷相配。《席弘赋》所取的络穴有:列缺、丰隆、内关、光明、公孙。所取的原穴有:太渊、合谷。

(6) 总结推广有效穴位

席弘不但善于在临床治疗中发现总结经验效穴,还将经验效穴编入歌赋,传授于后人。如《席弘赋》云:"胃中有积刺璇玑,三里功多人不知……小肠气撮痛连脐,速泻阴交莫在迟。良久涌泉针取气,此中玄妙少人知"等。又如大便闭塞用大敦穴,取肝之井穴泻除内热、行气通闭;咽喉急闭用百会、太冲、照海、三阴交。这些经验效穴不仅独特,还一直启示并指导于临床。

4. 精于操作,补泻分明

历代医家皆高度重视针灸操作,《黄帝内经》中有《灵枢·九针十二原》《灵枢·官能》和《素问·离合真邪论》等论述针灸操作、补泻的专篇。

席氏针灸学派还注重捻转补泻、子午补泻,《席弘赋》载:"补自卯南转针高,泻从卯北莫辞劳,逼针泻气令须吸,若补随呼气自调,左右捻针寻子午,抽针行气自迢迢。"席氏将左右捻转与子午、顺逆、呼吸、补泻等结合起来:拇指向前,食指向后,针体从卯东位向南转的方法为补法;拇指后退,食指向前,针体从卯东位向北转的方法为泻法。吸气时将针推进,是呼吸补泻的泻法进针法;随着呼气时进针,是呼吸补泻法的补法进针法。针刺补泻手法中还有"子午倾针""子午捣臼"等,李梴《医学入门》解释为"从子至午,左行为补;从午至子,右行为泻"。按十二支方位,子在北,午在南,卯在东,酉在西。左转为顺,相当于从子到午;右转为逆,相当于从午退向子。左转结合呼气进针,右转结合吸气进针。

5. 擅用火针,治痹痛证

火针疗法是将特制的金属粗针,用火烧红后刺入一定部位以治疗疾病的方法,古称"焠刺"。《灵枢·官针》指出:"焠刺者,刺燔针则取痹也。"《席弘赋》中运用火针治疗痹症及骨关节疾病,都体现了席氏精益求精的针灸学术思想。如"最是阳陵泉一穴,膝间疼痛用针烧""冷风冷痹疾难愈,环跳腰俞针与烧",用火针之热性祛除风寒湿之邪气,以达到温经通络、祛风散寒的作用,而且配上筋会之阳陵泉、胆经之经穴环跳,有通经活络,活血行瘀之功。有学者通过实验发现火针组和针灸组治疗膝骨性关节炎,在改善疼痛,膝关节功能方面均有显著疗效,但火针组改善患者疼痛情况以及关节功能的效果优于针灸组。

火针疗法是《席弘赋》中一个独特的疗法,为后世医家治疗膝关节疾病及痹症提供了宝贵的经验。后世在此基础上不断扩大火针的治疗范围,不仅用于骨科、风湿科,而扩展运用于内、外、妇、儿、皮肤等科,病种涉及痹证、胃下垂、胃脘痛、泄泻、痢疾、阳痿、瘰疬、风疹、月经不调、痛经、小儿疳积、扁平疣、痣等等。

6. 治重后天，强化生源

脾胃学说是中国医学中极为宝贵的理论，历代医家都十分重视补益脾胃。如唐代医家孙思邈强调"五脏不足，调于胃"，提出了"若要身体安，三里常不干"的明训。席弘在治疗疾病时亦非常重视补益后天脾胃，滋补气血生化之源，《席弘赋》用足三里穴治疗11种病证，占整个歌赋病证总数的10%以上。足三里所治病证，不仅有脾胃虚弱不足之证，更有许多是其他脏腑不足之证，将"五脏不足调于胃"的思想落实到了针灸治疗中。应特别指出的是，席弘突出了用补后天脾胃，强气血之源来补肾之先天不足或亏耗虚损证的针灸治疗观，不仅是对脏腑之间相互联系、相互制约、相互影响理论的一种补充，更是对针灸治病必求于本思想的升华。

赋中"虚喘须寻三里中"是指肾虚不纳气，呼吸短促则喘甚的病证，可取足三里补益脾胃，使气血生化有源，补后天以养先天，肾气足则虚喘可愈。又如"耳内蝉鸣腰欲折，膝下明存三里穴"亦指出耳鸣、腰痛之肾虚之证应取胃经足三里穴治疗。因肾藏先天之精，赖后天之水谷精微以充养，针足三里穴，使气血生，肾精充，为治本之法。"手足上下针三里，食癖气块凭此取"。食癖，多由饮食不节，伤及脾胃，邪气搏结成块，潜匿于两肋；气块多因情志郁结，气机阻滞，积聚成块，手三里、足三里，皆为阳明经穴，阳明为多气多血之经，故取两穴，健运脾胃，行气活血，治疗食癖。这些都反映了席氏注重补益后天脾胃，令气血生化有源的针灸治疗原则。

（三）《席弘赋》现代临床运用研究

1. 中医理论研究

《席弘赋》对席弘临床经验的总结，体现了席弘针灸学派的针灸学术思想，极受明代针灸名家汪机的推崇。王倩根据经络腧穴理论，结合临床实践经验，对赋中头痛、耳疾、心痛等疾病的针灸处方展开分析，以便将席弘针灸学派的学术思想更好地指导现代临床运用。

"列缺头痛及偏正，重泻太渊无不应"。头痛分外感头痛、内伤头痛。赋中提出的处方为治疗外感头痛而设。列缺为肺经络穴，专治头项病症；太渊为肺经原穴。二穴相配属原络配穴法，可宣发肺气、疏泄风邪，外感风热或风寒之头痛均可使用，临床配伍风池穴效果更佳，既可增强疏风泄邪之功，还可疏通头部经络而达止痛之效。

"耳聋气痞听会针,迎香穴泻功如神"。"但患伤寒两耳聋,金门听会疾如风"。"气痞"指耳内气满、闭塞无闻;"疾如风"指疗效迅速。席氏提出治疗耳疾以听会配迎香、听会配金门两组处方,均适用于邪阻经络之耳聋。听会为胆经腧穴,又是三焦脉气所发之处。胆经、三焦经均行于耳前、耳中、耳后,故听会为治疗耳疾之常用穴。迎香属大肠经而位于鼻旁,鼻为肺之外窍,大肠与肺相表里,取迎香以宣通肺气泄邪,消除咽鼓管之炎症。太阳主一身之表,取足太阳经郄穴金门,可清热泄邪通窍。赋中虽强调"伤寒两耳聋"用金门,以区别于配迎香之症,但两组处方还是以治疗风热邪袭为主,临床可配外关,加强疏风泄热之功。

"虚喘须寻三里中"。指出哮喘虚证治疗独取足三里。足三里系土经土穴,具有较强的培土生金功效,用于肺脾两虚型虚喘为佳。"冷嗽先宜补合谷,却须针泻三阴交"。冷嗽即寒嗽,系风寒外袭或寒痰内扰致肺气失宣而成。席弘提出补合谷,泻三阴的特殊治疗方法。肺与大肠相表里,取大肠经原穴,补之以固表,宣通肺气而止咳。"脾为生痰之源,肺为贮痰之器"。取三阴交实为调理脾胃,助运化水湿以除痰。合谷配三阴交以固表宣肺、健脾利湿化痰而治咳,临床上治寒咳常加灸肺俞、风门。

"心疼手颤少海间,若要除根觅阴市"。"妇人心痛心俞穴"。胸阳不振,络脉瘀阻,筋脉失养,可见心痛、手震颤之症。少海为心经合穴,心俞为心之俞穴,均可调理心脏,祛瘀通经止痛。心俞非妇人专用,近年来被广泛用于治疗心绞痛等。而根治用阴市,则为席弘经验穴。"气刺两乳求太渊,未应之时泻列缺"。太渊善于补肺而宣通肺气,治疗咳嗽、胸满痛之症;列缺为络穴,专于泄邪而宣肺,用泻法更增泄邪之力。关于太渊穴,《针灸大成》亦指出太渊配偏历,治疗"心胸气胀""两乳痛"之症。故席氏所指"气刺两乳"是指胸满胀、两乳疼痛之症。"阴陵泉治心胸满,针到承山饮食思"。饮食不思之"心胸满",又当为胸脘痞满之症。阴陵泉为脾经合穴,"合主逆气而泄",故可健脾利湿止泻,用于各种原因所致之胸脘痞满,或吐或泻之证。配之治吐泻较好之承山,则可痞满消,呕吐止,饮食思。

"鸠尾能治五般痫,若下涌泉人不死"。痫证,历代医家有不同的分型,如《诸病源候论》分为阳、阴、风、湿、马五种痫证;《千金方》又分为五脏痫和六畜痫。"五般痫"实指不同分型,而痰浊内阻、气机逆乱为痫证基本病机。鸠尾穴为治疗痫要穴,在《玉龙赋》《玉龙歌》《胜玉歌》等均提到鸠尾治疗痫。针刺鸠尾可达清心开窍宁神、散导气郁的效果。涌泉为肾经井穴,为回阳九针穴之一,具有开窍醒神之效。鸠尾宁心安神,涌泉醒脑开窍,二穴相配,为治疗痫证良方。

"肚疼须是公孙妙,内关相应必然瘳"。公孙为络穴,属脾络胃,与内关同为八脉交会穴,专治胃、心、胸病证。内关为络穴,络三焦经。三焦主一身之气,故内关可调理气机,行气止痛。腹痛属实者,可用泻法刺公孙;属虚寒者,又当灸公孙以温振脾阳。

"风府风池寻得到,伤寒百病一时消。阳明二日寻风府,呕吐还须上脘疗"。"期门穴主伤寒患,六日过经尤未汗。但向乳根二肋间,又治妇人生产难"。《伤寒论》指出:"太阳病,初服桂枝汤,反烦不解者,先刺风池风府,却以桂枝汤则愈。"服桂枝汤而邪未解,乃风邪太甚之故,选用治风之要穴风池及风府,刺之以疏泄外邪,故谓风府、风池二穴主治"伤寒百病"。成无己亦指出:"伤寒传经者,则一日太阳,二日阳明。"《席弘赋》中"阳明二日",是指外邪传里成阳明病,胃失和降而见呕吐之症。除选用风府外,席氏还加上脘穴以和胃降逆止呕。期门穴主治伤寒,在《伤寒论》中多次谈及,或用于治疗肝乘脾、肝乘肺之证,以泻肝经之气盛;或用于治疗误汗伤津,热结阳明,土病见木脉之证,以泻肝木;或用于热入血室,以泻热通经,清热凉血除郁。

2. 病案研究

李明高运用《席弘赋》针灸配穴方法治验2则。

例一。王某某,男,30岁,农民。腹痛急暴2天,得温痛减,遇冷更甚,口不渴,大便溏薄,小便清利,舌苔白腻,脉沉紧。证属寒凝气滞,治宜温散阴寒,行气止痛。取关元、公孙(双侧)、内关(双侧)。针刺用泻法,配合艾条灸关元。次日复诊,痛已大减。效不改方,继用上法,经2次治疗而愈。

按:《席弘赋》云:"肚疼须是公孙妙,内关相应必然瘳。"公孙为脾经络穴,联络足阳明胃经,可调理脾胃,为治疗消化系统疾病主穴之一;内关为心包经络穴,又属八脉交会穴,有理气止痛之功;灸关元可温经散寒。针刺泻公孙、内关,配合灸关元,共达温散阴寒,行气止痛之功效,故疗效佳。

例二。陈某某,女,26岁,营业员。病起两旬,因婚姻不遂,引起精神沉闷不舒,致轻度失眠,继则通宵不寐,神志失常,或哭或笑,如醉如痴。脉象弦滑,舌苔黄腻。谅由思虑太过,所求未遂,以致肝郁气滞,脾气不运,津液凝聚为痰,痰蒙心包,神明失常,乃成癫疾。治当开窍化痰,宁心安神。乃取十三鬼穴(人中、上星、承浆、颊车、风府、少商、大陵、劳宫、曲池、隐白、申脉、舌下中封、会阴)及间使、后溪等,每次选用6~8穴,予以强刺激,留针30分钟,每日针刺1次。随着针治次数的增加,哭骂减少,睡眠增多,神志转清,饮食亦增。针至6次,精神正常,食欲振奋,诸症消失,而告痊愈。

按:《席弘赋》云:"人中治癫功最高,十三鬼穴不须饶。""十三鬼穴"最早见于孙思邈《千金翼方》,其曰:"凡百邪之病,源起多途,其有种种形相,示表癫邪之端而见其病。"其中督脉三穴,任脉二穴,心包经二穴,肺、大肠、脾、胃、膀胱经各一穴,经外奇穴一穴,为治疗精神情志疾病的经验效穴。明代高武的《针灸聚英》在孙真人十三穴上加间使、后溪穴。督脉总督一身之阳经,为"阳脉之海",人中、上星、风府通督调神;任脉总任诸阴经,为"阴脉之海",会阴、承浆滋阴降火。大陵、劳宫宁心安神;曲池和申脉清泻阳明与膀胱邪热;且申脉为八脉交会穴之一,通于阳跷脉;隐白、颊车健脾和胃、疏肝理气、祛风通络;少商开窍安神定惊。间使、后溪为治疗神志疾病的效穴。舌下中封为奇穴,清泄心火。

3. 统计学研究

黄剑煜依据《席弘赋》"最是阳陵泉一穴,膝间疼痛用针烧"。采用火针阳陵泉治疗膝骨性关节炎31例,设为火针治疗组(简称火针组),又随机设立针刺(膝眼、鹤顶、阳陵泉、阴陵泉、膝阳关、梁丘)对照组(简称针刺组)31例。2组均为每天1次,5次为1个疗程,共治疗1个疗程。用VAS疼痛评分法与JOA膝关节功能评分法对膝关节疼痛、膝关节功能的疗效进行观察。

(1)治疗结果

结果显示:火针组临床控制0例,显效3例,有效9例,无效19例,总有效率38.71%;针刺组临床控制0例,显效0例,有效3例,无效28例,总有效率9.68%。说明火针组总有效率高于针刺组。

(2)组治疗后VAS评分比较。

火针组治疗前VAS评分为5.94 ± 1.03,治疗后为2.68 ± 1.68,经配对t检验,$t = 11.40, P = 0.00 < 0.05$。说明火针能有效改善受试者的膝关节疼痛。

针刺组治疗前 VAS 评分为 5.84 + 0.78,治疗后为 4.19 + 0.95,经配对 t 检验,$t=15.06$,$P=0.00<0.05$。说明针灸能有效改善受试者的膝关节疼痛。

治疗后,2 组经两独立样本 t 检验,$t=4.38$,$P=0.00<0.05$。说明火针改善膝关节疼痛优于针刺。

(3)两组治疗后 JOA 评分比较。

火针组治疗前 JOA 评分为 $65.00±15.44$,治疗后为 $81.77±12.22$,经配对 t 检验,$t=5.72$,$P=0.00<0.05$。说明火针能有效改善受试者的膝关节评分。

针刺组治疗前 JOA 评分为 $67.26±15.05$,治疗后为 $74.19±14.73$,经配对 t 检验,$t=6.15$,$P=<0.00<0.05$。说明针灸能有效改善受试者的膝关节评分。

治疗后,2 组经两独立样本 t 检验,$t=2.20$,$P=0.03<0.05$。说明火针改善膝关节功能障碍和症状优于针刺。

结论:本研究的设计采用临床随机对照,通过临床治疗和统计分析,表明火针组治疗膝骨性关节炎,效果明显优于针刺组,能减轻患者疼痛,改善患者的膝关节功能,提高生存质量。但因其总体有效率偏低,疗效尚待提高,故今后仍需从改善火针的操作方法、延长治疗间隔时间或增加治疗疗程数入手,提高火针的治疗有效率。

二、《神应经》现代研究

《神应经》是席弘针灸学派重要针灸著作,共一卷,由陈会撰,刘瑾校补。本书系宁王朱权命刘瑾辑取陈会所撰的《广爱书》(十二卷。今佚)之精要而成。此书刊出后,广为流传,影响深远,对明代针灸学的发展具有重要推动作用。并经受历代医家实践检验,造福人类,功施至今。现代针灸界学术传承研究者甚众,兹分述于下。

(一)《神应经》文献渊源考证

《神应经》原题"宏纲先生陈会善同撰,医士刘臣瑾永怀重校"。此书仅一卷,明代陈会撰,刘瑾校补。陈会,字善同,号宏纲,江西丰城横江里人,为席氏第十世席信卿之徒。陈会传徒二十四人，包括南昌刘瑜（永佩）、刘瑾（永怀）兄弟等人。刘瑾，字永怀，号恒庵，可能为宁王府的医士，故称臣。刘瑾于1425年奉命在将陈会的《广爱书》选编成《神应经》。《神应经》书前有"朱权撰于洪熙乙巳（1425）四月二十一日"的序文一篇，因此该书当刊行于是年。该序文虽未署名，但有"咸跻寿域"印章及朱权特有的"神"字花押，故《续书史会要》著录在朱权名下，而朱权自撰之《天皇至道太清玉册》也载录此目。该书是一部针灸学专著，设有百穴法歌、折量法、补泻手法、穴法图、灸四花穴法及临床诸风、伤寒、痰喘咳嗽各种病证专篇，最后为逐日人神所在，共三十科目，载五百四十八证，二百一十一个穴位，内容十分精练，而又颇切于实用，蕴藏了许多宝贵的临床经验。清代编修《四库全书》时，将该书收入子部医家类书目。《四库全书总目提要》曰："《神应经》一卷，浙江朱彝尊家曝书亭藏本……瑾所附论皆冠以臣字，亦不知何时进御本也。案宦官刘瑾，武宗时流毒海内，终以谋逆伏诛，断无人肯袭其姓名者，此书当在正德前矣。所论皆针灸之法，有歌诀，有图有说。"

《神应经》成书于明朝，作者陈会明朝著名针灸学家。其医术渊源于南宋时期著名医学家席弘。席弘是江西盱江席弘针灸学派代表医家之一。盱江席弘针灸学派是我国针灸发展史上重要的地方针灸流派，不仅在针灸学术上产生了深远的影响，还为祖国培养了无数的针灸人才。席弘精于针灸，世代行医，《针灸聚英》记载为"家世以针灸相传"。在宏纲先生之前，席氏针灸一直是以家传的方式在家族内一代代传承，至席弘第十世孙席信卿除传子外，还授徒陈会。从此，盱江席弘针灸学派便从改家传为师传，并开始广泛授徒，这一举措促进了针灸的传承和发展。此外，宏纲先生勤于著述，撰《广爱书》，又唯恐其内容繁多，令后人望而却步，不利于传世，故多次精简内容，最终独取其中119穴，并为之编写歌赋和图以便于理解，这为《神应经》的传世奠定了基础，以上无一不体现宏纲先生大济天下苍生的大医风范。

《神应经》是应宁王朱权的提倡而编写的。朱权（1378－1448年），号大明奇士、臞仙、玄洲道人、涵虚子、丹丘先生，明太祖朱元璋第十七子。由于受到崇道的影响，朱权自小就喜读道家书籍，对道教兴趣浓厚。史载，"（朱权）性机警多能，尤好道术。太祖尝曰：是儿有仙分"。永乐元年（1403年）朱权被改封南昌。他到南昌后，"日韬晦，构精庐一区，鼓琴读书其间，终成祖世得无患"。这是说，他在南昌附近新建县境内的西山上建造了一座用于隐居的别墅,标榜"神隐"。他还撰写出一部名为《神隐志》的著作献给朱棣,表白自己醉心于隐居学道,不再有建功立业的追求,并且"尝诣铁树宫,得真人遗戒,有'终须不到头'之句,为不恰者久之"。朱权喜好道教和针灸,遍求名医,经过多年寻访,发现宏纲先生在针灸上有独到的见解,乃得席弘第十世传人席信卿真传,朱权为了使得陈会所继承的席氏针灸之技"无坠",特命"独得其指下之秘"的刘瑾取陈会所传《广爱书》中"切于用者"编为一卷,又择"刘瑾之经验者"为补充,从而纂成《神应经》传于世。此书在当时广为流传,甚至远传至日本、朝鲜等周边国家,产生了深远的影响,推动了明代针灸学的发展。可以说,朱权对于此书的刊出、流行是功不可没的。

我国历史上,道教与中医学密不可分,源远流长。《神应经》不仅是重要的针灸学专著,而且是一本著名的道医著作。从《神应经》整体而言,也就是从席弘针灸学派的创建与流传,加之崇道的朱权不可磨灭的功劳来看,《神应经》就与道教、道教医学具有密切关系。朱权是在崇尚道教的社会和家庭环境中成长的。由于崇道,其"日与文学士相往还,托志翀举,自号臞仙"。因此,《神应经》作为一本道医著作出现,带有鲜明的道教色彩也就不足为奇。道教医学是在"以医传教、借医弘道"的历史背景下而产生的。这种医道互动的局面在道教史上很早就开始了。《神应经》作为道士借医弘道的著作,对传播针灸医学起了积极的作用,为道教医学的流派形成奠定了坚实的基础。中医针灸学现行的许多穴位名称都带有浓厚的道家、道教色彩。如百会穴,意思是"百脉于此交会",故取名"百会"。又如关元穴,乃人身阴阳元气交关之处,为养生家凝神之所。其他穴位名称如璇玑、神阙、巨阙、光明、紫宫、玉堂、华盖、承浆等等,常常见之于《黄庭经》这类道书中。中医针灸学中著名的阿是穴这一名称,也是首先由道医孙思邈提出来的。因此,《神应经》作为一本道医著作出现,带有鲜明的道教色彩,渊源有自。

《神应经》其原刊本久已不传。《四库全书》亦未见载录,仅《总目提要》中记有浙江朱彝尊曝书亭所藏抄本。幸早期刊本远传日本,后由日本转传朝鲜,今之所存善本为日本正保二年(公元1645年)据朝鲜刻本之再版本。1995年,上海科学技术出版社出版了由李鼎评注的《<针灸玉龙经><神应经>合注》(以下简称《合注》)。从此,《神应经》得以在现代正式刊行。两书之合辑出版,对抢救绝版古籍具有十分重要的意义。李鼎《合注》对两书的传本之刊误及衍义处做了详细的校勘和评注,具有深刻的现实意义和久远的历史意义。

(二)《神应经》学术思想评析

针刺补泻手法最早见于《灵枢·九针十二原》。其曰:"凡用针者,虚则实之,满则泻之,宛陈则除之,邪胜则虚之。"《灵枢·经脉》又曰:"盛则泻之,虚则补之。"这是针刺补泻的基本原则。席弘针灸学派的针刺补泻手法不仅继承了《黄帝内经》的捻转、呼吸、迎随等手法而且还创造提出了其独特的补泻手法.创造了平补平泻法。陈会在《神应经》中说:"凡人有疾,皆邪气所凑,虽瘦弱之人不可专行补法,经曰'邪之所凑,其气必虚'。如患赤目等疾,明见其邪热所致,可专行泻法,其余诸疾,只宜平补平泻,须先泻后补,谓之'先泻其邪,后补真气',此乃先师不传之秘诀也。"席弘针灸学派的平补平泻法,即先泻后补,先令邪去,再补其正气,使邪泻而不伤正,补正而不敛邪,最后阴阳得以平衡。此平补平泻法与现代所用有所区别。现代平补平泻法是均匀提插捻转的一种简单复式手法,与大补大泻相对,手法较轻,刺激量较小。有学者在临床上应用席氏平补平泻法治疗老年人膝骨关节炎、偏头痛以及癌性疼痛等无明显虚实之证或虚实夹杂之证的疾病,取得了良好疗效。针刺补泻手法经过历代医家不断地发展,由传统的单式补泻手法向复式补泻手法不断发展。但是,在今天的临床实践中时有医者由于患者多、时间紧迫等原因,常常忽略了施行补泻手法,这样也就忽略了患者的得气感。有学者认为对席弘针灸学派针刺补泻手法的探究,不但可以反思在针刺实践过程中的不足,也可以从经典中寻找出适合我们当代临床针刺治疗的方法,并在实践中不断地继承与发展针刺补泻手法,继续寻找中医针刺的灵魂与精髓。

马小平等对《神应经》中有关针刺特色作了详尽探讨。

(1) 重视进出针手法

陈氏在认真研究《内经》中有关呼吸补泻手法的基础上,结合自己的临床体会,提出了随咳进针和随咳或随吸出针的进出针法。认为随咳纳针可以避免损伤正气,有利于正气的恢复;泻法用随咳出针,有利于邪气的外出,避免内滞;补法用随吸出针,有利于已补正气的内藏。陈氏说:"取穴既正,左手大指掐其穴,右手置针于穴上,令患人咳嗽一声,随咳纳针。""欲出针时,令病人咳一声,随咳出针,此谓之泻法也。"欲出针时"令病人吸气一口,随吸出针,急以手按其穴,此谓之补法也。"这种进出针法实质上是《内经》呼吸补泻针法的演绎,若能与其他手法很好地结合起来,将能更好地起到补虚泻实的作用。

(2)讲究催气取气之法

陈氏在行针过程中十分注重催气取气之法,认为病有浅深浮沉之别,体质有强弱肥瘦之异,因此针刺后得气的情况就不一样,必须运用适当的方法催气取气,促使其尽快地气至,然后才能正确地使用补泻手法。为此,陈氏提出了动摇、进退、搓捻三者有机结合的催气方法。他说:"候数穴针毕,停少时;用右手大指及食指持针细细动摇、进退、拢捻其法,如手颤之状,谓之催气。"在气已至的情况下,为了维持针感,陈氏还将飞、弹等法巧妙地应用上去,这可使针刺感应保持着应有的程度,便于进一步施行补泻手法。这些催气方法可以起到宣通经气,调和气血,促使气至病所,所以一直为后世针灸医家所推崇。

(3)创先泻后补之法

陈氏在长期的临床实践中,博采各家之长,逐渐形成了一套独特的认识疾病和诊治疾病的方法,从而开创了"先泻后补"之大法。他认为:"凡人有疾,皆邪气所凑,虽病人瘦弱,不可专行补法。如患赤目等疾,明见其为邪热所至,可专行泻法,其余诸疾只宜平补平泻,须先泻后补,谓之先泻其邪后补真气。"手法是进针后,先运用催气手法促使得气,然后行泻法,即若针左边用右手大指食指持针,以大指向前,食指向后捻转其针,结合飞、徐疾、提插等法,反复施术五六次以泻其邪。若针右侧以左手大指食指持针,以大指向前,食指向后,依前法右转其针,结合飞、徐疾、提插等法反复施术数次,待泻法已毕,即行补法。令患者吸气一口,随吸转针,同样分左右两侧各行补法。如针左侧,以医生右手拇、食两指施行以左转为主之法,结合弹、飞等法以补正气,待针下气热,再令患者吸气一口,随吸出针,扣闭其穴。这种手法虽然操作过程比较繁杂,但就其"先泻后补"整个治疗大法来说,至今仍不失其临床意义。如现代针灸医家陆瘦燕善用"先泻后补"之法治疗面瘫,就是《神应经》"先泻后补"大法的现代运用。

(4)独具双手持针之技

陈氏对针刺补泻手法的具体操作十分讲究,在长期的临床实践中反复探索,认识到医者的左右两手在手法操作过程中所发挥的作用是不同的。因此,他提出在施行补泻手法时,医生持针操作要分左右手以行补泻。陈氏说:"如针左边,捻针头转向右边,以我之右手大指、食指持针,以食指向前,大指向后……如针右边,捻针头转向左边,以我之左手大指、食指持针,以食指向前,大指向后……此谓之补法也。"若泻法则相反.这种双手持针补泻法能适应复杂的病情,能够体现一个针灸医生掌握针灸手法的熟练程度,所以这种手法一直沿用至今。陈氏在刺法方面还有不少特色,如手法操作善以捻转为主,有机地配合徐疾、提插、左右等法,有待进一步深入研究,使之很好地为临床服务。

《神应经·泻诀直说》记载:"用右手大指及食指持针,细细动摇,进退搓捻其针,如手颤之状,谓之催气。"陈会将捻转手法用于催气,可能是受《素问》的启示而来。其操作特点是不必分别左右,仅须反复捻转,目的在于催气,促使针下得气,应用时还须结合提插及摇针等手法以加强其作用。目前临床上所用的催气法,即以此为权据。

现代学者在探讨毫针刺法的重要性中,认为主要在于:一是体现针刺原理,二是体现针刺法则。其援引《神应经》"孰不知补泻之法……随气血所行而治之,不合其理,孰为其治",探讨传统毫针刺法的五大环节,具有画龙点睛之妙。不少现代针灸师的家传技法也源于《神应经》。如李传岐家传补泻法即是依照《神应经》中的捻转补泻法发展而来。《神应经》云:"却用泻法,如针左边,用右手大指食指持针……如针右边,以左手大指、食指持针……是针右边泻法。""却行补法……如针左边,捻针头向右边,以我之右手大指、食指持针……如针右边,捻针头转向左边……"其祖父为便于记忆,常用"龙眼泻,凤眼补"来加以形容。

《神应经》中所记载灸法相关内容较多,更是对灸量等进行了量化,并明确规定了各穴的灸治壮数。在《神应经·灸四花穴法》记载:"灸两穴各百壮,三次共六穴。"另外,《神应经》中所记载的处方中较多都标明了艾灸壮数,且有描述灸法补泻的内容,这些记载均表示《神应经》对灸法亦非常重视。

许多学者结合现代科技信息学技术,对《神应经》进行学术思想分析研究,使古老的针灸学焕发出新的活力。陈楚云等运用数据挖掘技术分析《神应经》中病症与经脉、穴位应用和穴位配伍的关系。通过建立病症、经络、刺灸法、穴位标准库和《神应经》资料库,统计《神应经》中病症各部所取的经络频次与频次最高的穴位;采用 Apriori 算法实现配伍关系的分析,经测试界定经络配伍和腧穴配伍关系的支持度和置信度,计算经络、腧穴项集的支持度和置信度。结果全书病症有 547 条,共用穴 246 个、2029 频次,其中用穴频次最高的是三里(手三里和足三里),合谷次之,经脉频次最高的是足太阳膀胱经。足少阳胆经与足太阳膀胱经同时出现的概率最高,为10.17%;处方中出现足阳明胃经、足少阴肾经时,足太阳膀胱经出现的概率最高,为72.73%;曲池与合谷同时出现的概率最高,支持度为3.67%,其次是三里、合谷与曲池;处方中存在肩髃时,曲池出现的概率最高,达88.89%。陈氏运用数据挖掘技术对《神应经》病症经穴应用规律的分析结果,可为现代中医针灸临床提供重要指导思路。

陈楚云等又运用搜索引擎技术搜索《神应经》中与灸法相关的内容,总结分析该书灸法的特点。发现"灸三壮"占所有灸量中接近一半,炷越小灸量也相应地变少,病程较久的消渴病不可灸,该发现对针灸临床灸法的开展有一定的指导作用。

(三)《神应经》现代临床应用研究

《神应经》成书于明代,其理论和临床经验经受了历代医家实践检验。《神应经》针灸方至今活跃在临床实践,具有强大生命力。

宋兆瑛等将105例缺血性脑卒中后失语症患者分为3组,每组35例。对照1组接受Schuell语言训练,对照2组在对照1组基础上给予头针治疗。观察组在对照1组基础上接受电针《神应经》不语八穴(间使、支沟、灵道、鱼际、合谷、阴谷、复溜、然谷)治疗。观察组临床疗效总有效率为91.43%,明显高于2个对照组,比较均有统计学意义(P均<0.05)。综上,电针《神应经》不语八穴联合Schuell语言训练可以明显改善缺血性脑卒中后失语症患者的语言理解表达能力提高失语症的临床疗效。

复溜、神阙、阴陵泉、肾俞是《神应经》治疗因水病导致的腹胀满的主要穴位。王秀玲等选取脾肾阳虚型乙肝肝硬化腹水患者70例,随机分为对照组和治疗组,每组35例。对照组给予西医常规治疗,治疗组在对照组的基础上接受《神应经》治水四穴(复溜、神阙、阴陵泉、肾俞)隔药灸治疗。结果显示:治疗组、对照组临床疗效总有效率分别为94.3%、74.3%,治疗组优于对照组($P<0.05$)。治疗后治疗组中医症状评分、谷丙转氨酶(ALT)、总胆红素、体质量、腹围、脾厚、门静脉内径明显低于对照组($P<0.05$);白蛋白、凝血酶原活动度、平均24h尿量明显高于对照组($P<0.05$)。

刘丽等将120例腹泻型肠激综合征肝郁脾虚证患者随机分为观察组、对照 1 组和对照 2 组。每组各 40 例,观察组给予隔药灸《神应经》腹痛十五穴(足三里、内关、阴陵泉、复溜、太溪、昆仑、阴谷、陷谷、太白、中脘、行间、气海、膈俞、脾俞、肾俞)治疗;对照 1 组给予口服匹维溴铵片治疗;对照 2 组给予口服痛泻要方中草药治疗。治疗 8 周后,比较治疗前后中医症状评分,隔药灸腹痛十五穴治疗腹泻型肠易激综合征疗效显著,其临床总有效率为 92.50%,明显高于对照 1 组的 70.00% 和对照 2 组的 72.50%,差异均有统计学意义($P<0.05$)。因此,隔药灸腹痛十五穴综合了药物、腧穴及热刺激多方位治疗手段,更有利于药物、腧穴的功能发挥。

谷海燕等将 90 例咳嗽变异性哮喘患者随机分为观察组及对照组,每组各 45 例。对照组接受孟鲁司特钠咀嚼片口服治疗,观察组在对照组基础上接受《神经应》治哮特效穴隔姜温和灸天突,尾窍骨尖治疗,治疗 6 周后,观察 2 组患者咳嗽症状评分、肺气道功能指标(MEF75,MEF50、MEF25)以及 $CD4^+$、$CD8^+$、$CD4^+/CD8^+$ 比值的变化情况,均明显优于对照组,差异有统计学意义($P<0.05$)。隔姜温和灸联合孟鲁司特钠治疗咳嗽变异性哮喘,能明显改善患者的咳嗽症状及肺气道功能,提高患者的免疫功能,疗效显著。

张晓蕊等观察《神应经》治哮特效穴(天突,尾窍骨尖)治疗小儿咳嗽变异性哮喘(cough variant asthma,CVA)的临床疗效及对 $CD4^+$、$CD8^+$、$CD4^+/CD8^+$ 的影响。其选择小儿 CAV 患者 90 例,随机分为治疗组及对照组,每组 45 例,治疗组接受《神应经》治哮特效穴隔药灸治疗,对照组接收口服孟鲁斯特钠咀嚼片治疗。发现治疗组患者在接受《神应经》治咳组方隔药灸治疗 6 周后,近期总有效率达 93.33%,明显高于对照组。

马红晓等考虑到《神应经》等书均有针刺手三里穴治疗急性腰扭伤之记载,观察治疗急性腰扭伤 44 例,针取手三里穴。一侧疼痛取健侧穴,两侧或正中疼痛取两侧穴直刺,以出现酸、麻、沉、胀等感觉并传至腰部为度。治疗后,33 例痊愈(症状消除,腰部活动自如),7 例有效(症状好转,腰部活动时有微痛),4 例无效(病情无改善)。

谷力彬等将 120 例慢性荨麻疹分成治疗组和对照组各 60 例。治疗组予针刺《神应经》隐疹三穴(曲池、肩髃、手三里)治疗。对照组口服氯雷他定 10mg,每日 1 次。治疗 6 周后,治疗组症状总积分明显低于对照组;血清 IL-4 和 IgE 水平低于对照组,IFN-γ 有效率分别为 93.3%、78.3%,差异有统计学意义($P<0.05$)。

李敏治疗1例反复双侧下腹部拘急疼痛3个月余的老年男性,辨证为寒湿为标,脾肾阳虚为本。按照《神应经》"腹痛胀满部"关于腹痛的取穴配穴,并行宏纲先生所提出的先泻后补手法。取穴选取中脘、气海、膈俞(双)、脾俞(双)、胃俞(双)、内关(双)、行间(双)、足三里(双)、陷谷(双)、阴谷(双)、阴陵泉(双)、太白(双)、复溜(双)、太溪(双)、昆仑(双),并选足三里(双)、阴陵泉(双)、太白(双)、太溪(双)。针刺得气后分左右各行先泻后补捻转手法。患者反馈下腹痛已明显好转,每周前来接受针刺治疗2次,治疗2周后下腹痛基本消失,腰酸便溏、手足不温等症状亦较前明显改善。

三、《医学入门》现代研究

明代医学家李梴,字健斋,明朝江西旴江地域南丰县人,江西古代十大名医之一。约生活于明代嘉靖至万历年间。早年因病学医,博览群书,有丰富的临床经验,行医于江西、福建两省。晚年,根据数十年习医和行医积累起来的学术心得,撰成《医学入门》九卷,于明万历三年(1575年)刊行问世。该书通俗易懂,便于初学者阅读,内容包括中医医史、医学哲学、经络、脏腑、诊断、针灸、本草、方剂,临证各科疾病的病因、病机和诊治,以及医德方面的论述等,在中外医学史上具有重要影响。现代不少学者对其学术思想进行了整理发掘,兹将有关针灸学术思想研究文献综述如下。

(一)《医学入门》学术渊源考证

袁莉蓉从学习背景及私淑情况探讨《医学入门》作者李梴的学术渊源。李梴大约生活在明代嘉靖至万历年间,当时"不为良相,则为良医"的观念盛行。从时代背景看,李梴的针灸思想承袭了宋金元时期和明代当时的各针灸名家的思想。如宋代的席弘,金元时期的金元四大家以及张元素、何若愚、窦汉卿、罗天益、王国瑞、滑寿、危亦林等,明代陈会、刘瑾、刘纯、徐凤、汪机、高武、薛己等。从地域背景来看,李梴为旴江流域南丰人,曾行医于江西、福建两省各地,可见江西旴江医学针灸流派各名家对李梴针灸思想的影响巨大,如旴江席弘针灸学派,代表人物为宋代席弘和元代危亦林以及明代陈会、刘瑾、徐凤等。上述代表人物的学术思想,特别是席弘针灸学派针灸思想对李梴的影响深远。

李梴因病学医,具体师从何人未详,其自幼好学,博览群书,多私淑前贤经典。李梴从少习儒,熟知四书五经等儒家经典,尝谓:"学者不深入易,则于死生之故不达。"可知其对《易经》也谙熟于心且运用灵活。李梴《医学入门》云:"予值离索之失,而考诸《素问》《玄语》,知本者。"可知其取法中医经典《内经》,尊经用经,而《玄语》一书散佚,疑为玄学《易经》类书。李梴《医学入门》是在纂辑各家医书的基础上,分类编写而成的,除引录各家之说外,又附以己见,所持之论,均有依本,又有所发展。其对针灸学术有着独特的见识,所著《杂病穴法》和专论刺法补泻的《南丰李氏补泻》被明代著名的针灸学家杨继洲辑入《针灸大成》,并被沿用至今。从学术传承分析,其针灸学术思想源于何若愚及席弘针灸学派,在针向迎随补泻之上,创多元阴阳迎随补泻法。在师承庐陵欧阳氏的经验基础上,对窦默手指补泻十四法与烧山火、透天凉、龙虎交战等多种针法进行诠释和改进,方便后学者掌握和应用。其以徐凤针灸歌诀中的逐日按时开穴为基础加以补充,大大丰富了子午流注的开穴内容。其灸法是继承孙思邈的理论,结合民间方法而创。李梴博采众长,又积极思考,并通过临床实践加以改进,逐步形成其独特的理论观点。由于其理论和方法多经实践验证,多用歌赋形式表达,通俗易懂,便于记忆,流传较广,对后世医家有深远影响,其学说至今仍值得重视。

通过将历代针灸歌赋与李梴《杂病穴法》歌赋进行比较,发现《席弘赋》《长桑君天星秘诀歌》《天元太乙歌》与《杂病穴法》之间的内容有很多类似之处,表明属同源文献,体现席弘针灸学派针灸思想的精髓。李梴《杂病穴法》歌赋与注文均根据前人的著作内容自行编写,不仅法宗经典,还有发挥,阐明了自己的独特见解,所载的穴法传承于席弘针灸学派。《杂病穴法》中多取下部远端穴治疗疾病,体现了《内经》"上病下取"针灸取穴思想。如"冷嗽只宜补合谷,三阴交泻即时住"等。

《神应经》这一席弘针灸学派重要针灸著作中也多选取肘膝关节以下的五输穴、原穴治疗头面五官疾病,体现了"上病下取"取穴思想。如:耳聋取足部的金门配听会;咽喉疾病取足部的太冲配百会等。由上可知,李梴遵《内经》"上病下取"之旨首创的"上补下泻"针法承袭于席弘针灸学派学术思想,且在传承的基础上有所创新。

(二)《医学入门》针灸学术思想评析

盱江名医李梴对针灸学术有着独特的见识,其针灸学术思想特点是取穴精简，远取为主；穴分主次，刺有先后；手法重视补泻；按时选穴，流注开穴和灸养防病等，为后世的针灸学术发展影响颇大。俞韦、盛燮荪、刘静等对《医学入门》针灸学思想进行总结归纳。

1. 选穴精简，主次分明

李梴在行医过程中，深感有些医者取穴不分主次，以"满身针"为善，故在其《医学入门》论"神针大要有四"中首先提出"明穴法"的观点。他主张治病用穴宜精简，"因各经之病，而取各经之穴者，最为要诀。百病一针为率，多则四针，满身针者可恶"。并提出"治病要穴""治病奇穴"，对常用穴的主要作用和主治作了较为详细的载述，充分体现其"尚精简"的学术思想，为后世临床精简选穴，减少患者针刺痛苦起了重要的指导作用。如方基良根据其"一针为率"原则，独取太冲治疗肝火上逆之头痛目眩，独取承山治疗痔疮，等等，均取得良好疗效。在《杂病穴法》所载的89个病证取穴中，用1～2穴的有70余方，3～4穴仅10余方，如口疾取曲池、合谷，胸痛翻胃取劳宫，外感头痛取外关等，可见其选穴之十分精简。

李梴主张针灸治疗中选穴以未病部位四肢部位穴位为主，据经络理论充分发挥腧穴的特定功效，具体操作为"左取右，右取左，手取足，足取头，头取手足三阳，胸腹取手足三阴，以不病者为主，病者为应"。李梴本于《灵枢》标本根结理论的上病下取、下病上取之法。而其"先下主针，后下应针""主针气已行，而针应针"的刺法，是取病灶局部或邻近部位的穴位为"应穴"，不病部位的远道或相对应部位取穴为"主穴"。针刺时应先针主穴，后针应穴。如《灵枢·周痹》曰："病从下上者，先刺其上以过之，后刺其下以脱之。"张景岳注谓："过之，去之之谓。脱者，拔绝之谓。"李氏的"先下主针，后下应针"正乃拔绝之法，为痹证走窜疼痛的治法。上虚下实之病，先针其下，后针其上，以推送气血上行；上实下虚之疾，先针其上，后刺其下，以引导气血下降。在针灸临床上，上病取下者，大多为头痛、齿痛、胸腹胀痛等偏实热的病症，故先取下而重泻之的"上补下泻"刺法，是符合辨证论治原则的。可见，李梴《杂病穴法》进一步阐发了《内经》刺法。

2. 善用特定，巧用奇穴

《医学入门》"子午八法篇"指出："周身三百六十穴，统于手足六十六穴。"此六十六穴即是位于四肢肘膝关节以下的五输穴与原穴之和，十二正经中各经有五输穴 5 个及原穴 1 个,又因阴经之输并于原,因此五输穴和原穴之和为 66 个。又云:"六十六穴,又统于八穴。"八穴即八脉交会穴,是十二正经与奇经八脉交汇脉气相通的 8 个腧穴,即公孙、内关、足临泣、外关、申脉、后溪、照海及列缺。八脉交会穴最早见于窦汉卿《针经指南》,故又称"窦氏八穴",但书中仅总结了八穴,并未命名,后经徐凤,总结完善,提出"八脉交会穴"的名称。李梴在《医学入门》"子午八法篇"中转录了窦氏《针经指南》八穴歌诀,列出了八穴的主治范围,载有主症 200 多种。李氏善用八穴,既有单用,亦有配对使用。单用,如欲解之病取内关,脐下病取公孙,头部病取列缺,痰涎、咽干、噤口喉风取照海,伤寒头疼取外关,眼目之证取足临泣,督脉病取后溪,寒热病取申脉;配对使用,如公孙配内关治疗心胸、胃和冲脉相关病证,足临泣配外关治眼、耳、颈肩和胸相关病证,后溪配申脉治背、颈、耳及外肩相关病证,列缺配照海治肺系、喉咙及胸膈相关病证。在《杂病穴法》中记载了 89 个病证,包含外感、内伤,用针灸处方 80 余则,共用及 81 个穴位,其中大部分穴位均为特定穴。除五输穴、原穴、八脉交会穴应用较多外,其余七类特定穴亦有涉及。

奇穴由阿是穴发展而来,是历代医家在临床过程中总结出来的有特殊治疗作用的经验用穴,有固定的位置和具体的名称,但不归属于任何一条经脉,故又称"经外奇穴"。李梴善用奇穴,在《医学入门》专设"治病奇穴"篇,详述膏肓、患门、崔氏四花、经门四花、骑竹马穴、精宫等 17 个常用经外奇穴。一是体现取穴灵活。因奇穴不归属于任何一条经脉,为医家总结经验而来,与十四经穴有准确定位和文字记载不同,多为医家口口相授,文字记录不完善,故李梴采用了"简易取穴"和"以物类比"的方法。如膏肓采用简易取穴法:"令患人就床平坐,曲膝齐胸,以两手围其足膝,使胛骨开离,勿令动摇。以指按四椎微下一分,五椎微上二分,点墨记之,即以墨平画相去六寸许,四肋三间胛骨之里,肋间空处,容侧指许,摩膂肉之表筋骨空处,按之患者,觉牵引胸户,中手指瘁,即真穴也"。灸肿满穴,"两大手指缝或足二趾上一寸半"。以物类比法取肘尖穴,"用秆心比患人口两角为则,折作两段于手腕窝中量之,上下左右四处尽头是穴"。二是奇穴多用灸法。17 个治病奇穴,均记录了艾灸操作方法,未提及针法,可见李梴对奇穴多用灸法。其中有 7 个穴直接以操作方法加疾病名作为奇穴的命名法,分别是"灸痊忤""灸疝痛""灸翻胃""灸肠风诸痔""灸肿满""灸卒死""灸癜风"等。

3. 刺分迎随，异穴补泻

针刺的手法，直接关系着治疗的效果。李氏在《医学入门》"子午八法篇"中指出"迎随"与"飞经走气"为"神针"的两大纲要。其中"迎随"是针刺手法中的第一纲要，"迎随一差，气血错乱"。"迎随"泛指逆顺的关系而言，顺者为随为补，逆者为迎为泻。并根据针刺捻转的左右、手足的上下左右、经脉、呼吸、男女、午前午后、数序的奇偶等阴阳属性，结合经脉循行与针刺方向的顺逆，创立了一套多元阴阳迎随补泻法。李氏将捻针左转、手、左侧、阳经、呼气、男性、午前、奇数归属于阳；捻针右转、足、右侧、阴经、吸气、女性、午后、偶数归属于阴。以患者固有的手、足经脉，左右侧的阴阳综合属性，与医者操作时捻针左右、呼气吸气的阴阳属性为依据，凡阳与阳相顺为随为补，阳与阴相逆为迎为泻；阴与阴相顺为随为补，阴与阳相逆为迎为泻。手三阴与足三阳远心而行，针向内向下为顺随为补，手三阳、足三阴向心而行，针向外向上为顺随为补；反之为迎逆为泻。此法正和《灵枢·终始》"阴盛而阳虚，先补其阳，后泻其阴而和之。阴虚而阳盛，先补其阴，后泻其阳而和之"的理论相应。

李氏还将针刺补泻手法与腧穴功能有机地结合起来，在一组处方中不同穴位分别施以补或泻的手法，即一穴用补法，另一穴用泻法的异穴分施补泻法，使针灸辨证论治具有更多的灵活性，从而提高临床疗效。其在《杂病穴法》中总结了"又有一言真妙诀，上补下泻值千金"的心得，是根据《灵枢》六经标本根结理论，以标部、结部在头面胸腹，位置高而在上；本部、根部在四肢肘膝远端，位置低而在下，上下是经气活动的两极和内外相应的关系，故认为"上下通接，立时见功"。在《杂病穴法》载述的89则治证取穴中，明确注明远道下部穴用泻法的有18方，用上泻下补的有12方。其上下的内涵还包括了手经与足经相对者，手经穴为上，足经穴为下。如治鼻渊取合谷、太冲，用泻法。治小便不通，取阴陵泉、足三里，俱泻；治腰腿疼，补腕骨，泻足三里等等，均反映了李氏"上补下泻"刺法经验。在异穴分施补泻的刺法中，上下呼应，祛邪扶正并施，使经气通接而阴阳自调，其病自除。

4. 按时选穴，流注开阖

李梴通过对自然界的观察提出："燕避戊己，蝠伏庚申，物性且然，况人身一小天地乎？"把生物界与时间的关系看作是与疾病相关的一个不可忽视的条件，故提出"缓病必俟开阖，犹瘟疫必根据运气；急病不拘开阖，犹杂病舍天时而从人之病也"。李梴提出子午流注"按日起时,循经寻穴,时上有穴,穴上有时,分明实落,不必数上衍数",故主张"宁守子午,而舍尔灵龟也"。以开穴方法来取代灵龟、飞腾各法。李氏还丰富了子午流注的开穴理论,将徐凤《针灸大全》所载《子午流注逐日按时定穴诀》中的一元开穴法,演绎发展为一种六元开穴的方法,其中一个为"主开穴",其他五个是相合和相生的"客应穴"。如胆经病,在甲戌时,胆井窍阴为主开穴,而相合脾井隐白,及相生膀胱井至阴、肾井涌泉、小肠井少泽、心井中冲则为客应穴,指出开穴可根据辨虚实而刺之,阖则不刺。因"凡值生我、我生及相合者,乃气血生旺之时,故可辨虚实刺之;克我、我克及阖闭时穴,气血正值衰绝,非气行未至,则气行已过,误刺妄引邪气,坏乱真气,实实虚虚,其祸非小"。

5. 重炼脐法,灸药并用

脐疗是把药物直接敷贴或用艾灸、热敷等方法施治于脐部,激发经络之气,疏通气血,调理脏腑,以达到平衡阴阳、扶正祛邪的目的,用以预防和治疗疾病的一种外治疗法。李梴认为:"人之脐也,受生之初,父精母血相受,凝结胞胎混沌,从太极未分之时,一气得二穴……一月一周,真气渐足,既产胎衣未脱,脐带且缓断,倘脐门未闭,感风伤寒,即损婴儿真气。遂以艾火熏蒸数次,则真气无患矣。三七脐门自闭,唯觉口深,于是阳盛年长,泊于五味,溺于五音,探于五气,外耗精神,内伤生冷,而真气不得条畅,所以立法蒸脐固蒂。"人常熏蒸脐部,可以调和荣卫,安魂定魄,寒暑不侵。《医学入门·针灸》中载有"炼脐法",详述了施灸原理、使用药物、灸法剂量、药后调护、辨证加减等内容,用麝香、丁香、青盐、夜明砂、乳香、木香等20余种药物为末填脐中,上盖槐皮,置艾绒施灸五六十壮,使遍身大汗,上至泥丸宫,下至涌泉穴。如不汗则病不愈,三五日后再灸一百二十壮,则疾必瘥。称此方不但可治劳疾"凡一年四季,各薰一次,元气坚固,百病不生",且"凡用此灸,则百病顿除,益气延年"。如接命丹可养丹田,助两肾,有添精补髓、返老还童、却病延年之功。具体操作为"用大附子一枚,重二两二钱,切作薄片,夏布包定,以甘草、甘遂各二两捶碎,用烧酒二斤共浸半日,文武火煮,酒干为度。加麝香三分,捶千余下,分作二丸,阴干,纳一丸于脐中,七日一换"。温脐种子方则可治疗妇人宫寒不孕,"五灵脂、白芷、青盐各二钱,麝香一分。为末,另用荞麦粉水和成条,圈于脐上,以前药实于脐中。用艾灸之,妇人尤宜"。此法即后世之熏脐法,被广泛应用于临床,对灸法养生、灸治未病贡献巨大。

6. 重视灸疗,施循法度

《医学入门》中强调药、针、灸的联合应用,谓"药之不及,针之不到,必须灸之"。李梴对灸法的著述见解独到,认为灸法具有温通经络、行气散寒、通达阳气等作用,可以起到针或药所达不到的治疗效果,并根据自己临床经验,总结提出了膏肓、患门、崔氏四花、经门四花、骑竹马穴、精宫、鬼眼、痞根、肘尖、鬼哭、疰忤等17个灸法治病奇穴,详述了各穴的具体位置、定位方法、主治作用、用灸之法、用灸之量以及灸穴的注意事项等,为后世灸法的拓展应用提供了理论依据。

早在《内经》中就有灸法治疗痈疽实证的记载,《灵枢·痈疽》曰:"发于肩及臑,名曰疵痈。其状赤黑,急治之,此令人汗出至足,不害五脏。痈发四五日,逞焫之。"用灸法治疗痈疽实证,但后世历代医家对于灸法的认识仍多限制于温阳补虚。至唐代孙思邈指出了灸法对脏腑实热有宣泄的作用,并论述了热毒蕴结所致的痈疽及阴虚内热证的灸治方法。李梴在继承前贤的灸疗思想上,强调灸法有温、清、泻、补之功,灸后重视调养,常须调护脾胃,并运用炼脐法等防治疾病。《医学入门·针灸》记载:"虚者灸之,使火气以助元阳也。实者灸之,使实邪随火气而发散也。寒者灸之,使其气之复温也。热者灸之,引郁热之气外发,火就燥之义也。""凡灸,预却热物,服滋肾药;及灸,选其要穴,不可太多,恐气血难当……素火盛者虽单灸气海,亦必灸三里泻火。"李梴主张热病可灸,但注重补泻,选穴精简,还拓展了灸法的应用。如《医学入门·急救诸方》中记载用灯火灸治疗绞肠痧之阴痧腹痛而手足冷。现代临床研究有报道,据《医学入门》"热者灸之……以火发汗解表,透表泻热",用艾灸法或熏灸法于大椎穴治疗风热感冒、预防流感等,疗效显著。

李梴认为灸法的施用,需分部位、辨疾患。如头面、胸膈不宜多灸;背腹则需辨证施灸,阴虚有火者不宜灸;而四肢部位的穴位,上部近关节处宜少灸,下腹及肌肉丰厚处则可多灸无害。《医学入门》中将灸治要穴逐一列出,详其功效主治、取穴方法、施灸剂量等,将禁灸穴、施灸的时间宜忌单独提出,并在调养法中提出了施灸的具体宜忌、体位,对症施灸后的调护,针灸、药灸的结合等,使后世对灸法的运用有据可依,有章可循,对指导灸法临床规范治疗意义重大。

7. 讲求禁忌，针灸分用

李梴在扩大针灸适用范围的同时，也明确针灸的禁忌。李梴云："灸而勿针针勿灸。"意为只灸不针之穴一律用灸，反之只针不灸之穴一律用针。对于禁忌类穴位，若针和灸一起用者可判为庸医，只会让患者受"炮烙刑"。如危重病及虚损之病不宜针。由于久病、危重病多阳气虚微，此时如若刺针易扰动阳气且耗损阳气，导致病情加重。如《医学入门·针灸》中记载："久虚损，危病，久病，俱不宜针。刺之重竭其气，老者绝灭，壮者不复矣。"李梴对"禁针穴""禁灸穴"在特殊情况下宜禁刺、禁灸做了说明，如孕妇不宜针合谷、三阴交。"禁针穴"是古人在针刺实践过程中总结的经验，大分布在胸、背大血管及重要脏器周围，临床上应该慎重使用；但有些禁针穴在临床实践中可用针刺法，且可收到一定的效果，如承泣、水分、缺盆、三阳络等。内容详见于下。

《医学入门·禁针穴》

脑户囟会及神庭，玉枕络却到承灵；颅囟角孙承泣穴，神道灵台膻中明。
水分神阙会阴上，横骨气冲针莫行；箕门承筋手五里，三阳络穴到青灵。
孕妇不宜针合谷，三阴交内亦通称；石门针灸应须忌，女子终身孕不成。
外有云门并鸠尾，缺盆主客深晕生；肩井深时亦晕倒，急补三里人还平。
刺中五脏胆皆死，冲阳血出投幽冥；海泉颧髎乳头上，脊间中髓伛偻形。
手鱼腹陷阴股内，膝膑筋会及肾经；腋股之下各三寸，目眶关节皆通评。

《医学入门·禁灸穴》

哑门风府天柱擎，承光临泣头维平；丝竹攒竹睛明穴，素髎禾髎迎香程。
颧髎下关人迎去，天牖天府到周荣；渊液乳中鸠尾下，腹哀臂后寻肩贞。
阳池中冲少商穴，鱼际经渠一顺行；地五阳关脊中主，隐白漏谷通阴陵。
条口犊鼻上阴市，伏兔髀关申脉迎；委中殷门扶承上，白环心俞同一经。
灸而勿针针勿灸，针经为此尝叮咛；庸医针灸一齐用，徒施患者炮烙刑。

针灸人神禁忌论，最早见于《黄帝虾蟆经》。人神，指寄于人体内的神灵、元神，它随时间、自然的变化而在人体内运动，运动存在一定的规律，随年月日的不同而存在于人体不同的位置。针灸人神禁忌论的核心观点就是，当人神所处人体某部位时，此部位是禁止针灸的，若针灸必伤人神，人神已伤则病不能愈。李梴认为人神指的就是气血在人体内的运行和消长，针灸人神禁忌实则是伤了聚集在人体某部位的气血,影响了气血的运行和变化,从而给身体带来害处,强调针灸时应注意人神居位,警惕伤及人神,因人神是运动的,因此掌握人神运动规律才是避免伤及人神的根本方法。李梴在《医学入门·针灸》将人神禁忌分为九部、十二部、四季、十二支、逐月、逐日、逐时等多种。"九部人神禁忌:一脐二心三到肋,四咽五口六在首,七脊八腰九在足,轮流顺数忌针灸。其法一岁起脐,二岁到心,周而复始数之。行年犯处,忌用针灸"。这里九部人神禁忌是指人从出生开始一岁时人神在脐部,二岁在心脏,三岁在肋,四岁在咽部,五岁在口,六岁在头,七岁在脊,八岁在腰,九岁在足,十岁又回到脐部依此类推,人神所在之年,忌用针灸。人神禁忌常常被注入太多阴阳术数的内容而且常被随意推衍,有些时间禁忌甚至不可理喻,过多的时间禁忌不仅使得针灸临床实践处处受阻,而且这种理论受到大部分医家的质疑。李梴人神禁忌论启示:无论人神部位如何划分,针灸时可激发气血的正向作用,亦即腧穴的治疗作用,倘若选择穴位错误,或者针刺操作不当,必定也会影响气血,从而带来负向作用,伤害了身体,此即是禁忌。

(三)《医学入门》针灸思想海外学术影响研究

李梴《医学入门》是历代医家公认的中医教育门径,同时又是一部学术影响颇深的临床综合学术性著作。鲜为人知的是,《医学入门》不仅在中国医学史上具有重大影响,在国际上也被有关国家认为是东方传统医学屈指可数的珍本之一。据曲璐考证,日本、韩国、越南现藏《医学入门》约40种不同版本,其中中国刊印《医学入门》30余种,日韩越三国翻刻《医学入门》亦不少见。《医学入门》对于四国之间的文化交流研究具有较高的学术价值。现将《医学入门》针灸思想海外学术影响研究综述如下。

1.《医学入门》针灸思想对日本汉方医学的学术影响

《医学入门》于江户时期传入日本,后备受日本汉方医家推崇,其中以古林见宜为代表。古林见宜经常研读《医学入门》,认为"学医不可无规格(规格即指李梴《医学入门》)"。他后来在大阪设学舍,对学医的弟子一律以《医学入门》为教材,还撰著《医学入门假名抄》《医学入门童子抄》二书辅助推广普及,从而使《医学入门》在日本广泛流传,影响深远,并在日本掀起了近百年的"《医学入门》热"。继古林见宜之后,《医学入门》中的重要内容还被众多日本医家引入各自的著作之中,其中对《医学入门》针灸内容进行转录及研究的著作主要有如下几种。

（1）《经穴汇解》

《经穴汇解》是江户著名医家原昌克在其舅父户崎淡园《经穴汇解》2卷的基础之上，攒集中国历代医籍及部分朝、日医籍中与腧穴有关的论述，经过重新整理汇编而成，是一部专于腧穴考订的日本医著，对研究中日针灸学术交流具有较高价值。虽《经穴汇解》是以《针灸甲乙经》的经穴分类和记述为中心，但同时书中关于针灸禁忌、文字传写、定位等多处内容以《医学入门》为是，共引用《医学入门》多达206处，见于正文及原昌克的按语之中。如《经穴汇解》"头面部第一"囟会穴下，原昌克在《针灸甲乙经》论述的基础之上，补充该穴"禁刺"之忌，并以小字注明其补充的内容出自《医学入门》《东医宝鉴》；定位取《针灸甲乙经》"上星后一寸"，按语中有《医学入门》"后作上"；"足少阴肾及股凡二十六穴"阴谷穴，其定位以《灵枢》"辅骨之后，大筋之下，小筋之上"为文，而后以《针灸甲乙经》"膝下内辅骨后"作为纠正，其后又以《医学入门》等书均无"下"字为是。可见，《医学入门》被原昌克用来校对《针灸甲乙经》对阴谷穴的定位，并以《医学入门》的载述作为最终标准。《经穴汇解》以考辨经穴为主要目的，在其引用《医学入门》作为参考材料时，对《医学入门》的腧穴定位、文字讹误、错误源头等亦有一番细致的考证。如《经穴汇解》卷之二"背腰部第四"大椎穴下按语言："《千金翼》曰：第一椎名大杼……《入门》《大全》作'大杼'，盖受其误。"据原南阳的考证，自《千金翼方》将大椎穴与大杼穴混淆后，后世如《医学入门》甚至《针灸大全》亦从其错，混用大椎与大杼之名，更将大椎穴的定位误为大杼穴。原昌克纠正了包括李梴在内的前人之误。

（2）《名家灸选三编》

《名家灸选三编》是日本江户后期灸疗专著的代表之作，包括和气惟亨的《名家灸选》及平井庸信《续名家灸选》《名家灸选三编》3部医籍。书中广纳中日两国医籍中记载的特效灸法，及日本古传、俗传或名家所传的各种灸法治验，总计收载效验灸法400余条，其中近半数是流传于日本本土的灸疗治验，具有较高的临床参考价值。和气惟亨、平井庸信两位名家认识到《医学入门》内容的全面性与实用性，故在《名家灸选三编》各编均引有《医学入门》，且引用内容不仅限于灸法，兼录方药，并将之为对日本灸法的补充，从而使《医学入门》中的部分灸疗方法、方药日本广为流传。如《续名家灸选》"附录"中就原封不动地转录了《医学入门》卷之一"针灸"的温脐种子方,云:"温脐种子方《入门》:五灵脂、白芷、青盐各二钱,麝香一分,为末。另用荞麦粉,水和成条,圈于脐上,以前药实于脐中。寻常只用炒盐,又治霍乱欲死及小便不通。如虚冷甚者,加硫黄,入麝香为引。用艾灸之,妇人尤宜。但觉脐中温暖即止,过数日再灸,太过则生热也。"引用《医学入门》之后,平井庸信加入了自己的按语,言此方"阴虚、遗精、白浊、阳事不举、精神倦怠、痰火等症,妇人赤白带下、子宫冷极无子,无所不疗",而炼脐、温脐之方药物繁多不便,著者因而推崇此方"简而良矣"。可见,《名家灸选》作为针灸专著,著者不仅看到《医学入门》中的针灸治法,还学习使用了其方剂,学习角度灵活。

(3)《针灸说约》

《针灸说约》,不分卷,由日本江户时代后期针灸侍医石坂宗哲于授课时口述,经其弟子土桥甫辅、川俣文哲笔录成书,曾被用作甲府医学馆的教学讲义。此书以经典医籍《黄帝内经》为主要依据,并附宗哲对其内容的理解体会和个人临证经验总结,内容简约实用,为日本针灸流派"石坂流"的代表著作之一,具有颇高的临床参考价值。《针灸说约》在引用《医学入门》时,多结合自己的经验按语作为正文补充说明。同时,石坂宗哲视《医学入门》具有一定的权威性。如《针灸说约》"手少阳三焦经穴",在论述阴廉穴"在羊矢下斜里三分"时,除举出《素问》经典、王冰注语中的羊矢定位外,又列出《医学入门》所言羊矢穴"在气冲外一寸"。明以前古籍中对羊矢穴具体定位的阐述并不多见,故宗哲将《素问》及王冰、李梴所言定位引入《针灸说约》书中加以阐发。又如,《针灸说约》先引《医学入门》的说法作按语:"《入门》云:'足痞根即此穴也。'"接着石坂宗哲补按曰:"疗大人、小儿诸疾,灸至数百壮。"此处,《医学入门》将内庭穴称为足痞根,石坂宗哲补述主治及灸法。再如,《针灸说约》于"足大(太)阳膀胱经穴"论述肓门穴的定位时,先引《针灸甲乙经》"十三椎下两旁,针五分,灸十三壮。治痃癖、心下痞闷、小儿癖(痞)疾、妇人乳痛"之说,又引《医学入门》卷之一"针灸"之语,"痞根在十三椎两旁三寸半",并加按曰:"(痞根)与此穴(肓门)相隔仅五分。余门不点痞根,点此穴,主治全同。"将痞根穴与肓门穴两相对比,并以《医学入门》对《针灸甲乙经》之说进行发挥,同时展示了本门派的经验。

2.《医学入门》针灸思想对朝鲜医学的学术影响

由于旴江地区木刻印刷业的发达和当时航海对外交流的兴旺,《医学入

第五章 席弘针灸学派相关文献的现代研究

门》初刊后不久便传入朝鲜，被朝鲜医家奉为临证圭臬，形成盛极一时的"入门派"。如当代韩国学者车雄硕研究发现，高度概括了中医精髓及丰富医疗信息的明代李梴《医学入门》，在朝鲜时期韩医学的乡药化进程中起着举足轻重的作用，并且成为被当时知识分子所喜爱的书籍，被认为是对韩医学影响最大的中国医书。特别是1831年《医学入门》被选为朝鲜医科取才考试科目，在朝鲜医者心中，《医学入门》是与被誉为朝鲜经典医著的《东医宝鉴》有同等重要的医学书籍。对《医学入门》针灸内容进行转录及研究的朝鲜医学著作主要有如下几种。

(1)《东医宝鉴》

《东医宝鉴》为朝鲜著名医学家许浚编撰，是朝鲜的综合性传统医籍，其初刊本2009年被联合国教科文组织列入世界记忆遗产名录。全书内容基本由引文构成，主要来自中国明万历以前流传到朝鲜的80多种医药书籍，其中李梴的《医学入门》引用字数最多，引用频率居第二。且全书编纂形式采用了《医学入门》的方法，即被释语句用大字书写，其下解说文用小字记述，并逐一略记引文出典。李梴《医学入门》在《东医宝鉴》中被引用2820次，共引13.89万余字，占全书篇幅的16.01%，其中以基础理论知识和针灸篇引用频率较高，针灸篇的引用仅次于《铜人腧穴针灸图经》，引用针灸论述多达172处，《东医宝鉴》引用《医学入门》针灸论述多集中在经穴定位、刺针深度、艾灸壮数、禁忌穴位、针灸方法以及特殊穴位的取穴和特殊灸法的使用等等。如《东医宝鉴·针灸篇》"针刺浅深法"中除引用《灵枢》内容说明外，还引用李梴《医学入门》作补充："凡上体及当骨处，针入浅而灸宜少。凡下体及肉厚处，针可入深，灸多无害。"又如对灸法的治疗原则、适应证、灸法禁忌等多处引用《医学入门》原文，可见许浚非常重视李梴的灸法思想。如"凡病，药之不及，针之不到，必须灸之""虚者灸之，使火气以助元阳也。实者灸之，使实邪随火气而发散也。寒者灸之，使其气之复温也。热者灸之，引郁热之气外发，火就燥之义也""头面诸阳之会、胸膈二火地，不宜多灸。背、腹虽云多灸，阴虚有火者不宜，唯四肢穴最妙""灸则先阳后阴，先上后下，先少后多"。许浚还引用了《医学入门》的膏肓穴、四花穴、骑竹马穴等多个灸治奇穴，其中膏肓穴还引《万病回春》为补充。

(2)《穴处治法》

《穴处治法》不分卷，著者佚名，成书年代不详。此书主要记载241个腧穴的定位、主治、刺灸法以及41类380余种疾病的针灸治疗方法。全书论述腧穴、针灸忌日、逐日人神歌时引用了《医学入门》的相关内容。其中对《医学入门》腧穴内容的引用占有较大篇幅，同时还十分注重具有特殊治疗作用的特定穴，格外重视《医学入门》的实用性，具有一定的临床实用价值。

①重编《入门》文序。《穴处治法》除未论述手厥阴心包经针灸方法外，其余内容与《医学入门》近乎完全相同，但著者在引用《医学入门》时，改变了《医学入门》中的部分行文顺序，重新将其进行整合。如《医学入门》对一个穴位的论述内容包括定位、针灸方法及主病3个部分，而《穴处治法》则将针灸方法置于主治之后，使顺序变为定位、主治、针灸方法。这种编排顺序更贴合于阅读和实际应用习惯。《穴处治法》还将《医学入门》不同篇章中相关内容重新整合，以便利于医家在临床诊疗参考。如手三里、乳根、血海、神门、少泽、后溪、腕骨、阳谷、支正、昆仑、金门、承山、翳风、带脉、日月、命门、长强等17穴的主治项中，《穴处治法》整合了《医学入门》卷之一"治病要穴"和"经穴起止"的相应内容。如《穴处治法》在血海穴的主治项中所言"血漏下，血闭不通，月水不调，气逆胀满"即出自《医学入门》卷之一"经穴起止"，而"主一切血疾及诸疮"一句，则出自《医学入门》同卷的"治病要穴"。

②提炼《入门》精髓。《穴处治法》著者在充分理解《医学入门》的原意之后，融合并提炼李梴书中的医学知识，经高度凝练后化为己用。如《穴处治法》载述针灸忌日时，所言"男忌除戊，女忌破己"，即是对《医学入门》卷之一"针灸禁忌"中"男喜破日忌除，女喜除日忌破……男忌戊，女忌己"的融合提炼。

③完善《入门》经穴知识。《穴处治法》对所记载的经穴理论，有自己的独到见解。《穴处治法》为十二正经加上了地支名称，如"寅手太阴肺经""卯手阳明本肠经"等句，"寅""卯"等地支即是在《医学入门》原文的基础上添加的。《穴处治法》论述各经络穴位的顺序，与《医学入门》相比有所变化。在《穴处治法》中无论阴经还是阳经，均按照从远及近、由四肢到躯干和头部的顺序来论述，具有向心性特征。如手太阴肺经的顺序是少商、鱼际、太渊……尺泽、中府，手阳明大肠经的顺序是商阳、二间、三间……巨骨、迎香，手太阳小肠经的顺序是小（少）泽、前谷、后溪……天窗、听宫等。此外，任督二脉均从口唇部开始向外延伸论述，督脉从龈交至长强，任脉从承浆至会阴。而《医学入门》则是按照阴阳经络接续的顺序论述，如手太阴肺经的顺序是中府至

少商,手阳明大肠经接续手太阴肺经,顺序为商阳至迎香。尽管《穴处治法》论述经络穴位的顺序与全身经络气血的循行规律不尽相符,但所论腧穴顺序在整体上相对规整,反而能使读者在记忆腧穴定位时变得相对容易。

④选载变通《入门》腧穴。《穴处治法》在选载腧穴时,并未完全载录《医学入门》全部358个正经穴位,而是有选择地录出治病要穴或常用之穴,且十分重视十四经穴中具有特殊治疗作用并以特定名称命名的特定穴,如五腧穴、原穴、络穴、郄穴、下合穴、募穴、背俞穴、八会穴、八脉交会穴和交会穴等。对每一个穴位中的具体内容也是有所选择的,常常保留《医学入门》论述穴位定位、主治病症和针灸方法的部分,而舍弃其中有关于释义、理法及注意事项等内容。可见,著者对《医学入门》的学习重在实用,常常关注针灸治疗的具体方法而忽略理论性的探讨。

3.《医学入门》针灸思想对越南医学的学术影响

明清时期,中越传统医药交流更加频繁。李梴的《医学入门》等医籍传入越南后,影响深远,促进越南医学的提高。但因越南以潮湿、高温的东南亚气候以及历史战乱等原因,导致该国古籍保存不甚完好。目前留存下来的传统医药文献并不多,而与《医学入门》相关的著作更为少见。日本医史学家真柳诚研究发现,1886年以前,越南翻刻他国医书,包括抄写本在内的15种汉籍书中,即有李梴《(编注)医学入门》至少2版。

(1)《(海上懒翁)医宗心领》

集越南医药学大成的医学全书《(海上懒翁)医宗心领》,主要由引用汉籍医书内容构成,其中《医学入门》是最重要的引用书籍,现存的55卷中大致有27卷引用过《医学入门》,其中最重要的内容分布在《医宗心领》卷之十四"外感通治"、卷之二十"百病机要"、卷之二十八"坐草良模"、卷之二十九"幼幼须知"、卷之三十四"梦中觉痘"等,在卷十四"外感通治集"中有作者黎有卓研习《医学入门》逾5年的记载。

(2)《针灸法总要》

《针灸法总要》,成书于越南明命八年(1827年),作者佚名,书中内容主要涉及针灸禁忌、经络腧穴、取穴定位、主治病证和奇穴治法等方面,大部分摘录明代徐凤《针灸大全》、李梴《医学入门》、龚廷贤《寿世保元》等书,是一部汇聚中国明代针灸医籍精华的临床实用之作。从《针灸法总要》各部分的小标题发现,其引用《医学入门》内容分布在奇穴、明堂尺寸法、人神所在避针灸诀、占八卦尻神所在忌、十二支人神所在忌、禁针法、经络起止7部分,其中十二支人神所在忌,虽与《医学入门》标题相同,但内容有所更替,并非完全照搬《医学入门》。《针灸法总要》在论述经穴的基本概念、古针灸法、要穴、其他诊疗方法、注意与宜忌、针具用法时,基本援引《医学入门》论述。

①重视《入门》之理法。《针灸法总要》有关"经络起止""奇穴"等论述,主要抄录自李梴《医学入门》内容。其中的"经络起止"部分主要摘录自《医学入门》卷之一"经穴起止"。"奇穴"部分,有关膏肓、患门、四花、骑竹马、精宫、鬼眼、痞根、肘尖、鬼哭诸奇穴的取穴法、灸疗法、主治病证等内容,与《医学入门》卷之一"治病奇穴"的原文基本一致。但是,《针灸法总要》所辑录的内容并非原样照搬中国医书,而是从作者的编撰需求出发,经过了一定的加工改编。

②精简《入门》之内容。《针灸法总要》时有舍弃《医学入门》歌赋而引用小字注解的内容,有时还会对原文进行改编,包括扩充歌赋内容,从而成为易于理解的陈述句,或改变《医学入门》的编排顺序等。如《医学入门》卷之一"逐日人神所在禁忌"载:"初一足大指,十一鼻柱,廿一小指,……初十腰背,二十内踝,三十足跌。"而《针灸法总要》"人神所在避针灸诀"则为"初一在足大指,初二在外踝……廿九膝头胫,三十曰足跌"。《针灸法总要》将《医学入门》初一、十一、二十一直至初十、二十、三十的论述顺序,变为初一、初二……廿九、三十逐个顺延之序。有些引用在《医学入门》原文中有所删减。如在《医学入门》卷之一"经穴起止"中,每一条经脉首出歌赋,将该经所有腧穴编为口诀,并说明穴位数量,而后依次论述各个腧穴的取穴法、针灸法以及主病。但《针灸法总要》在抄录《医学入门》时,除对部分腧穴的内容也有所删减外,还未转抄十二经脉、督脉、任脉的经穴歌诀和任、督二脉的循行。《针灸法总要》在各经之首,仅引《医学入门》小字中有关经行、起止的内容;在经穴各论中未提针灸之法,大部分引文系与取穴法及主病有关,部分经穴仅述取穴法而不述主病。如"经络起止"足阳明胃经的维头(头维)一穴,仅记穴名而未见该穴的定位、刺灸等内容。《医学入门》对明堂尺寸有头部竖寸、头部横寸、头部直寸、膺部腹部尺寸、手足背部横寸5类定量方法,而《针灸法总要》在"禁灸穴"中则仅引用了头部(竖寸)、头部横寸、背部直寸3类。在《针灸法总要》中,经穴各论主要援引该穴在《医学入门》中的主病、取穴方法,其他则常

常略而不录。

总之,作为席弘针灸学派传人的李梴,不仅针灸学术思想使席弘针灸学派得以薪火相传,并发扬光大,而且通过《医学入门》的传播,使席弘学说的影响普及全国乃至周边国家。席弘针灸学派是我国地方针灸学派中的一枝独秀,历史悠久,影响深远,誉满海内外。这是在我国地方学术流派中不多见的,应该努力发掘,研究总结,古为今用,使席弘针灸学派焕发出活力和辉煌。

(徐春娟)

主要参考文献

一、主要参考图书

[1] 陈振. 宋史[M]. 上海:上海人民出版社,2015.

[2] 苗春德. 宋代教育[M]. 开封:河南大学出版社,1992.

[3] 李云. 中医人名辞典[M]. 北京:国际文化出版公司,1988.

[4] 抚州市志编纂委员会. 抚州市志[M]. 北京:中共中央党校出版社,1993.

[5] 杨佐经. 临川县志[M]. 北京:新华出版社,1993.

[6] 金达迈. 丰城县志[M]. 上海:上海人民出版社,1989.

[7] 马继兴. 针灸学通史[M]. 长沙:湖南科技出版社,2011.

[8] 魏稼,高希言. 各家针灸学说[M]. 北京:中国中医药出版社,2007.

[9] 陈会,刘瑾,王国瑞,等. 神应经扁鹊应针灸玉龙经[M]. 北京:中医古籍出版社,2008.

[10] 徐凤. 针灸大全[M]. 北京:人民卫生出版社,1958.

[11] 汪机. 针灸问对[M]. 长沙:湖南科技出版社,2015.

[12] 高武,黄龙祥. 针灸聚英[M]. 北京:人民卫生出版社,2006.

[13] 张缙. 针灸大成校注[M]. 北京:人民卫生出版社,1984.

[14] 吴崐,陈艳,郝海燕,等. 针方六集[M]. 北京:北京科学技术出版社,2013.

[15] 张景岳. 类经附翼[M]. 太原:山西科学技术出版社,2013.

[16] 原昌克. 经穴汇解[M]. 北京:中医古籍出版社,2015.

[17] 李学川,孙洋,刘奇. 针灸逢源[M]. 北京:中国中医药出版社,2019.

[18] 李守先,董晋宝点校. 针灸易学[M]. 北京:人民卫生出版社,1990.

[19] 廖润鸿,赵小明. 针灸集成[M]. 北京:中国中医药出版社,2006.

[20] 郑梅润,郭君双. 重楼玉钥[M]. 北京:人民卫生出版社,2006.

[21] 许浚,郭霭春. 东医宝鉴[M]. 北京:中国中医药出版社,2013.

[22]\李梴. 医学入门[M]. 乌鲁木齐:新疆人民出版社,2014.

[23] 焦勉斋. 针术手法[M]. 北京:人民卫生出版社,1963.

[24] 陆寿康. 针刺手法百家集成[M]. 北京:中国中医药出版社,1995.

［25］陈日新,康明非.腧穴热敏化艾灸新疗法［M］.北京:人民卫生出版社,2006.

［26］陈日新,陈明人,康明非.热敏灸实用读本［M］.北京:人民卫生出版社,2009.

［27］胡志方,黄文贤,等.旴江医学纵横［M］.北京:人民卫生出版社,2012.

［28］陈日新,谢丁一.神奇热敏灸［M］.北京:人民军医出版社,2013.

［29］陈日新,熊俊,谢丁一.热敏灸疗法［M］.北京:人民卫生出版社,2014.

［30］殷振瑾.针灸名家取穴验案精讲［M］.北京:中国中医药出版社,2017.

［31］许贵能,胡玲.经络腧穴学［M］.北京:人民卫生出版社,2016.

［32］何晓晖,陈明人,简晖.旴江医学研究［M］.北京:中国中医药出版社,2018.

［33］朱燕中.穴之道——中医原创思维下的腧穴解读［M］.北京:中国医药科技出版社,2018.

［34］滕军.中日文化交流史考察与研究［M］.北京:北京大学出版社,2011.

［35］王民集,朱江,杨永清.中国针灸全书［M］.郑州:河南科学技术出版社,2012.

二、主要参考论文

［1］奚永江.针刺"平补平泻"法的探封［J］.上海中医药杂志,1963,8(12):22-23.

［2］楼百层.试论针刺平补平泻法［J］.中医杂志,1982(4):46-48.

［3］孙任民,魏玉林,张春景.催气手法在临床上的观察［J］.中国针灸,1983(4):8.

［4］陈少孚.呼吸补泻的初步探讨［J］.天津中医学院学报,1984(4):19-21.

［5］吕景山.针灸常用对穴简介［J］.山西中医,1985(2):51-53.

［6］吕景山.针灸常用对穴简介［J］.山西中医,1985(3):24-27.

［7］吕景山.针灸常用对穴简介［J］.山西中医,1985(4):57-60.

［8］陈龙全.试论催气法及其临床运用［J］.陕西中医,1986(8):363-364.

［9］李明高.运用《席弘赋》治验二则［J］.江苏中医杂志,1986(7):29.

［10］肖少卿.根结标本气街四海的基本内容及其临床应用［J］.中医杂志,1987(4):40-42.

［11］吕菊梅.论"平补平泻"［J］.上海针灸杂志,1988(03):33-35.

[12] 高娅伟."急则治其标"在针灸临床应用[J].陕西中医函授,1989(06):28-29.

[13] 屈传敏.针刺间使穴治疗癔病46例[J].中级医刊,1990(12):46.

[14] 马小平,杨兆民.《神应经》刺法特色浅探[J].南京中医学院学报,1991(3):165-166.

[15] 崔增骅,郭知章.论配穴与针刺先后之关系[J].山东中医杂志,1992(6):4-5.

[16] 李鼎.此诀出自梓桑君——席弘学派及其针法[J].上海中医药杂志,1993,27(2):14.

[17] 赵京生.《内经》导气针法研究[J].南京中医学院学报,1993(2):49-50.

[18] 贾红玲,巩有真,张永臣.论几种针灸手法的区别和发展[J].辽宁中医杂志,1995(9):418-419.

[19] 王倩.《席弘赋》新解[J].长春中医学院学报,1996(2):59-60.

[20] 马红晓,李赟.针刺手三里穴治疗急性腰扭伤[J].浙江中医杂志,1996(9):422.

[21] 吴绍德,陆瘦燕.针刺捻转手法初探[J].上海中医药杂志,1996,15(14):48.

[22] 吴绍德.《针灸玉龙经》《神应经》合注本评介[J].上海针灸杂志,1996,15(4):48.

[23] 甘健行.试论精简取穴[J].中国民间疗法,1997(2):4.

[24] 贾红声,吴晓霞.补泻同用针法的探讨[J].陕西中医学院学报,1998(4):35.

[25] 盛燮荪.略论相应取穴及其针刺先后[J].江苏中医,1998(8):8-9.

[26] 徐非.复溜穴滋阴补肾作用临证举隅[J].国医论坛,2001(1):37-38.

[27] 叶建红.十三鬼穴探微[J].吉林中医药,2001(5):4.

[28] 张卫华.穴位针刺先后顺序的临床体会[J].陕西中医学院学报,2001(1):40-41.

[29] 朱文宏,马文珠.井穴临床应用之我见[J].针灸临床杂志,2001(8):41-43.

[30] 吴耀.迎随补泻法考辨[J].安徽中医学院学报,2002(4):8-10.

[31] 刘存志,尹柱汉.平补平泻法的渊源及其衍化[J].中医研究,2003(1):36-37.

[32] 俞伟闰,记灵.李梃针灸学说的特点[J].中国针灸.2003,23(1):61-62.

[33] 武晓冬.古代针灸治疗歌赋腧穴主治探讨[D].中国中医研究院,2005.

[34] 李传歧.家传针刺补泻法的操作及临床应用[J].上海针灸杂志,2006(3):38-39.

[35] 战文翔,刘春波,李红,等.中脘穴的古今应用与研究[J].针刺研究,2006(5):311-313.

[36] 李传歧.家传针刺补泻法的操作及临床应用[J].上海中医杂志,2006,25(3):38-39.

[37] 赖新生.传统毫针刺法的五大环节[J].新中医,2007,39(2):91-92.

[38] 李铁,高颖,王富春.古代呼吸补泻针法对比分析[J].亚太传统医药,2007(5):5-7.

[39] 宋晓平.《席弘赋》针灸学术思想探微[J].河南中医学院学报,2007(5):84-85,88.

[40] 张华,刘保延,周雪忠,等.田从豁教授临床常用穴方总结[J].中国针灸,2007(9):673-676.

[41] 徐春娟,陈荣,杨永寿.席弘、席弘针灸学派与《席弘赋》[J].中国针灸,2008(11):845-847.

[42] 王富春.论平补平泻针法技术[J].中国针灸,2008(4):283-284.

[43] 郝应林.针刺"捻转补泻法"的探讨研究[J].世界中医药,2009,4(2):102-103.

[44] 黄长军,李志刚.《内经》导气针法刍议[J].中国中医急症,2009,18(7):1142.

[45] 张宁一,倪卫东.浅议"急则治其标,缓则治其本"[J].山东中医药大学学报,2009,33(04):292-293.

[46] 苏文桂."急则治其标"在急重症中的应用[J].江西中医药,2009,40(8):56-57.

[47] 叶明花.朱权刊刻《神应经》考辨.江西中医学院学报,2010,22(6):22-24.

[48] 闫宸.平补平泻针灸手法的文献研究与应用探析[J].甘肃中医学院学

报,2010,27(5):5-8.

[49] 黄雪呈.明代医家针刺补泻手法研究[D].广州中医药大学,2010.

[50] 真柳诚.中日韩越古医籍数据的比较研究[J].中国科技史杂志,2010,31(3):243-256.

[51] 姬晓兰.单式针刺补泻手法的起源与发展[D].北京中医药大学,2011.

[52] 孙悦榕.《神应经》捻转补泻法特色的探讨[D].广州中医药大学,2011.

[53] 苏美鎏.针刺迎随补泻考辨[J].四川中医,2011,29(11):43-44.

[54] 艾莹.古代针灸歌赋的文献研究[D].山东中医药大学,2011.

[55] 张婷婷,范郁山,杨建华,等.复溜穴临床应用举隅[J].中医外治杂志,2011,20(4):15.

[56] 车雄硕.中国医书《医学入门》与韩国韩医学[C].中日韩医学文献交流学术研讨会论文集,2011.17-21.

[57] 党志政.《东医宝鉴》引录中医文献研究[D].中国中医科学院,2012.

[58] 岳公雷,闫冰,阚俊祯.古今医籍对气海穴临床应用的对比研究[J].中医研究,2012,25(8):54-56.

[59] 陈为民.翳风穴封闭治疗耳聋疗效观察[J].中国实用医药,2012,7(4):246.

[60] 徐春娟,陈荣,裴丽,等.旴江医家针灸学术思想初探[J].时珍国医国药,2013,24(6):1436-1438.

[61] 欧阳镇.《神应经》辨析:兼论道教医学.中医药通报,2013,12(5):28-29.

[62] 黄宗雄,张永臣,张帅,等.昆仑穴古代临床应用分析[J].针灸临床杂志,2013,29(10):48-52.

[63] 王晓琳.明代针法特色的研究[D].山东中医药大学,2013.

[64] 刘静,傅杰,李芳,等.略论李梴针灸学术思想及其价值[J].中医临床研究,2013,5(24):58-60.

[65] 张佳丽,刘密,娄必丹,等.《医学入门》论灸法[J].国医论坛,2013,28(2):20-21.

[66] 田丽琼,李里.肝胆经起止点取穴治疗经期头痛临床疗效观察[J].针灸临床杂志,2014,30(5):7-9.

[67] 潘思安,赵钊,李成文,等.《席弘赋》针灸学术思想探源[J].中医药学报,

2014,42(5):149-151.

[68]黄剑煜.《席弘赋》源流及腧穴应用的研究[D].广州中医药大学,2014.

[69]柴玉华,张瑞霞,薛成爱,等.循经催气刺法治疗中风肢体瘫痪:随机对照研究[J].中国针灸,2014,34(6):534-538.

[70]黄剑煜.《席弘赋》源流及腧穴应用的研究[D].广州中医药大学,2014.

[71]黄纪彬,谢强.盱江席弘针派耳鼻喉科学术特点初探[J].江西中医药,2014,45(11):3-4,11.

[72]闫晓玲,韦企平,李丽,等.针刺眼周三穴联合风池穴治疗视神经萎缩的临床疗效分析[J].北京中医药大学学报,2014,37(6):420-423.

[73]乔斌.太溪穴临床应用的古代文献研究[D].黑龙江省中医药科学院,2015.

[74]张兴镇.清代及清代以前太溪穴临床应用规律研究[D].山东中医药大学,2015.

[75]葛冠.清代及清代以前照海穴临床应用规律研究[D].山东中医药大学,2015.

[76]赵家莹,刘允,习书晗,等.风府穴应用规律古代文献研究[J].针刺研究,2015,40(2):170-173.

[77]唐晓敏,丁锐.电针百会、风府治疗脑梗塞后神经功能障碍的临床研究[J].针灸临床杂志,2015,31(6):17-20.

[78]王觉,周睿,金睿,等.有关毫针针刺单式补泻手法的浅析[J].光明中医,2015,30(6):1261-1264.

[79]冷俊艳,张霖玲,赵凌,等.手少阴心经神门穴对冠心病患者的影响.中国临床研究,2015,28(1):104-106.

[80]欧阳镇,肖爱娇.《神应经》的归属和性质问题[J].世界宗教研究.2016,(5):89-93.

[81]于本性.古代治疗性针灸歌赋的处方用穴研究[D].辽宁中医药大学,2016.

[82]谢宇锋,杨宗保,陈赟,等.盱江针灸流派的学术源流及特色探析[J].中国针灸,2016,36(3):327-330.

[83]陈楚云,周厚明,洪佳明,等.基于搜索引擎技术分析《神应经》灸法特点[J].辽宁中医杂志,2016,43(4):812-814.

[84] 潘鑫,李丛,冯倩倩.《席弘赋》针灸学术思想探微[J].江西中医药,2016,47(4):9-11.

[85] 于冰,王聪,张永臣.《针灸大成》合谷穴临床应用浅析[J].针灸临床杂志,2016,32(6):61-64.

[86] 陈楚云,李丽霞,洪佳明,等.基于数据挖掘技术分析《神应经》病症经穴应用规律[J].广州中医药大学学报,2016,33(04):594-598.

[87] 梁丽珠.关于呼吸补泻操作法的思考[J].中华中医药杂志,2016,31(4):1340-1341.

[88] 谢丁一.热敏灸——灸疗学的传承与创新[J].中医杂志,2016,57(11):904-907.

[89] 张汗,赵梦云.鬼穴探微[J].中华中医药杂志,2016,31(10):4162-4163.

[90] 欧阳镇,肖爱娇.《神应经》的归属和性质问题[J].世界宗教研究,2016(05):89-93.

[91] 李虹霖,徐飞,夏昆鹏,等.头穴丛刺对AD大鼠cAMP-PKAc-CREB及胆碱能的影响[J].针灸临床杂志,2016,32(11):81-84.

[92] 潘鑫,李丛,冯倩倩.《医学入门》针灸学术思想探微[J].江西中医药.2016,47(2):12-14.

[93] 刘占文,张翠红,纪军,等.针灸歌赋中"心病"治疗用穴规律分析[J].河南中医,2016,36(12):2096-2098.

[94] 何芹芹,张阔,刘阳阳,等.飞经走气四法历史源流考[J].上海针灸杂志,2017,36(2):242-244.

[95] 李国强,胡怀珍,袁冉冉,等.眼睛飞蚊案[J].四川中医,2017,35(1):148-149.

[96] 谢宇锋,陈赟,杨宗保.基于针灸歌赋探析盱江针灸名家席弘临证经验[J].中医药导报,2017,23(15):63-64.

[97] 鹿秀云,唐娜娜,颜志浪,等.盱江医学针灸学术思想探究[J].中华针灸电子杂志,2017,6(3):112-114.

[98] 傅杰,余航,刘静.盱江著名医家针灸学术思想探微[J].江西中医药,2017,48(9):3-5.

[99] 陈智华.针刺后溪条口配合辨证取穴治疗肩周炎50例临床观察[J].现

代养生,2017(4):107.

[100] 姜研舒,李铁,哈丽娟,等.浅析飞法古今操作及应用[J].中国中医基础医学杂志,2017,23(12):1742-1744.

[101] 李冰融,袁龙,徐斯伟,等.对穴"气海""三阴交"临床应用举隅[J].中华针灸电子杂志,2018,7(2):69-71.

[102] 秦会帮,南文泽,杨铭.中脘穴的临床应用概况[J].湖南中医杂志,2018,34(9):214-216.

[103] 陈日新.热敏灸——灸疗学的传承与创新[J].中国针灸,2018,38(8):890.

[104] 马瑞,魏建文.旴江针灸席弘派针刺补泻手法微探[J].云南中医中药杂志,2018,39(10):14-16.

[105] 王洪辉,张波,黄仙保,等.火足气到方为灸[J].时珍国医国药,2018,29(12):2979-2980.

[106] 杜凤娟,肖永芝.浅析越南医书《针灸法总要》的版本与编撰特点[J].中国针灸,2018,38(2):208-210.

[107] 田大哲,李乃奇,翟军.平补平泻论[J].中国针灸,2019,39(5):497-500.

[108] 程德均,黄伟.试论出针补泻的临床意义[J].针灸临床杂志,2019,35(4):1-4.

[109] 杨艳艳,王新义,徐鹏,等.呼吸补泻穴位埋线法治疗变应性咳嗽39例[J].中国针灸,2019,39(7):755-756.

[110] 何晓茜,唐雪青,刘旭峰,等.关于针刺捻转补泻法的演变及思考[J].环球中医药,2019,12(7):1028-1032.

[111] 陈日新,谢丁一.热敏灸:灸疗学的传承与发展[J].科技导报,2019,37(15):32-42.

[112] 周梅,罗佳,陈日新.陈日新教授"艾灸得气"学术思想及其临床应用[J].上海针灸杂志,2019,38(11):1290-1294.

[113] 马冉,孔立红,齐凤军,等.百会穴对脑的作用之古今研究探析[J].辽宁中医杂志,2019,46(2):425-428.

[114] 颜志浪,赵蕾,罗浪,等.江西旴江席弘学派针灸学术思想总结研究[J].江西中医药,2019,50(3):5-7.

[115] 梁丽艳,黄泳,曲姗姗,等.《针灸大成》中涌泉穴急救的临床应用[J].中医药临床杂志,2019,31(3):426-429.

[116] 宋兆瑛,郑贺英,刘渝册,等.电针《神应经》不语八穴治疗缺血性脑卒中后失语症临床研究[J].四川中医,2019,37(6):177-179.

[117] 杨超,程红亮,胡培佳,等.电针百会、风府对血管性痴呆大鼠海马CA1区GFAP与NF表达的影响[J].时珍国医国药,2019,30(7):1776-1778.

[118] 高翠婷,贾龙飞.合谷穴临床应用规律古代文献研究[J].亚太传统医药,2019,15(8):154-157.

[119] 黄毅勇.旴江名医李梴《医学入门》针灸撷英[D].江西中医药大学,2019.

[120] 姚冰,杨轶,李艳.《神应经》腰痛三穴温针灸联合腰俞隔附子饼灸治疗气虚血瘀型慢性腰肌劳损临床观察[J].针灸临床杂志,2019,35(10):59-62.

[121] 谷力彬,武文印,杨丽丽,等.针刺《神应经》三穴治疗慢性荨麻疹临床观察[J].上海针灸杂志,2019,38(10):1136-1139.

[122] 张晓蕊,石志敏,李雪青.《神应经》治咳组方隔药灸治疗小儿咳嗽变异性哮喘[J].吉林中医药,2019,39(10):1388-1390,1400.

[123] 刘丽,石志敏,郝丽君.隔药灸《神应经》腹痛十五穴治疗腹泻型肠易激综合征临床观察[J].广州中医药大学学报,2020,37(3):474-479.

[124] 黄少毅,郑寅,邢翘楚,等.浅析《神应经》的学术价值[J].中医学报,2020,35(4):753-756.

[125] 高俊虎,王博仑,刘巍,等.基于"腰背委中求"理论浅谈对委中穴治疗腰痛病的认识[J].针灸临床杂志,2020,36(8):91-94.

[126] 王秀玲,沈峰,齐艳.《神应经》治水四穴隔药灸治疗乙肝肝硬化腹水临床观察[J].上海针灸杂志,2020,39(8):964-968.

[127] 夏昆鹏,王玉珏,张淼,等.电针百会、风府穴对阿尔茨海默病患者学习记忆能力的影响[J].上海针灸杂志,2020,39(8):974-978.

[128] 高雅静,李静坤,费璇,等.《神应经》膝痛七穴温针灸治疗膝骨关节炎临床观察[J].上海针灸杂志,2020,39(10):1314-1318.

[129] 杨艳艳,王新义,王景涛,等.迎随补泻为主的穴位埋线法治疗急性期面

神经麻痹 36 例[J].中医研究,2020,33(1):50 - 52.

[130] 涂世伟,陈龙菊,喻保军,等.然谷穴点按治疗足底筋膜炎验案 5 则[J].中医临床研究,2020,12(17):98 - 101.

[131] 王镜宇,王佟,朱永政,等.基于数据挖掘探析阳溪穴主治病症和配伍规律[J].山东中医杂志,2020,39(10):1039 - 1046.

[132] 王雪霞.温针灸阳陵泉穴治疗膝关节骨性关节炎临床疗效观察[J].河南中医,2020,40(3):455 - 458.

[133] 王佟,贾仰理,朱永政,等.基于数据挖掘探析液门穴主治优势病症和配伍规律[J].山东中医杂志,2020,39(12):1274 - 1281.

[134] 袁莉蓉.基于古今文献的盱江李梴上补下泻针法治疗五官疾病研究[D].江西中医药大学,2020.

[135] 谷海燕,费璇,石志敏,等.隔姜温和灸联合孟鲁司特钠治疗咳嗽变异性哮喘的临床研究[J].广州中医药大学学报,2020,37(9):1720 - 1724.

[136] 曲璐.《医学入门》在日韩越三国的传播与影响研究[D].中国中医科学院,2020.

[137] 徐春娟,王慧敏,肖莉,等.明代盱江医著《医学入门》对国外医学的影响探析[J].江西中医药,2020,51(1):10 - 11